U0391789

新生儿外科疾病

诊疗规范

小儿外科疾病诊疗规范 丛书

GUIDELINE

中华医学会小儿外科学分会 编著

人民卫生出版社

图书在版编目（CIP）数据

新生儿外科疾病诊疗规范/中华医学会小儿外科学分会编著.
—北京：人民卫生出版社,2016

ISBN 978-7-117-23268-5

Ⅰ.①新… Ⅱ.①中… Ⅲ.①小儿疾病-外科-诊疗-技术规
范 Ⅳ.①R726-65

中国版本图书馆 CIP 数据核字（2016）第 217845 号

人卫智网	www.ipmph.com	医学教育、学术、考试、健康，购书智慧智能综合服务平台
人卫官网	www.pmph.com	人卫官方资讯发布平台

ISBN 978-7-117-23268-5

新生儿外科疾病诊疗规范

编　　著：中华医学会小儿外科学分会
出版发行：人民卫生出版社（中继线 010-59780011）
地　　址：北京市朝阳区潘家园南里 19 号
邮　　编：100021
E - mail：pmph @ pmph.com
购书热线：010-59787592　010-59787584　010-65264830
印　　刷：北京盛通印刷股份有限公司
经　　销：新华书店
开　　本：889×1194　1/32　印张：12.5
字　　数：346 千字
版　　次：2017 年 2 月第 1 版　2017 年 2 月第 1 版第 1 次印刷
标准书号：ISBN 978-7-117-23268-5/R·23269
定　　价：59.00 元

打击盗版举报电话：**010-59787491**　E-mail：**WQ @ pmph.com**
（凡属印装质量问题请与本社市场营销中心联系退换）

编写委员会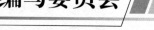

总 主 编 王维林 孙 宁

主 编 郑 珊

编 者（按姓氏汉语拼音排序）

毕允力 复旦大学附属儿科医院

曹 云 复旦大学附属儿科医院

陈 纲 复旦大学附属儿科医院

陈 功 复旦大学附属儿科医院

陈 劼 复旦大学附属儿科医院

陈永卫 首都医科大学附属北京儿童医院

董晨彬 复旦大学附属儿科医院

董岿然 复旦大学附属儿科医院

冯杰雄 华中科技大学同济医学院附属同济医院

郭卫红 首都医科大学附属北京儿童医院

洪 莉 上海儿童医学中心

黄 英 中国医科大学附属盛京医院

李 昊 复旦大学附属儿科医院

李 凯 复旦大学附属儿科医院

任红霞 山西省儿童医院

沈 淳 复旦大学附属儿科医院

汪凤华 广州市儿童医院

汪 健 苏州大学附属儿童医院

王 俊 上海交通大学医学院附属新华医院

序

儿童是国家的未来和希望,在现代医学大环境下,如何降低出生缺陷,提高小儿外科疾病的诊治水平,进而提高我国人口素质和生活质量,是小儿外科医生们所面临的神圣责任和挑战。

随着我国儿童医疗健康事业的不断发展,小儿外科专业有了很大的发展,但专业人员数量仍然有限,资源分布尚不平衡,特别在农村和基层医院,专业人员尤为短缺。导致治疗水平在城乡之间、发达与不发达地区都存在明显差异。在《国家卫生和计划生育委员会(原卫生部)贯彻2011—2020年中国妇女儿童发展纲要实施方案》中,要求将妇幼卫生知识与技能培训纳入基层卫生人员培训规划,开展以儿童健康管理、儿童常见病防治以及出生缺陷三级防治措施等为主要内容的专项培训。正在开展的医疗卫生体制改革,要求分步实施分级诊疗等措施,可望改善我国目前小儿外科专业分布和诊疗水平的差异。

由人民卫生出版社和中华医学会小儿外科学分会共同策划和组织编写的"小儿外科疾病诊疗规范丛书"在此背景下出版了。本套丛书将为小儿外科专业医生和兼职从事小儿外科专业的临床工作者提供一套具有较高参考价值和可执行性的临床诊疗规范,用于规范小儿外科临床诊疗行为,努力减少由于专业机构区域分布不平衡和专业人员差异而造成的医疗水平差异,提高临床服务质量。也可作为卫生主管部门组织培训课程的参考教材和专业人员能力培训考核的参照标准。

本书以丛书形式出版,涉及小儿外科临床各专业领域,均由各领域的权威专家组织和参与编写。在编写过程中,专家们对各疾病诊断和治疗规范的制定是在系统评价的科学证据支持基础上,结合临床医学实践经验,将规范化医疗与个体化医疗相结合而完成的,并期望在今后的临床应用中不断完善和提高。编写过程中难免存在不足,恳请读者提出宝贵意见。

丛书总主编 王维林 孙 宁
2017 年 1 月

前　言

　　数十年来,新生儿外科手术方法、技巧和麻醉手段飞速发展,从根本上颠覆了一些先天畸形的原始落后的处理方式,极大地改善了预后,同时带来的新生儿外科处理常规发生了明显改变。由此,中华医学会小儿外科分会常委会一致决定由全国新生儿外科学组牵头制定新生儿外科常规,以便各级医院能够规范掌握新生儿外科疾病的诊治原则,此常规的撰写得到多数致力于新生儿外科疾病的资深专家的积极响应与支持。

　　本书读者定位为小儿外科医生,新生儿内、外科医生,从事产前诊断及咨询的产科医生、专业医学生,以出生前后胎儿和新生儿为主要对象,以先天性畸形、感染、创伤为主线,参照2013年出版的《实用新生儿外科学》,主要针对常见病和多发病,重点在于针对新生儿外科疾病的基本诊断方法和治疗原则,新增疾病的诊治流程图,删减其中病因和发病机制的详细描述,精简部分病理生理内容,未涉及新生儿外科详细的手术操作步骤和诊治进展,便于各级医生进行新生儿外科疾病的一线处理。本书特色在于内容密切结合临床,实用性强,直接用于指导住院医师和非本专业相关医师的临床实际工作,有很好的实际应用价值。

　　感谢各位编写人员的辛勤付出。新生儿外科仍处于不断发展、不断更新的阶段,希望本书能为今后再版打下良好基础。限于编者水平和有限的时间,遗漏和错误在所难免,本书出版之际,恳切希望广大读者在阅读过程中不吝赐教,欢迎发送邮件至邮箱 renweifuer@ pmph. com,或扫描封底二维码,关注"人卫儿科",对我们的工作予以批评指正,以期再版修订时进一步完善,更好地为大家服务。

郑　珊
复旦大学附属儿科医院
2017 年 1 月

目　　录

第一章 总 论

第一节 产前诊断与胎儿外科

【常见的产前诊断方法】

1. **超声检查** 超声检查已成为所有孕妇在孕18~20周需要常规做的产前检查之一,其适应证:①妊娠诊断;②推测孕龄,估计胎儿体重;③了解胚胎,胎儿是否存活;④多胎妊娠诊断,确定胎儿数目;⑤胎儿生长发育;⑥先天性胎儿畸形及异常;⑦羊水量过多或过少;⑧胎盘定位,分级,胎盘异常,前置胎盘及胎盘早剥等;⑨脐带异常;⑩产褥期子宫复旧及产褥期盆腔感染;⑪盆腔肿物合并妊娠;⑫异常妊娠。通常安排第1次在孕12周时检查胎儿发育情况,第2次在16~20周时诊断畸形,第3次在32~36周时对胎儿评价,确定性别,提供信息,终止妊娠或早期治疗。

2. **磁共振成像** 目前,超速胎儿MRI检查可重建胎儿解剖结构,明显地提高了产前诊断的准确性,特别是对于胎儿的脑、脊髓、颈、胸、腹和泌尿系统方面的畸形,可提供详细而重要的解剖信息,帮助制定生产时的计划和外科治疗方法,目前为止,其对发育中胎儿的安全性是公认的。

3. **侵入性检查**

(1)羊膜腔穿刺:羊膜腔穿刺一般在孕15周进行,主要用于诊断染色体异常疾病,偶尔也用于分子生物学研究和代谢性疾病研究,但有造成宫内感染的风险。

(2)绒毛膜绒毛活检(CVS):是孕早期诊断最为可靠的一项检查,一般在孕10~14周时进行。主要是对胎盘前体-叶状绒毛膜进行穿刺活检。通常在超声引导下,可以选择经子宫颈穿刺,或经腹部穿刺,获得的细胞可以进行完全性染色体核型分析,快速染色体核型分析(FISH-PCR),酶学检查,以及分子生物学研究。

(3)胎儿血取样:在诊治一些血液系统疾病或病毒感染时仍然需要用到胎儿血取样。一般需在孕 18 周时在超声引导下针刺采血取样。

4. 生化标志物 母亲血液和羊水可用来筛查包括唐氏综合征在内的一些染色体异常疾病。

5. 母体循环中的胎儿细胞学检查 利用胎儿无细胞核酸通过 RT-PCR(实时-PCR)扩增技术进行早期胎儿疾病的诊断正被逐渐推广运用。胎儿 DNA 检查也可以精确测定血 Rh 因子,避免对 Rh 阴性母亲不必要的治疗。

6. 基因诊断 现在产前可以发现越来越多的基因遗传病,特别是对于高危孕妇。如囊性纤维化、伯-韦综合征(Beckwith-Wiedemann syndrome)、先天性巨结肠、地中海贫血等。

【产前诊断的流程】

与出生缺陷的产前筛查和诊断有关的专业和科室包括产科、儿科、儿外科、超声、生化、遗传、病理等学科。在孕前或孕期发现患者有出生缺陷高危因素(如不良分娩史、遗传病家族史、慢性疾病合并妊娠等),胎儿超声发现结构异常或染色体疾病的标记,血清学和遗传学检查异常的患者均为产前诊断的人群。

多科会诊的程序包括:①专科医师在会诊前收集病史,进行必要的检查;②专科医师在会诊时汇报病史和检查的结果;③专家完善病史过程,必要时由超声医师复查异常的结果;④专家讨论;⑤最后形成书面意见,并向患者及家属解释会诊结果和诊治计划。前三个步骤有患者和家属参加,第四步要求家属回避,以便专家充分讨论。

多科会诊需要回答以下几个问题:

1)该患者是否需要进一步检查?

2)胎儿疾病可能的诊断是哪些?

3)该疾病是否致死性?是否需要终止妊娠?

4)胎儿继续妊娠需要随访哪些指标?

5)分娩后新生儿的预后如何?

6）是否需要在新生儿期及时手术？可能的手术方式？

根据胎儿畸形的程度、是否可治以及其近期和远期的预后，经多科讨论决定的处理可分为三类：①对于那些致死性胎儿疾病，须通过三位以上的专家（产科、儿科、病理等）确认并签字后，建议终止妊娠；同时遵循知情同意的原则；②围产儿出生后有存活可能，产后经及时手术等处理后预后较好者，建议产后儿科随访，并告知围产儿预后，以及新生儿期的就诊流程；③在妊娠期如果处理及时，并需要一定的干预来改善围产儿预后的患者，制定妊娠期和新生儿期的治疗方案，与相应专科联系，共同完成围产期的处理。

【胎儿外科的基本原则】

每一个胎儿手术病例术前需要病史回顾、影像学分析与手术方法讨论，各个合作医生间需要达到一致意见。多学科包括产科医生、新生儿科医生、麻醉师、心脏科医生、影像学医生、遗传学医生和儿外科医生。在特殊病例中需要特殊类型医生，如胎儿脊髓脊膜膨出需要小儿神经外科医生。每次术前讨论内容不仅包括病例手术时间与方法的选择与安排，还应包括医学伦理学和社会学范畴。胎儿治疗组的成员必须定期回顾与总结所治疗病例的病史、过程与预后。与医学伦理范畴的监督一样，必须要有胎儿外科手术的质量监控与监督。

【子宫外产时处理】

子宫外产时处理（ex-utero intrapartum treatment，EXIT）是指在维持子宫低张力及保留胎盘循环情况下，进行胎儿干预的一种方法。最早主要是为解除膈疝胎儿气道梗阻而进行。随着经验积累及 EXIT 技术成熟，母胎血流动力学稳定，使得 EXIT 的运用逐渐推广，适应证逐渐增多。目前 EXIT 的主要适应证为：巨大颈部肿块、胎儿纵隔或肺部肿块、先天性高气道梗阻综合征（CHAOS）以及出生后即刻需要体外膜肺（ECMO）治疗的先天性心脏病。EXIT 最大受益者是存在气道梗阻的胎儿。即使是气管插管极为困难的胎儿，也可通过 EXIT 安全渡过分娩期，而在娩出后的管理与通常的新生儿无差异，但 EXIT 对孕妇有潜在风险。

【小结】

1. 约60%结构性出生缺陷可在产前诊断,但因缺陷种类不同,检出率变化很大。

2. 出生缺陷的产前诊断和咨询是一个综合多学科的、复杂的系统工程。

3. 胎儿外科是复杂过程,不仅涉及未出生患儿性命,也涉及母亲所承担风险。

4. 子宫外产时处理最大受益者是存在气道梗阻的胎儿,但对孕妇有潜在风险。

附:胎儿结构畸形诊治流程图

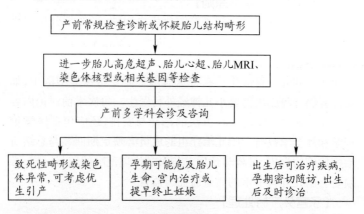

产前常规检查诊断或怀疑胎儿结构畸形

↓

进一步胎儿高危超声、胎儿心超、胎儿MRI、染色体核型或相关基因等检查

↓

产前多学科会诊及咨询

- 致死性畸形或染色体异常,可考虑优生引产
- 孕期可能危及胎儿生命,宫内治疗或提早终止妊娠
- 出生后可治疗疾病,孕期密切随访,出生后及时诊治

参 考 文 献

1. Choudhry MS, Rahman N, Boyd P, et al. Duodenal atresia: associated anomalies, prenatal diagnosis and outcome. Pediatr Surg Int, 2009, 25: 727-730

2. Deprest JA, Gratacos E, Nucolaides K, et al. Changing perspectives on the perinatal management of isolated congenital diaphragmatic hernia in Europe. Clin Perinatol, 2009, 36: 329-347

3. Wilson RD, Hedrick H, Flake AW, et al. Sacrococcygeal teratomas: prenatal surveillance, growth and pregnancy outcome. Fetal Diagn Ther, 2009, 25: 15-20

4. Adzick NS. Management of fetal lung lesion. Clin Perinatol, 2009, 36:

363-376

5. Hedrick HL. Management of prenatally diagnosed congenital diaphragmatic hernia. Semin Fetal Neonatal Med,2010,15:21-27

6. Bush A. Prenatal presentation and postnatal management of congenital thoracic malformation. Early Hum Dev,2009,85:679-684

7. Kitchens DM,Herndon CD. Antenatal hydronephrosis. Curr Urol Rep, 2009,10:126-133

8. Julie S,Moldenhauer. Ex utero intrapartum therapy. Semin Pediatr Surg, 2013,22:44-49

9. Laje P,Johnson MP,Howell LJ,et al. Ex utero intrapartum treatment in the management of giant cervical teratomas. J Pediatr Surg,2012,47: 1208-1216

10. Roybal JL,Liechty KW,Hedrick HL,et al. Predicting the severity of congenital high air way obstraction syndrome. J Pediatr Surg,2010,45: 1633-1639

（郑　　珊）

第二节　新生儿手术时机选择、术前评估及术前准备

【手术时机的选择】

1. **急诊手术**　影响生命的疾病和损伤,如新生儿消化道梗阻、消化道穿孔、腹膜炎、急性大出血和急腹症等,属于急症手术。

2. **限期手术**　也称为亚急诊手术,某些疾病虽不会立刻危及患儿的生命,但术前准备的时间不能任意延长,否则会削弱患儿的营养状态、加重病情和失去手术时机,如肥厚性幽门狭窄、十二指肠狭窄等。

3. **择期手术**　某些疾病病情发展缓慢,短时期内不会发生很大变化,延迟手术不会影响患儿的健康,但过晚可能影响器官的发育和功能,手术的时间可选择在患儿的最佳状态下进行。如隐睾应在2岁前进行睾丸下降固定术,过晚会影响睾丸的正

常发育及生育功能。

4. 探查手术 有些疾病虽经各项检查,诊断仍不明确,如患儿有消化道梗阻、胆道梗阻或消化道出血特别是怀疑有肠扭转时,应行探查手术。

【术前评估】

1. 病史和体格检查 在产房,问题的预测常常建立在产前诊断的基础上,因为现在很多先天性畸形可以产前明确诊断,不仅是解剖和结构异常很重要,代谢异常或染色体畸变更为重要,它们必须在产前或者出生后短时间内尽早诊断。新生儿的病史开始于分娩前数月,出生后,要评估成熟度(作为体格检查的组成部分)和准确记录哪种类型的先天性畸形,因为这些与麻醉深度和术后并发症有关。

2. 呼吸功能 在所有需要手术的新生儿中呼吸功能评估是非常重要的。如果有临床疑似呼吸功能不全的征象,复苏后需要紧急行胸部 X 线检查以确认呼吸窘迫的原因。所有呼吸窘迫的婴儿,都应该插入不透 X 线的鼻胃管,行胸腹 X 线检查定位食道、胃和小肠气体以避免误诊。血气分析在诊断和处理呼吸窘迫中非常重要,动脉 PO_2 和 PCO_2 分别反映了氧合和通气状态;监测血 pH 值也很重要,新生儿酸中毒可导致肺血管收缩以及心肌抑制;呼吸性碱中毒导致心输出量减少,脑血流降低,氧合血红蛋白的分离减少,气道阻力增加伴肺的顺应性下降。总之,对特殊新生儿选择什么样的呼吸支持方式,有赖于临床和影像学依据,并需要有血气分析的支持。

3. 心血管状态 先天畸形新生儿的管理常常因为合并先天性心脏病而更加复杂。第一次体格检查时听诊可能没有杂音,但是在数小时、数天或数周以后却能听到响亮的杂音。因此,接受全麻手术的新生儿除胸部 X 线检查外,通常要进行超声心动图检查,出现青紫、呼吸窘迫、心脏杂音、异常周围血管征或者充血性心力衰竭都要记录。如果怀疑婴儿有心脏异常,需要请儿科心脏科医生进行会诊和评估。

4. 凝血异常 新生儿缺少维生素 K,术前应该通过静脉推注或肌肉注射补充 1mg 维生素 K,以预防低凝血酶原血症和出血性疾病发生。严重脓毒血症的新生儿,如坏死性小肠结肠炎,可能出现 DIC,出现继发性血小板减少,这些患儿需要术前输注新鲜冰冻血浆、新鲜血和浓缩血小板。

5. **实验室检查** 术前实验室检查包括全血计数、血钠、钾、氯、尿素、钙、镁、糖、胆红素和交叉配血。血气和 pH 的结果用以评估酸碱平衡状态和气体交换状态。

6. **新生儿肾功能、尿量和浓度** 新生儿肾功能因胎龄而不同,与足月儿相比,胎龄小于 34 周的早产儿有较低的肾小球滤过率和不成熟的肾小管;胎龄在 34~37 周之间的新生儿肾功能快速成熟到与足月儿相似,在生后早期快速建立球-管平衡。尿量和浓度的准确测量在治疗危重症婴儿中很重要,特别有外科情况和广泛组织损伤或有高渗性溶液输入时,推荐收集尿液并精确测量。

【术前准备】

1. 择期手术的术前准备

1)心理准备:应向家长详细和实事求是的介绍病情,说明手术的必要性、可能出现的并发症、预后以及采取的治疗措施。

2)全面检查:手术前应对患儿进行详细的全面检查,检查心、肺、肝、脾、肾、四肢及神经系统有无异常。实验室检查应包括血、尿常规,出凝血时间。器官功能检查包括肝肾功能、胸腹联合摄片和超声心动图、血气分析和电解质测定。

核查各种检查结果齐全后,无手术禁忌,即完成术前小结和术前讨论,包括简要病史及阳性体格检查、手术指征、计划和方法以及麻醉选择。

3)术前饮食:除胃肠道梗阻需要禁食和胃肠减压外,术前禁食时间不宜太长,一般禁食 4~6 小时即可。

4)胃肠道准备:先天性巨结肠和肛门畸形手术的病儿,术前应清洁洗肠,胃肠道手术或剖腹探查手术的患儿,术前应放置胃肠减压。

5)局部准备:手术前应洗澡,手术区小儿一般不剃毛,但头部手术例外。

6)备血:估计术中出血较多者,术前应备适量血。有出血倾向者应备新鲜血。

7)术前用药:每一个手术的新生儿都应该通过静脉推注或肌肉注射接受 1mg 维生素 K。

2. 急症手术的术前准备

1)加强呼吸道管理,保持呼吸道通畅。

2)纠正水、电解质及酸碱平衡。

3)输血与配血。

4)注意患儿保温:新生儿在冬季易出现低体温,并可发生硬肿症而死亡,应做好保温,放入温箱内。

5)休克的处理:应针对休克类型,采取紧急抢救,待好转后再手术,如休克原因必须手术才能解除,如肠坏死,则应边抢救边手术,不应等待错过时机。

6)合理应用抗生素,预防感染。

【小结】

1. 根据病情需要和患儿的状态,可将手术分为急诊手术、限期手术、择期手术和探查手术。

2. 术前详细询问患儿病史和体格检查,评估呼吸、心血管、凝血和肾等功能,保证手术的顺利进行。

3. 择期手术前要对患儿进行全面检查,从心理、饮食、胃肠道和备血等多方面做好充分的准备。

4. 急诊手术前要保证患儿体温正常,呼吸、循环稳定,及时输血和配血,合理应用抗生素预防感染。

参 考 文 献

1. Shaffner DH1, Heitmiller ES, Deshpande JK. Pediatric perioperative life support. Anesth Analg,2013,117(4):960-979

2. von Ungern-Sternberg BS, Ramgolam A, Hall GL, et al. Peri-operative adverse respiratory events in children. Anaesthesia, 2015, 70 (4): 440-444

3. Pierro A, Eaton S. Metabolism and nutrition in the surgical neonate. Semin Pediatr Surg,2008,17(4):276-284

4. O'Conner-Von S. Preparing children for surgery:an integrative research

review. AORN J,2000,71:334343

5. Fernandes SC, Arriaga P, Esteves F. Providing preoperative information for children undergoing surgery: a randomized study testing different types of educational material to reduce children's preoperative worries. Health Educ Res,2014,29(6):1058-1076

6. Cuzzocrea F, Gugliandolo MC, Larcan R, et al. A psychological preoperative program: effects on anxiety and cooperative behaviors. Paediatr Anaesth,2013,23(2):139-143

（汪 健）

第三节 新生儿围术期管理

【围术期体温管理的策略】

1. 低体温的预防

（1）转运途中的保温:转运入手术室应直接利用暖箱运送患儿,尽量减少进出手术室途中的热量流失。

（2）手术期间的保温:新生儿及早产儿手术室宜将室温保持在 27~29℃,并尽量缩短患儿暴露时间;手术床可加垫电热毯,根据需要随时调节温度,一般患儿手术前按以下顺序铺好手术床:海绵床垫、电热毯、一次性中单、床单;预热皮肤消毒液或选择非挥发性消毒液可减少因消毒液蒸发引起的热量丢失。

（3）预防体腔热量的流失:对于手术时间长,腹腔脏器长时间暴露者,手术期间应用温盐水纱布覆盖在暴露的创面和内脏上;也可用温盐水纱布擦拭器械;胸腹腔灌洗液也应预热至 36~40℃。

（4）进行输液、输血前对液体和库血进行加温(36~37℃)是最简单、最有效的预防低体温的方法。

（5）给予吸入气加温、加湿处理,通过调节呼吸机蒸发器温度至 32~35℃,可有效预防呼吸道散热,并减少深部体温的继续下降。

（6）术后保温:将危重新生儿放入可控温度的暖箱是非常必要的,暖箱可以有效地保持新生儿的体温,但是没有足够的通路和空间来对重症患儿进行有效的复苏和观察。头顶式的辐射加热器,通过婴儿皮肤表面的温控探头进行控制,它在有效保持体温同时,提供了良好的视觉和心电监控,并为医疗和护理程序的实施提供了有效的空间。

2. 低体温的治疗

(1)体表复温:①电热毯;②循环水变温毯;③红外线辐射加温器;④热风机;⑤充气加温装置等。

(2)中心复温:心肺体外循环是一种高效和快速复温方法,常用于低温导致循环衰竭的患者。

(3)复温注意事宜:体温维护的关键在于平稳匀速的复温,体温高低不是体温维护的唯一标准,必须有足够的时间让患儿循环恢复稳定。缓慢复温为每小时提高体温 1~2℃或在 12~24 小时内使体温恢复至正常。

3. 围术期高热 保暖过度对小儿同样不利,水分丧失量明显增加,若不注意补充可致脱水和高钠血症。血液浓缩时红细胞破坏增多,进而可引起高胆红素血症。环境温度骤然升高可诱发呼吸暂停的发作。环境温度过高可引起小儿发热,严重者甚至可以致死。

【围术期代谢管理】

1. 能量代谢 相对于儿童和成人,新生儿每千克体重有更高的代谢率和能量需求,需要 40~70kcal/(kg·d)(1kcal = 4.187kJ)以维持基础能量代谢,50~70kcal/(kg·d)满足生长所需,而每日通过排泄物丢失能量多达 20kcal/(kg·d)。新生儿需要通过肠道喂养给予120kcal/(kg·d)的热量,通过全静脉营养不宜超过 80~100kcal/(kg·d)。尽管在活动如哭吵时能量消耗会倍增,但是大多数外科新生儿80%~90%的时间处于静息状态。在新生儿,大手术导致氧耗和静息能量消耗轻度(15%)但迅速的上升,并在手术后 12~24 小时回到基线水平。在术后的 5~7 天内没有进一步的能量消耗的增加。

2. 酸碱平衡 四种基本的酸碱失衡类型是:代谢性酸中毒、代谢性碱中毒、呼吸性酸中毒和呼吸性碱中毒。经历手术的新生儿,确认其酸碱失衡的类型,是代谢性的还是呼吸性的,是单纯性的还是混合性的,对于尽快开始选择最合适的治疗显得非常重要。酸碱平衡状况需要通过动脉血气和 pH 值的估算来确定,术前必须通过恰当的改善代谢或呼吸手段来加以纠正。

3. 糖的体内平衡

(1)低血糖:目前,低血糖的定义为出生 3 天内足月新生儿血糖水平低于 1.6mmol/L 和 LBW(低出生体重儿)低于 1.1mmol/L,72 小时后,血糖在 2.5 ~ 7.2mmol/L(45 ~ 130mg/dl)之间被认为是安全的。有症状的低血糖包括青紫、呼吸暂停、昏睡、抽搐和昏迷。有危险因素的新生儿应使用床边筛查血糖分析仪监测血糖。血糖在 2 ~ 2.5mmol/L 以下的新生儿应该采取措施,根据个体情况给予喂养或者静脉注入 10% 葡萄糖。明显的低血糖在治疗之前需要经过实验室血糖测定确认,所有经历手术的新生儿需要输注 10% 的葡萄糖水,速度是每 24 小时 75 ~ 100mg/kg,每 4 ~ 6 小时用试纸法和(或)血糖检测法来监测血糖水平。血糖在所有时间都要保持在 2.5mmol/L 以上。有症状的新生儿需要用 50% 的葡萄糖(右旋糖)治疗,1 ~ 2ml/kg 静脉输注,然后用 10% ~ 15% 的葡萄糖每 24 小时 80 ~ 100ml/kg 维持输注。

(2)高血糖:血糖 > 14mmol/L(250mg/dl)可以导致高渗状态,伴随糖尿,渗透性利尿和脱水,这种升高的血浆渗透压增加了颅内出血的风险。

4. 钙的体内平衡

足月儿的血钙浓度 < 2.0mmol/L,早产儿 < 1.7mmol/L,新生儿正常血清离子钙浓度为 1 ~ 1.5mmol/L。早期轻度无症状的新生儿低钙血症不需要治疗。接受静脉输液治疗的新生儿应给予葡萄糖酸钙推注。钙剂输注的时候需要特别注意,外渗可以导致周围皮肤和皮下组织严重灼伤。急诊治疗原则是只要新生儿有低钙血症的症状如抖动、抽搐、昏睡、食欲缺乏和呕吐,给予 1 ~ 2ml 10% 葡萄糖酸钙静脉缓慢推注(0.45mmol = 18mg 元素钙)。

5. 低镁血症

低镁血症可能与低钙血症同时在小于胎龄儿或者肠道丢失增多的新生儿中出现。如果纠正低钙血症后没有反应,应该测定血镁浓度。低镁血症的治疗是通过静脉输注 50% 硫酸镁,每 4 小时输注 0.2ml/kg,直到血镁浓度正常(0.7 ~

1. 0mmol/L)。

6. **高胆红素血症** 持续高胆红素血症的其他原因包括与外科疾病相关的是:胆道梗阻、肝细胞功能不全和上消化道梗阻。新生儿高胆红素血症的主要危险(非结合胆红素增高)是核黄疸(胆红素在脑中沉积),它可以造成脑损害。大多数患儿,除了严重的溶血,光疗是治疗高胆红素血症安全有效的方法。当血清间接胆红素升高较早、上升较快,并且超过340mmol/L,溶血是最常见的原因,建议换血疗法。

【小结】

1. 术前、术中和术后积极预防低体温的发生,减少低温并发症的发生。

2. 复温要平稳、匀速,一般每小时提高体温 1 ~ 2℃或在 12 ~ 24小时内使体温恢复至正常。

3. 围术期要监测血糖及时发现低血糖患儿,用10%或者更高浓度的糖水纠正。

4. 在小于胎龄儿或者肠道丢失增多的新生儿中低镁血症与低钙血症可能同时出现。如果纠正低钙血症后没有反应,应该测定血镁浓度。

参 考 文 献

1. Sim R,Hall NJ,de Coppi P,et al. Core temperature falls during laparotomy in infants with necrotizing enterocolitis. Eur J Pediatr Surg,2012,22(1):45-49

2. Torossian A,Bräuer A,Höcker J,et al. Preventing inadvertent perioperative hypothermia. Dtsch Arztebl Int,2015,6;112(10):166-172

3. Evans CH, Lee J, Ruhlman MK. Optimal glucose management in the perioperative period. Surg Clin North Am,2015,95(2):337-354

4. Steurer MA,Berger TM. Infusion therapy for neonates,infants and children. Anaesthesist,2011,60(1):10-22

5. Bhalla T,Dewhirst E,Sawardekar A,et al. Perioperative management of the pediatric patient with traumatic brain injury. Paediatr Anaesth,2012,22(7):627-640

6. Bailey AG, McNaull PP, Jooste E, et al. Perioperative crystalloid and

colloid fluid management in children：where are we and how did we get here? Anesth Analg,2010,110(2)：375-390

（汪　健）

第四节　手术后并发症及处理

【创口出血及继发性休克】

新生儿失血10%即可引起血压下降及循环障碍。新生儿的凝血机制不完善,手术时容易发生渗血;假如伤口渗血过多、止血不慎及血管结扎线脱落,一旦发生内出血或术中出血未补足即可以发生休克。患儿面色苍白、烦躁不安、反应差、脉搏加快和血压下降等均为失血性休克的临床表现。除积极输血外,应全面检查。首先检查伤口,观察是否有肿胀隆起;切口渗血较多,应拆除缝线进行止血;如果伤口无渗血,经输血后情况好转,但不久又恶化,应考虑内出血可能,必须果断采取措施。无菌条件下重新打开伤口,结扎出血点。有时术后出现休克不一定是出血所致,严重感染、酸中毒和缺氧可导致中毒性休克,应针对原发病采取综合治疗措施如吸氧、控制感染和纠正水、电解质紊乱和酸碱平衡紊乱。

【术后高热、惊厥】

新生儿尤其是早产儿体温调节中枢发育不完善,体温调节能力弱,外界环境温度过高、感染性疾病及毒素吸收、麻醉和手术创伤反应、脱水和酸中毒均可导致术后高热。与高温同时发生的是惊厥,术后高热应采用物理或药物进行降温,同时纠正水和电解质失衡。惊厥的处理应针对病因采取不同的措施,切忌盲目乱用镇静药:①止痉:首选苯巴比妥,负荷量为20～30mg/kg,首次10～15mg/kg静注,如未止惊,每隔10～15分钟加注5mg/kg,直至惊厥停止,维持量为3～5mg/kg。也可选择安定(每次0.25～0.5mg/kg)缓慢静注或10%水合氯醛(每次30～60mg/kg)保留灌肠。②低血糖:25%～50%葡萄糖5～10ml/kg,静脉滴注。③低血钙:10%葡萄糖酸钙1～2ml/kg/次,

5%葡萄糖对半稀释,静脉缓慢滴注,滴注速度 > 1ml/分钟。④脑水肿:立即停止低渗液体的输注,给予呋塞米 0.5~1mg/kg 或 20%甘露醇每次 1~2mg/kg 静注。⑤脑缺氧:给氧,使用呼吸兴奋剂,必要时气管内插管辅助通气。⑥感染:给予抗生素控制感染。

【术后腹胀】

腹胀是胃肠道手术后常见的并发症,严重的腹胀可使患儿发生一系列的病理生理改变:①严重腹胀可使膈肌抬高,影响肺交换功能,致氧饱和度下降,容易发生肺部并发症;②影响心血管功能,增加心脏负担;③肠腔积存大量的液体和气体,引起肠腔内压力增高,肠壁静脉回流受阻,液体向腹腔渗透,造成水、电解质及酸碱平衡紊乱,严重者引起低血容量性休克;④持续腹胀使切口张力过大,血循环障碍,造成吻合口破裂或腹壁伤口裂开。针对不同的原因,采取相应的措施进行预防和治疗:①麻醉诱导要平稳,尽量减少空气吞入;②术中操作要轻柔,尽量减少肠管的暴露和刺激;③术后要持续胃肠减压,保持减压管引流通畅,留置时间依据病情而定,一般在腹胀解除、恢复肠鸣音和肛门排气后停用;④有水及电解质紊乱者,应及时纠正,治疗低血钾;⑤吸入高浓度氧气(含氧 90%~95%),以取代肠腔内的氮气,使腹胀减轻;⑥肛管或用高渗盐水(5%氯化钠 50~100ml)灌肠,促进肠蠕动恢复。在腹胀的治疗过程中,严密观察疗效,一般肠麻痹的时间为 2~3 天,少数达 4~5 天。若术后腹胀持久不缓解,须随时拍摄腹部立位正侧位片,怀疑有机械性肠梗阻应剖腹探查。

【切口感染】

切口感染是外科手术后最常见的并发症,年龄越小,切口感染率越高,腹部手术切口感染率明显较其他部位切口的感染率为高。术后切口感染时,主要表现为高热不退,检查可发现切口有红、肿、热、痛,进而有波动感;若脓液多、张力大,可自行破溃。因此,凡术后出现高热,应先考虑有无切口感染,检查切口。如发现切口红肿,除加大抗生素的用量外,将缝线拆除 1~2 针,排出渗液或脓液,放置引流。

【切口裂开】

切口裂开导致内脏脱出是新生儿腹部手术后最常见的并发症,腹部切口裂开大多发生于术后 4～5 天。患儿突然体温升高,切口处渗出淡红色血性液体,将敷料湿透,触诊时切口线下变软或皮下空虚感,可扪及腹壁缺损。有时肠管已在皮下层,在拆线或哭闹时腹压增高,伤口全部裂开,肠管脱出。此时应急症处理,局部立即用无菌敷料覆盖,并立即去手术室,将脱出的脏器用温热生理盐水冲洗后,将脱出肠管、内脏还纳入腹腔,再行腹壁缝合,做全层、贯穿减张缝合。术后继续应用抗感染药物,加强支持疗法,提高患儿免疫力,改善全身营养状况,促进切口愈合。

【肺部并发症】

1. **吸入性肺炎**　新生儿和早产儿发生的机会较多,尤其是消化道梗阻的患儿。因分泌物和呕吐物吸入呼吸道,重者发生窒息,表现为呼吸困难、点头样呼吸、口唇发绀,严重者突然死亡。轻者因分泌物阻塞部分支气管,引起肺叶部分肺不张,随后出现吸入性肺炎,临床诊断有时困难,一般听诊及 X 线检查多无阳性发现。对临床上有呼吸困难、鼻翼扇动、口唇发绀、口吐白沫等症状者,应按肺炎积极进行治疗。预防在于术后加强护理、注意保温、防止呕吐误吸、经常变换体位和定时清除口腔分泌物。必要时送 ICU,使用呼吸机和正压给氧。

2. **肺不张**　新生儿支气管细小,咳痰功能差,加上腹部手术后腹胀和气道湿化不够,黏痰很容易阻塞支气管引起肺不张。临床上可仅表现为呼吸、脉搏增快而其他症状不明显,体检时发现一侧胸部呼吸运动减弱,气管向患侧移位,叩诊实音,听诊呼吸音减弱或消失。治疗主要是将阻塞支气管的黏痰排出,可用压舌板刺激咽后壁引起恶心和咳嗽反射。必要时可在支气管镜下直接吸痰。

3. **肺水肿**　主要是因为输液和输血量过多或过快所致。临床表现为呼吸困难、发绀、咳出血性泡沫样痰、两肺散在水泡音、心率快、心音低弱、颈静脉怒张和肝大。在短期内若得不到及时处理可发生休克、心力衰竭、昏迷而死亡。因此,对新生儿输血和输液,除非需要,决不能过快,切记不要过量。治疗主要是限制液体输入量,静脉输入高渗葡萄糖、正压氧气吸入、应用血管扩张药物、降血压,同时给予非渗透性利尿剂。

【小结】

1. 术后应密切观察患儿神志、反应、面色、心率和血压等临床表现,警惕失血性休克发生。

2. 术后加强护理、注意保温、防止呕吐误吸、经常变换体位和定时清除口腔分泌物。

3. 高热应采用物理或药物积极进行降温,同时纠正水和电解质失衡,预防惊厥的发生。

4. 凡术后出现高热,应先考虑有无切口感染,检查切口。如发现切口红肿,除加大抗生素的用量外,将缝线拆除 1~2 针,排出渗液或脓液,放置引流。

参 考 文 献

1. Shah KB,Smallfield MC,Tang DG,et al. Mechanical circulatory support devices in the ICU. Chest,2014,146(3):848-857

2. von Ungern-Sternberg BS,Ramgolam A,Hall GL,et al. Peri-operative adverse respiratory events in children. Anaesthesia, 2015, 70 (4): 440-444

3. Klüter T,Lippross S,Oestern S,et al. Operative treatment strategies for multiple trauma patients:early total care versus damage control. Chirurg, 2013,84(9):759-763

4. Nath SS,Roy D,Ansari F,et al. Anaesthetic complications in plastic surgery. Indian J Plast Surg,2013,46(2):445-452

5. Mekitarian Filho E,Carvalho WB,et al. Perioperative patient management in pediatric neurosurgery. Rev Assoc Med Bras, 2012, 58 (3): 388-396

6. Rangel SJ,Islam S,St Peter SD,et al. Prevention of infectious complications after elective colorectal surgery in children:an American Pediatric Surgical Association Outcomes and Clinical Trials Committee comprehensive review. J Pediatr Surg,2015,50(1):192-200

7. Toltzis P,O'Riordan M,Cunningham DJ,et al. A statewide collaborative

to reduce pediatric surgical site infections. Pediatrics, 2014, 134 (4):
e1174- e1180

（汪 健）

第五节 新生儿外科营养

【肠外营养】

1. **适应证** 当肠内营养不可行,或肠内营养不足,或肠内营养存在风险4~5天以上时(早产儿则为3天,因体内储存不足),应该使用肠外营养(parenteral nutrition,PN)。

2. **肠外营养实施途径** 周围静脉只能用于短期、部分的营养支持。在新生儿中,脐血管可以作为PN中心输注方式,但是当脐血管使用超过5天(动脉),或是14天(静脉)时,出现并发症的风险升高。对新生儿,尤其是低出生体重早产儿,还是推荐使用中心静脉置管(CVC),或经外周静脉至中心静脉置管(PICC)的方式给予肠外营养。

3. **肠外营养配方** 肠外营养配方包括葡萄糖、脂肪、氨基酸、电解质、维生素、微量元素和水(表1-1)。新生儿肠外营养输注方式建议采用全合一(All- in- One)方式,优点是易管理,减少相关并发症,有利于各种营养素的利用,并节省费用;缺点是混合后不能临时改变配方。

表1-1 新生儿肠外营养宏量营养素配方

	初始剂量	增加剂量/d	目标剂量
葡萄糖	4 ~8mg/(kg · min)	1 ~2mg/(kg · min)	11 ~14mg/(kg · min)
脂肪乳剂	1g/(kg · d)	0.5 ~1g/(kg · d)	3g/(kg · d)
氨基酸	1.5 ~2g/(kg · d)	0.5 ~1g/(kg · d)	3 ~4g/(kg · d)

热氮比:100 ~200:1(非蛋白质热量与氨基酸含氮量之比)

全肠外营养目标能量:足月儿 70 ~ 90kcal/(kg · d),早产儿 80 ~ 100kcal/(kg · d)

（1）液体需要量：新生儿液体摄入推荐量范围可从每天60～80ml/kg（用于早产儿出生的第1天）到每天140～170ml/kg（用于正常发育状态的新生儿）。需根据不同临床条件（光疗、暖箱、呼吸机、心肺功能、各项监测结果等）及个体情况进行调整。PN总液体量在20～24小时内均匀输入，建议应用输液泵进行输注。

（2）能量来源：葡萄糖占非蛋白质热能中的60%～70%，葡萄糖灌注应该至少达到一定的速率使得血糖维持在2.6mmol/L以上；脂肪作为PN能量来源，除了提供能量以外，还可以降低PN渗透压，防止必需脂肪酸缺乏，保证脂溶性维生素的吸收。在中国新生儿肠外肠内营养指南中，推荐使用20%中长链混合脂肪乳剂或橄榄油脂肪乳剂。

（3）氨基酸：足月新生儿肠外营养氨基酸的需要量大约为每天3g/kg，而早产儿则需要3.5～4g/kg。在PN时推荐使用以母乳氨基酸谱为模板的小儿专用氨基酸。

（4）矿物质、维生素和微量元素：新生儿肠外营养期间电解质推荐量见表1-2。维生素和微量元素对于保持身体的抗氧化功能十分重要，临床上一般推荐使用微量元素混合制剂。肠外营养时需补充4种脂溶性维生素和9种水溶性维生素，现在一般推荐使用维生素复合制剂，在大多数新生儿身上能避免维生素过量或缺乏。新生儿PN使用期间实验室指标监测指南见表1-3。

表1-2　肠外营养期间新生儿每日所需电解质推荐量

电解质 mmol/（kg·d）	早产儿	足月儿
钠	2.0～3.0	2.0～3.0
钾	1.0～2.0	1.0～2.0
钙	0.6～0.8	0.5～0.6
磷	1.0～1.2	1.2～1.3
镁	0.3～0.4	0.4～0.5

表1-3 肠外营养新生儿实验室指标监测指南

	开始	第1周2~3次	每周	必要时
血葡萄糖	√	√	√	√
血常规	√		√	√
肾功能	√		√	√
肝功能	√		√	√
血电解质	√	√	√	√
血甘油三酯	√			√
凝血功能	√			√
血微量元素				√
维生素浓度				√
血氨				√
血培养				√

4. 肠外营养并发症

（1）感染性并发症：常见的是导管相关感染，此外肠道细菌移位也是术后使用 PN 的患儿重要的感染因素。PN 本身会损害新生儿的宿主防御功能，而微量喂养则有助于防止类似情况发生。减少脓毒症发生率的重要方法是在严格无菌的情况下放置静脉导管，配制室在严格无菌的情况下配置肠外营养液，以及谨慎细致的导管护理程序。当使用 PN 的患儿出现以下一种或多种临床情况时应怀疑脓毒血症：体温波动、灌注不良、低血压、嗜睡、心动过速、呼吸受限和发热。出现上述情况，应针对置管的中央或周围静脉做血培养。

（2）代谢性并发症：使用 PN 的新生儿常见的代谢性并发症见表1-4。

表1-4 肠外营养的代谢性并发症

糖类相关	高血糖
	低血糖
	肝脂肪浸润
	高渗性和渗透性利尿
	CO_2 产生增多
蛋白质相关	高血氨,氨血症
	血氨基酸谱异常
	肝功能异常
	胆汁淤积性黄疸
脂肪相关	高脂血症
	脂肪超载综合征
	游离脂肪酸所致白蛋白结合胆红素移位
	过氧化和自由基产生
液量相关	动脉导管未闭
	肺水肿
电解质失衡	钠、钾、氯、钙、磷、镁
微量元素和维生素缺乏	脂溶性、水溶性

　　在使用 PN 过程中经常发生高血糖,对症状性高血糖常用的方法是降低葡萄糖的输注速率,而外源性胰岛素则可能导致低体重出生儿糖耐量下降。持续输注高浓度葡萄糖后突然中断则可能导致低血糖。因此,新生儿 PN 应逐渐减量,以逐步过渡

到全肠内喂养。大量或短时间内快速的脂肪输注可能导致脂肪超载综合征,表现为伴随黄疸和凝血异常的急性发热以及呼吸问题,因此,脂肪需缓慢加量,并密切监测血甘油三酯水平,尤其是呼吸功能不全或疑似感染的患儿。

(3)机械性并发症:与静脉营养有关的机械性并发症见表 1-5。

表1-5　肠外营养的机械性并发症

肠外营养液外渗
中央静脉导管阻塞
中央静脉导管移位
输注管道破损
右心房栓塞
心脏填塞(右心房或腔静脉穿孔)

(4)肝胆并发症:新生儿使用 PN 最常见的并发症是胆汁淤积,使用 PN 两个月以上的患儿肠外营养相关胆汁淤积(parenteral Nutrition Associated Cholestasis, PNAC)发生率大于 50%。PNAC 的预防主要依靠尽早使用肠内营养以及适时合理地使用静脉营养。大多数患者在停止 PN 并使用肠内营养后 PNAC 能逐渐缓解。已证实早产儿使用 PN 的同时应用微量肠内喂养(1ml/kg)能引起明显的胆囊收缩,使用 3 天后胆囊容量回复正常。有些患者肝脏疾病可能发展为肝硬化、门脉高压或肝衰竭,对于肝脏疾病较重和肠道手术无望的患者,应考虑移植手术。

【肠内营养】

肠内喂养是供给营养最佳的途径,与肠外营养相比更符合生理,安全且价廉,所以,当胃肠道功能存在时应优先考虑肠内营养。肠内营养时因存在胃肠道能量吸收比和粪便能量丢失,所以能量需求较静脉营养高 10～15kcal/(kg·d)。

1. **喂养途径**　经口喂养是肠内营养的首选;＜34 周早产儿、存在吸吮吞咽功能障碍或患有特定消化道畸形的新生儿不宜经口喂养,可根据情况选择鼻胃管、口胃管、鼻空肠管、胃造瘘管或空肠造瘘管进行喂养。

2. **营养制剂的选择** 母乳始终是婴儿喂养的首选。早产儿出生时营养素缺乏、需要追赶生长,所以单纯母乳喂养不能满足其额外的营养需求,因此,可适时添加母乳强化剂。当缺乏母乳时,可选用专业制造的足月儿或早产儿配方乳。

3. **管饲输注方式** 管饲肠内营养可通过推注、持续输注或两者结合的方式给予。婴儿推注法喂养可每三小时一次,每次维持15~20分钟,早产儿或手术后的婴儿宜间隔2小时喂养。当婴儿存在严重胃食管反流、胃排空延迟或肠道吸收障碍等情况而不耐受推注法喂养时,可使用24小时持续输注喂养。跨幽门喂养或幽门后空肠置管时因缺乏胃的容受功能,应使用持续输注喂养。

4. **管饲喂养的并发症** 与静脉营养相比,管饲喂养的并发症较少,主要包括机械性、胃肠道性和代谢性。其中胃肠道性并发症最为常见,如呕吐、腹泻、吸入或倾倒综合征等。机械性并发症不多见,主要包括导管阻塞、喂养管错位或移位、消化道穿孔和压迫性坏死等。高渗配方可能引起NEC或脱水。

【小结】

1. 对存在营养不良或有营养风险的患儿,需及时进行营养评估及营养干预。

2. 营养支持方式首选肠内营养;当肠内营养不足或不可行时,给予肠外营养;或肠内联合肠外营养支持。

3. 肠内营养目标热量足月新生儿为105~130kcal/(kg·d),早产儿为120~150kcal/(kg·d);肠外营养目标热量足月新生儿为70~90kcal/(kg·d),早产儿为80~100kcal/(kg·d)。

4. 新生儿肠外营养最常见并发症为胆汁淤积。尽早肠内营养及合理规范使用肠外营养,积极控制感染是防治肠外营养相关胆汁淤积的最佳途径。

附:营养支持给予方式流程图

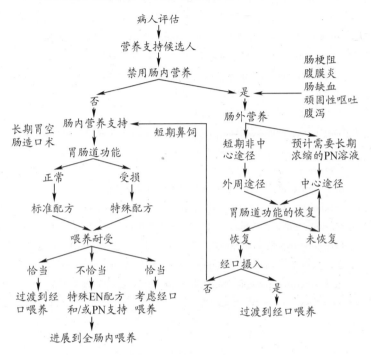

参 考 文 献

1. Civardi E, Tzialla C, Garofoli F, et al. Nutritional needs of premature infants. J Matern Fetal Neonatal Med, 2011, 24 Suppl 1:27-29

2. Working Group Of Pediatrics Chinese Society Of Parenteral And Enteral Nutrition, Working Group Of Neonatology Chinese Society Of Pediatrics, Working Group Of Neonatal Surgery Chinese Society Of Pediatric Surgery. CSPEN guidelines for nutrition support in neonates. Asia Pac J Clin Nutr, 2013, 22(4):655-663

3. Phalen AG. Commentary on Educational outcomes associated with providing a comprehensive guidelines program about nursing care of preterm neonates receiving total parenteral nutrition. Clin Nurs Res, 2012, 21 (2):159-163

4. Arsenault D, Brenn M, Kim S, et al. American Society for Parenteral and

Enteral Nutrition Board of Directors, Puder M. A. S. P. E. N. Clinical Guidelines:hyperglycemia and hypoglycemia in the neonate receiving parenteral nutrition. JPEN J Parenter Enteral Nutr,2012,36(1):81-95

5. Agostino Pierro, Simon Eaton. Nutrition//Prem Puri. Newborn Surgery. 3rd ed. CRC press,2011:145-156

6. Kurkchubasche AG. Surgery//Corkins MR. The ASPEN(American society for Parenteral and Enteral Nutrition)Pediatric Nutrition support core curriculum. ASPEN,2010:387-408

7. Carney LN,Nepa A,Cohen S,et al. Parenteral and Enteral Nutrition Support:Determining the Best Way to Feed//Corkins MR. The ASPEN (American society for Parenteral and Enteral Nutrition)Pediatric Nutri-tion support core curriculum. ASPEN,2010:433-447

8. Corkins MR,Griggs KC,Groh-Wargo S,et al. Task Force on Standards for Nutrition Support:Pediatric Hospitalized Patients;American Society for Parenteral and Enteral Nutrition Board of Directors;American Society for Parenteral and Enteral Nutrition. Standards for nutrition support:pediat-ric hospitalized patients. Nutr Clin Pract,2013,28(2):263-276

（洪　莉）

第六节　新生儿输血

一、常用血制品以及使用

1. **红细胞**　新生儿出生后 24 小时内静脉血 Hb < 130g/L 或有显著临床症状的贫血都是输注红细胞指征。外科手术新生儿氧耗增加,所以应维持 Hct > 35% ～ 40% 以保证氧合。现临床多使用浓缩红细胞,液体负荷量小,对于曾有输血反应或疑似免疫性溶血的患儿可选用洗涤红细胞以减少不良反应或溶血发生。

2. **新鲜冰冻血浆**(fresh frozen plasma,FFP)　FFP 含有凝血因子、γ 球蛋白、白蛋白和其他血浆蛋白,主要用于血小板减低或凝血功能障碍以纠正凝血功能。冰冻血浆与 FFP 的主要区别是缺少凝血因子Ⅴ和Ⅷ。

3. **血小板** 新生儿血小板$< 30 \times 10^9/L$, $(30 \sim 50) \times 10^9/L$合并出血倾向或$> 50 \times 10^9/L$合并重要脏器出血的都有指征输注血小板。浓缩血小板每次输注量为$0.1 \sim 0.2$单位/kg,输注时间$30 \sim 60$分钟。由于血小板半衰期较短,所以短期内需重复输注。若患儿系极早早产儿,或有严重感染、DIC等持续破坏血小板因素存在时可适当放宽血小板输注指征,并加大剂量。

4. **白蛋白** 白蛋白主要用于治疗低蛋白血症。

5. **人静脉免疫球蛋白** 尽管缺乏静脉免疫球蛋白治疗败血症或严重感染的循证依据,但在临床实践中可给予单一剂量500mg/kg加强抗感染。

6. **全血** 由于全血含白细胞、血小板和血浆蛋白等物质,多次输注后可能引起同种免疫输血反应;而且全血容量大,易加重新生儿心肺负荷,所以现使用日益减少。当血容量不足或新生儿高胆红素血症需要换血时通常采用浓缩红细胞与血浆的合成血。

7. **其他** 凝血酶原复合物含凝血因子Ⅱ、Ⅶ、Ⅸ、Ⅹ,可用于此类因子缺乏的出血性疾病。冷沉淀物含有凝血因子Ⅷ和纤维蛋白,可用于治疗Ⅷ缺乏和DIC引起的出血。每单位冷沉淀物中含有的凝血因子Ⅷ和纤维蛋白量相当于15ml/kg FFP所含的量,所以它更适合液量受限的新生儿。

二、输血量和速度

一般输血量为每次$10 \sim 15$ml/kg,速度大约5ml/(kg·h),早产儿、心肺功能不全或严重营养不良的患儿输注速度宜慢。

三、输血的不良反应、治疗和预防

1. **发热** 是最常见的输血反应,体温较高时应暂停输血,高热或寒战者可给予10%葡萄糖酸钙静脉或地塞米松推注。

2. **过敏反应** 临床可表现为荨麻疹、血管神经性水肿、喉头水肿、呼吸困难、发绀甚至休克。单纯荨麻疹可减慢输血速度并给予抗过敏药物;症状明显者应立即停止输血,给予皮下注射肾上腺素或静脉推注地塞米松;必要时,同时给予扩容等抗休克治疗。

3. **急性溶血反应** 原因主要是血型不合,临床表现为发热、黄疸、血红蛋白尿,甚至休克或 DIC。一旦发现溶血反应,首先停止输血,再给予地塞米松或甲泼尼龙冲击治疗,同时利尿和碱化尿液以避免肾功能不全。

4. **循环负荷过重** 多见于输血量过大或速度过快,小早产儿或罹患心肺疾病患儿也易发生。临床表现为心功能不全,治疗上给予强心、利尿和吸氧。早产儿或危重新生儿输血时少量、多次和缓慢输注是预防循环负荷过重的主要方法。

5. **电解质紊乱** 大量快速输血可造成低钙血症,临床表现为惊厥、心律失常或血压降低,可给予 10% 葡萄糖酸钙静脉推注。在高胆红素血症换血过程中应常规给予补钙。换血或手术中大量输血时若采用库存血可能导致高钾血症,进而引起心律失常,严重致死。新生儿宜选用较新鲜的成分血;输血前已有高血钾或肾功能不全的患儿可选用洗涤红细胞。

6. **输血传播感染** 包括乙型肝炎、丙型肝炎、艾滋病、巨细胞病毒和 EB 病毒感染等。尽管血液检测和处理技术进步,但感染仍在所难免,所以临床上要严格掌握输血指征并尽量采用成分输血。

【小结】

1. 输血是新生儿临床常用的治疗之一。

2. 基本目的是补充血液成分、维持机体血容量和调节免疫等。

3. 临床上应根据患儿特点,严格掌握输血指征,合理选择血制品,最大程度减少输血相关并发症。

参 考 文 献

1. 邵晓梅,叶鸿瑁,丘小汕. 实用新生儿学. 第 4 版. 北京:人民卫生出版社,2011

2. Martin RJ, Fanaroff AA, Walsh Mc. Fanaroff and Martin's Neonatal perinatal Medicine:Diseases of the Fetus and Infant. 8th ed. Elsevier,2006

3. Cloherty JP, Eichenwald EC, Stark AR. Manual of Neonatal Care. 6th ed. Philadelphia, Pennsylvania, Lippincott Williams & Wilkins, 2008

4. Murray NA, Roberts IA. Neonatal transfusion practice. Arch Dis Child Neonatal Ed, 2004, 89:101-107

（张 蓉）

第七节 新生儿器官功能衰竭的处理原则

一、新生儿呼吸衰竭

【概述】

新生儿呼吸衰竭是各种原因导致的中枢和（或）外周性呼吸功能障碍,致肺部通气和（或）换气功能障碍,造成机体缺氧和（或）二氧化碳潴留,是临床重要危重症之一,主要表现为呼吸困难,新生儿以急性呼吸衰竭多见。国内调查结果显示 NICU 新生儿呼吸衰竭的发病率为 19.6%。

【病因】

1. **气道梗阻** 后鼻孔闭锁、鼻充血致鼻塞、Pierre Robin 综合征、声带麻痹、鼻咽肿块、喉蹼、会厌下狭窄、气管软化症、先天性大叶肺气肿。

2. **肺部疾病** 常见的有肺透明膜病、湿肺、胎粪吸入综合征、肺炎等,肺不张、肺水肿、肺出血、支气管肺发育不良、Wilson-Mikity 综合征等也可导致呼吸衰竭。

3. **肺扩张受限** 气漏综合征、膈疝、食管裂孔疝、脓胸、乳糜胸、胸腔内肿瘤、明显腹胀、胸廓发育畸形

4. **心脏病** 先天性心脏病、心肌炎、动脉导管未闭伴心力衰竭。

5. **神经肌肉疾病** 严重窒息、早产儿呼吸暂停、颅内出血、中枢神经系统感染、惊厥、中枢神经系统先天畸形、破伤风、膈神经麻痹、脊髓损伤、重症肌无力、药物（吗啡等）中毒等。

【诊断】

1. 1986 年 9 月全国新生儿学术会议拟订的新生儿呼吸衰

竭诊断标准如下：

（1）临床指标

1）呼吸困难：在安静时呼吸频率超过 60 次/分或低于 30 次/分，出现呼吸节律改变，甚至呼吸暂停，三凹征明显，伴有呻吟。

2）青紫：除外周围性及其他原因引起的青紫。

3）神志改变：精神萎靡、反应差、肌张力低下。

4）循环改变：肢端凉、皮肤毛细血管充盈时间延长（足跟部 >4 秒）。心率 <100 次/分。

（2）血气指标

1）Ⅰ型呼吸衰竭：$PaO_2 < 50mmHg$。

2）Ⅱ型呼吸衰竭：$PaO_2 < 50mmHg$，$PaCO_2 > 50mmHg$。轻症：$PaCO_2 50 \sim 70mmHg$。重症：$PaCO_2 > 70mmHg$。

注：临床指标①②为必备条件，③④为参考条件。无条件进行血气分析检查时，若具备临床指标①②项，可临床诊断为呼吸衰竭并给予治疗。

2. **呼吸衰竭的分类** 临床常根据血气变化的特点分为低氧血症型（Ⅰ型）和低氧血症伴高碳酸血症型（Ⅱ型）两类；根据发病机制，也可将呼吸衰竭分为通气性和换气性两大类；根据发病部位的不同，又分为中枢性和周围性；根据病程经过分为急性和慢性。

【治疗】

呼吸衰竭的治疗目标是恢复正常的气体交换，同时尽可能减少并发症。

1. **一般治疗** 将患儿置于舒适的体位，对于重症呼吸衰竭需要呼吸支持者，采用俯卧位可能对通气及患儿的预后更为有利。胸部物理治疗如翻身、拍背、吸痰等，使气道保持通畅，减少呼吸道阻力和呼吸做功，也是呼吸衰竭的辅助治疗措施。营养支持、合理的液体平衡对原发病恢复、气道分泌物的排出有利。患儿应置于辐射保温床或保温箱内，保持周围环境温度在中性温度范围，使其氧耗最小并减少能量的消耗。

2. **积极治疗原发病** 有肺炎应积极控制感染，张力性气胸需立即穿刺排出气体,先天性畸形如膈疝等应及时手术治疗。新生儿呼吸窘迫综合征及时给予肺泡表面活性物质。对先天性心脏病心力衰竭伴肺水肿所致的呼吸功能不全采用正性肌力药物、限制液体入量和利尿等治疗。

3. 维持水电解质及酸碱平衡 应予以适量的液体静滴,或微量泵注入。一般用 10% 葡萄糖液 60~70ml/(kg·d)。每日总液量不应大于 110ml/kg,用辐射床时可适量增加液量,但机械通气、用加温和湿化给氧者则应相应减少液量以免发生肺水肿。如患儿迅速好转,应及时给予肠内营养。因反复抽血作血气检查,可致医源性贫血,应予以少量输血,以保持血细胞比容在 40%~45% 以上。

单纯呼吸性酸碱失衡主要靠改善通气加以纠正。混合性酸中毒,在改善通气的条件下可适当用碱性药物,但宜用等张液体,速度不宜过快,以免造成颅内出血。

4. 氧疗和呼吸支持

(1)吸氧:早期呼吸衰竭单纯低氧血症时可通过鼻导管、面罩给氧,氧流量 1~1.5L/min;头罩给氧氧流量 5~8L/min,氧浓度在 40% 左右较为适宜,要随时调节头罩密封程度和氧流量,避免罩内湿度和二氧化碳浓度过高。对于早产儿应注意控制 FiO_2 和监测氧饱和度,避免发生高氧血症。应注意吸入氧的加温和湿化。湿化器和管道应每日更换消毒,防止细菌生长。

(2)CPAP 辅助通气:如经上述治疗,PaO_2 仍低于 50mmHg 可给予 CPAP,压力 4~6cmH_2O,FiO_2 从 30% 开始,逐渐增加吸入氧浓度维持氧饱和度 87%~95%。多数早产儿和足月儿对 CPAP 治疗有效。观察临床疗效,进行血气分析检查,如果呼吸衰竭进一步发展,或出现频繁呼吸暂停,则应进行气管插管和机械通气。

(3)机械通气。机械通气是治疗呼吸衰竭的重要方法。指征:在应用 CPAP 过程中出现下述情况之一者:①反复呼吸暂停;②吸入氧浓度 > 60%,压力已达 7cmH_2O 时,PaO_2 ≤ 50mmHg,$PaCO_2$ > 70mmHg。开始多用常频机械通气,模式为 A/C(辅助/控制通气)或 PC(压力控制通气)模式,部分自主呼吸较好的患儿或肺部病变不严重的患儿,可用 SIMV(同步间歇正压通气)或 PS(压力支持通气)。

5. **特殊的呼吸支持** 对重症呼吸衰竭在常规呼吸支持无效的情况下,可以给予特殊的呼吸或生命支持技术

(1)高频通气:平均气道压较常频机械通气增加 1～2cmH$_2$O,可以改善氧合,对高碳酸血症效果更好,心输出量并未受到影响,可以减少气漏综合征的发生。指征为:①气漏综合征(肺间质性肺气肿、气胸);②严重的 V/Q 比例失调;③严重呼吸衰竭:PIP 接近 25～30H$_2$O;④PPHN 需要 iNO;⑤胎粪吸入综合征、肺发育不良等。

(2)一氧化氮(NO)吸入:可以选择性扩张肺血管,V/Q 改善,增加氧合。

(3)体外膜肺:作为体外生命支持技术可降低呼吸衰竭死亡率。适应证为:①原发疾病可以治愈的患儿;②体重 >2.0kg 和孕周 >34 周的新生儿。

6. **肺泡表面活性物质** 呼吸衰竭常导致肺泡表面活性物质的生成减少或灭活过快,也常合并急性呼吸窘迫综合征,给予表面活性物质治疗可以缓解病情。主张早期给予,剂量 200mg/kg,根据情况可重复 1～2 次。

7. **控制感染** 对于感染导致的呼吸衰竭应选择适当的抗生素治疗。气管插管时间较长者常合并呼吸机相关肺炎,根据细菌培养结果及药物敏感试验选择有效抗生素治疗。

二、新生儿急性肾衰竭

【概述】

新生儿急性肾衰竭(acute renal failure,ARF)是由各种原因引起的急性肾损伤而导致肾脏生理功能急剧下降甚至丧失,表现为少尿或无尿,水、电解质和酸碱平衡紊乱,血浆中经肾脏排泄的代谢产物(尿素、肌酐等)浓度升高的一种临床危重症。

【病因】

1. **肾前性** 是新生儿 ARF 最常见的病因,主要因各种病因

导致肾血流灌注不足,包括:窒息缺氧、呼吸衰竭、循环衰竭、低血压、严重脱水、严重感染、大量失血、低体温等。此外,使用大剂量血管收缩药物可使肾血管收缩,血流量降低。

2. **肾性** 包括原发性或继发性肾脏疾病,如严重缺氧缺血、感染、肾毒性药物引起的肾损伤、各种先天性肾脏发育异常、肾血管病变等。

3. **肾后性** 主要为泌尿系统梗阻引起。

【诊断】

1. **临床表现** ①少尿或无尿:所有新生儿应在出生 48 小时内排尿。大多数新生儿 ARF 有少尿或无尿,尿量 <1ml/kg 为少尿,<0.5ml/kg 为无尿,少尿持续时间不等,持续 3 天以上为危重症。②水潴留表现:体重增加,全身水肿,胸水,腹水,严重者出现肺水肿、心功能不全等。③氮质血症。④电解质酸碱平衡紊乱:高钾血症,代谢性酸中毒、低钠血症、低钙血症。⑤常有泌尿系统疾病家族史,羊水少,常与泌尿道梗阻或严重肾发育不良或不发育有关。

体格检查阳性发现:①腹部包块:提示膀胱过度充盈、多囊肾或肾积水。②Potter's 面容:合并肾发育不全。③脑脊髓膜膨出:合并神经源性膀胱。④肺发育不良:因尿量不足引起羊水过少,从而影响肺发育。⑤尿性腹水:见于后尿道瓣膜患儿。⑥Prune-belly 综合征:又称 Triad 综合征、Eagle-Barrett 综合征、杏梅腹(梅干腹)综合征,常指腹肌缺损、隐睾,常伴泌尿系统畸形。放置导尿管后如果即刻排大量尿液提示为阻塞性(如后尿道瓣膜)或神经源性膀胱。

2. **实验室检查** ①血清肌酐和尿素氮:尿素氮 > 15 ~ 20mg/kg 提示脱水或肾脏灌注不足;新生儿出生后第 1 天肌酐正常值 0.8 ~ 1.0mg/dl,生后第 3 天为 0.7 ~ 0.8mg/dl,生后 1 周应小于 0.6mg/dl。除了低出生体重儿(正常水平为 <1.6mg/dl),新生儿血清肌酐值超过上述水平提示存在肾脏疾病。②尿液检查:尿渗透压、尿钠、尿液/血浆肌酐比值,但如使用利尿剂,这些指标的意义有限。③血常规:如存在脓毒症或血栓形成,则表现血小板降低。④血清电解质:高钾血症、低钠血症、低钙血症。

⑤尿液分析:可有血尿(见于肾静脉血栓形成或 DIC)、脓尿(感染)。⑥血气分析:代谢性酸中毒。

3. **影像学检查** ①B 超:明确是否存在肾积水、输尿管扩张、腹部肿块、膀胱过度充盈或肾静脉血栓。②X 线:明确是否存在脊柱裂、骶骨缺如,可引起神经源性膀胱。

【治疗】

1. **一般治疗** 包括去除病因和对症治疗,密切监测血压、血清电解质、出入液体量、纠正低氧血症、休克、低体温并防治感染。

2. **纠正电解质紊乱** 密切监测血清电解质。积极治疗高钾血症,如血钾 >6mEq/L,给予治疗,①钙剂:10% 葡萄糖酸钙 1 ~2ml/kg,进行心电监护;②碳酸氢钠:1mEq/kg 在 5 ~10 分钟静脉给药;③葡萄糖和胰岛素:同时静脉注射正规胰岛素 0.05U/kg 和 10% 的葡萄糖 2ml/kg,然后持续输注 10% 的葡萄糖 2 ~4ml/(kg·h)和正规胰岛素(10U/100ml)1ml/(kg·h),胰岛素和葡萄糖比例为 1 ~2U 胰岛素:4g 葡萄糖,密切监测血糖。常因自由水过多发生低钠血症,在使用利尿剂和透析时需要密切监测。常同时发生高磷和低钙血症,可使用口服葡萄糖酸钙结合磷,降低血清磷水平。血清钙 <8mmol/L 时,静脉补充 10% 的葡萄糖酸钙 1ml/kg,随访离子钙水平。

3. **纠正酸中毒** pH <7.25 或血清碳酸氢盐 <15mmol/L 时,给予5% 碳酸氢钠纠正。

4. **控制液体量** 液体入量 = 不显性失水 + 前一日尿量 + 胃肠道失水量 + 引流量 – 内生水,不显性失水量早产儿 50 ~70ml/(kg·d),足月儿 30ml/(kg·d)。

5. **限制蛋白质摄入** <2g/(kg·d),提高足够的非蛋白热量。

6. **治疗原发病。**

7. **腹膜透析** 高钾血症不能控制或无尿时,如患儿原发疾病可治愈或待患儿年龄增长后可经肾移植进行治疗,在新生儿期最常使用的治疗方法为腹膜透析,也可使用血液透析,连续性静脉-静脉血液滤过。

三、新生儿心力衰竭

【概述】

新生儿心力衰竭(简称心衰)(heart failure of the newborn)又称泵衰竭或心功能不全,是由各种因素导致心排血量不能满足全身组织代谢所需的状态,是新生儿期常见的急症。其病因和临床表现与其他年龄小儿有所不同,并易与其他疾病混淆,因其病情变化急剧,如不及早处理,常可危及生命。

【病因】

1. 心血管系统疾病

(1)前负荷增加:多见于左向右分流的先天性心脏病如房间隔缺损、室间隔缺损、动脉导管未闭、二尖瓣或三尖瓣反流等。也可见于完全性房室通道、大动脉转位、完全性肺静脉异位引流等复杂先天性心脏病。

(2)后负荷增加:主动脉狭窄、主动脉瓣狭窄、肺动脉狭窄,

(3)心律失常:阵发性室上性心动过速、心房扑动、心房纤颤、完全性房室传导阻滞。

(4)心肌疾病:病毒性心肌炎、肥厚性心肌病、心内膜弹力纤维增生症。

2. 非心血管系统疾病

(1)低氧血症:新生儿呼吸窘迫综合征、肺出血、窒息、肺不张等引起低氧血症而导致的暂时性心肌缺血及心内膜、心肌乳头肌坏死导致的右房室瓣反流,因肺血管阻力增加,肺灌注量减少,故易发生心衰。

(2)代谢紊乱:如低血糖、低血钙。

(3)严重贫血:如 Rh 血型不合引起的严重溶血,或大量的胎盘输血或胎胎输血等。

(4)输血或输液过量或速度过快。

(5)感染:如新生儿肺炎、败血症等。

【诊断】

1. 临床表现

(1)循环系统改变:安静时心率持续 >160 次/分,晚期心衰

33

表现为心动过缓,心率 < 100 次/分。可出现舒张期奔马律,心力衰竭控制后消失。X 线或超声心动图诊断,表现为心脏扩大或肥厚。喂养困难和多汗。

(2)呼吸急促和呼吸困难:安静时呼吸频率 > 60 次/分,严重时可出现呻吟、吸凹、青紫、鼻翼扇动。由于肺泡腔内渗出和肺水肿,肺部可听到湿性或干性啰音。

(3)体循环淤血表现:肝脏右肋下 ≥3cm 或短期内进行性增大,是最早、最常见体征。水肿,表现为短期内体重明显增加,有时可表现为下肢或眼睑水肿。少尿,肾小球滤过率下降,可同时合并蛋白尿。

2. 辅助检查

(1)经皮脉搏血氧仪监测:低于 85% 为异常,最好同时测定导管前和导管后。

(2)高氧试验:可以区别右向左分流心脏病和肺部疾病。给予 100% 氧,测定动脉血气,与吸氧前比较,肺部疾病婴儿多数氧分压增加 20 ~ 30mmHg(或氧饱和度增加 >10%),氧分压不增加或变化较少提示右向左分流先天性心脏病。

(3)胸部 X 线:不同程度的心影增大和肺水肿。

(4)心电图:仅能明确是否存在心律失常。

(5)超声心动图:可明确是否存在先天性心脏病及肺动脉高压。

(6)动脉血气:提供酸碱平衡状态。

(7)血清电解质测定。

【鉴别诊断】

心衰发作与日龄的关系:

(1)生后立即或数小时内:此期内发生心衰的病因主要是由于心肌功能抑制,如严重缺血、缺氧导致心内膜下心肌乳头肌坏死,造成三尖瓣二尖瓣急性关闭不全,导致肺血管阻力升高,降低肺灌注,产生发绀和体循环淤血,发生心力衰竭。

(2)1 周内:结构异常中左心发育不全,主动脉狭或闭锁,大动脉转位(TGA),完全性肺静脉异常引流,重度肺动脉狭窄或闭锁。肺部疾病中,上气道阻塞,支气管肺发育不全,持续性肺高压。中枢神经系统疾病引起低通气、肾衰竭、高血压脑病、甲亢、肾上腺功能不全等。

(3)1 周~1 个月内:主动脉缩窄合并室间隔缺损(VSD)或动脉导管未闭(PDA)或左室流出道梗阻或永存动脉干(PTA)或TGA,单心室、房室通道,VSD。非阻塞性完全性肺静脉异位引导流;心肌病变,肺部疾病、肾脏疾病、甲状腺功能减退、肾上腺功能不全等。

(4)相关疾病的体征:心脏症状表现明显杂音、青紫不伴呼吸窘迫、心音异常等,多提示心脏结构异常可能;多发畸形提示可能存在先天性心脏病(如 VACTERL 或 CHARGE 关联征)或遗传代谢性疾病(如溶酶体疾病合并颜面部畸形、眼睛畸形、肝脾肿大和骨骼异常);患脑动静脉畸形的婴儿可表现:听诊血流杂音、惊厥、颅内出血或脑积水);苍白多提示灌注不良、窒息或严重贫血等。

【治疗】

1. 危重患者的即刻处理

(1)ABC:即保持呼吸道通畅(airway)、维持呼吸(breath)和血液循环(circulation)。

(2)高氧试验:自主呼吸良好者给予100% O_2 进行,除外先天性心脏病;呼吸窘迫者经 CPAP 给予 100% O_2;如果经 CPAP 给予100% O_2 仍存在青紫,或存在肺通气不足临床表现或实验室证据,气管插管机械通气,如果明确为先天性心脏病且没有呼吸功能不全症状可不予机械通气。

2. 治疗原发病 对能及时治疗的原发病进行治疗,并消除加重心衰的因素,如感染、心律失常等。复杂心脏畸形及时手术矫正;心律失常者给予抗心律失常药物。

3. 一般治疗

(1)护理:严密监控生命体征,保暖,心电监护;控制液量与输液速度,必要时给予镇静剂。

(2)供氧:心衰时均需要供氧,应注意温湿度。但主动脉闭锁、主动脉缩窄、大动脉转位等畸形时,保持动脉导管开放是维持生命所必需,此时给氧有不利因素,要慎重。在不能明确前,可同时给予前列腺素 50 ~ 100ng/(kg·min)维持动脉导管开放。

（3）维持水电解质酸碱平衡:纠正酸碱紊乱、低血钙、低血糖等,入液量一般按 80 ~ 100ml/(kg·d),亦可按正常需要量减少 1/4 ~ 1/3 给予。钠 2 ~ 3mmol/(kg·d),钾 1 ~ 3mmol/(kg·d)。最好依据测得电解质浓度决定补给量,宜 24 小时平均给予。有代谢性酸中毒者给予碳酸氢钠纠正,但应在保证通气状态良好情况下应用。

4. 血管活性药物应用

（1）多巴胺:剂量 3 ~ 5μg/(kg·min),小剂量有正性肌力和血管扩张作用;大剂量 >10μg/(kg·min),血管收缩,心率加快,心排出量反而降低,一般用小剂量。

（2）多巴酚丁胺:增强心肌收缩力及心排出量,对周围血管作用弱,剂量 5 ~ 10μg/(kg·min)。

（3）异丙基肾上腺素:适用于濒死状态伴心动过缓的心衰完全性房室传导阻滞伴心衰。剂量 0.1 ~ 0.2μg/(kg·min)。

（4）肾上腺素:治疗急性低心排出量心衰,多用于心肺转流术后低心排出量心衰或心搏骤停时应用。剂量 0.05 ~ 0.1μg/(kg·min),心搏骤停时剂量每次 0.1mg/kg。

5. 洋地黄制剂 地高辛为首选,可口服或静脉注射。紧急时先给首剂地高辛化量的 1/3 ~ 1/2,余量分 2 ~ 3 次,各间隔 4 ~ 8 小时给予。末次给药后 8 ~ 12 小时开始给维持量,剂量为化量的 1/4,分 2 次,每 12 小时 1 次。剂量见表1-6。全程维持量法适用于慢性心衰,即以地高辛维持量均分 2 次,每 12 小时 1 次,经过 5 ~ 7 天后,血清地高辛浓度和洋地黄化后再给维持量相似。用药期间需要监测血清地高辛浓度。

表1-6 新生儿地高辛剂量

矫正胎龄		地高辛化量（mg/kg）	
		静脉注射	口服
早产儿	≤29 周	0.015	0.02
	30 ~ 36 周	0.02	0.025
足月儿	37 ~ 48 周	0.03	0.04

注意点:①用药过程应密切观察患儿心衰是否改善,以确定疗效,并根据其变化随时调节剂量。②新生儿尤其是早产儿比年长儿易于引起洋地黄中毒,因此临床或心电图上发现任何洋地黄中毒的可疑征象均需用心电监护并暂时停药。其有效血清浓度婴儿为 2 ~ 3ng/ml,地高辛中毒时新生儿血药浓度大多 >4ng/ml,婴儿 > 3 ~ 4ng/ml。③电解质紊乱(低血钾、低血镁、低血钙),缺氧及肝、肾功能不全可增加洋地黄毒性作用,需予纠正。

新生儿心力衰竭的治疗以综合治疗为主,多数患儿通过一般治疗、限液、利尿、维持水电解质平衡和纠正酸中毒等可以纠正,尽量减少洋地黄类药物的应用。

6. 利尿剂 长期应用利尿剂的患者,宜选择氯噻嗪或双氢氯噻,加服螺内酯,前者利尿的同时失钾较多,后者有保钾作用,故二者合用较为合理。多与强心药同时应用。常用药物有:呋塞米每次 1mg/kg, q8 ~ 12h;双氢克尿噻 2 ~ 3mg/(kg·d),口服,分 2 ~ 3 次,螺内酯 1 ~ 3mg/(kg·d),口服,分 2 ~ 3 次。

四、新生儿脓毒症

【概述】

新生儿脓毒症是指因细菌、真菌或病毒感染引起的全身炎症反应综合征(systemic inflammatory response syndrome, SIRS)或(和)多器官功能衰竭(multiple system organ failure, MSOF)。新生儿早发型脓毒症(early-onset sepsis, EOS)发生于生后 0 ~ 7 天,发生率约 1/1000 ~ 4/1000 个活产儿,出生体重小于 1500g 的早产儿 EOS 发生率是正常出生体重新生儿的 10 倍。EOS 危险因素有:母亲产前(产时)发热、绒毛膜羊膜炎、胎膜早破(>18 小时)、早产和低出生体重。新生儿晚发型脓毒症(late-onset sepsis, LOS)定义为发生于出生后 8 ~ 90 天的感染,分两类:正常足月儿社区感染及早产儿在医院内发生的感染。后者为医院内感染,NICU 患儿发生 LOS 的危险因素包括:留置中心动静脉导管、机械通气、延迟肠道喂养、外科手术、早产儿并发症(动脉导管开放、坏死性小肠结肠炎、支气管肺发育不良等)。

引起 LOS 的细菌为 NICU 获得。

【病原学】

引起 EOS 常见的细菌:B 族链球菌(GBS)、革兰阴性肠杆菌属(包括大肠埃希菌,脆弱拟杆菌,肠杆菌科)、李斯特假单胞菌和柠檬酸细菌属。在正常足月儿发生的 LOS 多由 GBS、革兰阴性菌如大肠杆菌、肺炎克雷伯菌等引起,NICU 早产儿或住院新生儿医院内感染细菌包括革兰阴性菌(如大肠杆菌、肺炎克雷伯菌、铜绿假单胞菌等)、革兰阳性菌(如凝固酶阴性葡萄球菌、金黄色葡萄球菌、粪肠球菌)及真菌,近年来,革兰阳性菌和真菌感染有增多趋势。

【诊断】

1. **临床表现** EOS 可表现为无临床表现的菌血症、全身感染、肺炎、和(或)脑膜炎。呼吸窘迫是最常见的表现,严重感染患儿可发生持续肺动脉高压(PPHN)。其他非特异性体征包括激惹、嗜睡、体温不稳定、循环灌注差、低血压。严重者可出现感染性休克、DIC,表现瘀点、瘀斑。胃肠道表现有食欲缺乏、呕吐、肠梗阻。中枢神经系统感染可表现惊厥、呼吸暂停。LOS 临床表现多样,可有体温改变,足月儿常有发热,早产儿可表现体温不稳定或低体温。早期表现有嗜睡、呼吸暂停次数增加或出现严重呼吸暂停、喂养不耐受、和(或)对呼吸支持的需求增加,这些表现为非特异性,因此临床上应进行鉴别。

2. **辅助检查**

(1)血常规及分类:白细胞升高且以未成熟粒细胞为主,或白细胞降低($<5 \times 10^9$/L),中性粒细胞绝对计数 <1500。较严重的患儿可出现血小板减少。

(2)C 反应蛋白(CRP):炎症发生 6~8 小时可升高,炎症控制后迅速降低。

(3)血清降钙素原(PCT):细菌感染时升高,反应较 CRP 早,较 CRP 和血常规的敏感性及特异性高,使用有效抗生素治疗后很快下降。

(4)病原学检查:①血培养:在使用抗生素前进行。②脑脊液检查:临床高度怀疑脓毒症的患儿,如病情较稳定,应在使用抗生素前进行腰穿检查;如患儿临床情况不稳定,可先使用抗生素待患儿病情稳定后进行腰穿检查,或在培养及临床证实为败血症后进行腰穿检查。③其他无菌体腔液:新生儿常见尿路感染,可在严格无菌操作下进行导尿或进行耻骨上膀胱穿刺留取尿液进行细菌培养。④G 试验:即(1,3)-β-D-葡聚糖检测,可用于深部真菌感染和真菌血症的诊断,除接合菌和隐球菌外,多种侵袭性真菌感染都可能阳性,可用于血液、脑脊液的检测。⑤病毒检测:夏秋季应注意肠道病毒检测,冬春季节应检查气管内分泌物以明确有无呼吸道合胞病毒、副流感病毒等感染。

3. **其他** 可表现高血糖、代谢性酸中毒。

4. **胸片** 伴呼吸系统表现的患儿应进行胸部 X 线检查。

【治疗】

1. **抗生素** 新生儿 EOS 病原菌流行病学随年代变迁,国外发达国家选择青霉素和氨基糖苷类以覆盖引起 EOS 的革兰阳性和阴性菌,但发展中国家主要使用青霉素和第三代头孢菌素。晚发型感染则要根据不同地区和单位引起 LOS 的病原菌流行病学资料选择抗生素。待细菌培养和药物敏感试验结果再调整抗生素。

2. **对症支持治疗** 包括呼吸支持(吸氧、机械通气、使用肺表面活性物质)、循环支持(扩容和血管活性药物,PPHN 治疗)、纠正酸中毒、抗惊厥等。由于脓毒症常合并感染性休克,是导致死亡的重要因素,因此,需要积极治疗感染性休克。

3. **免疫调节** 临床上在严重感染时可使用单剂 IVIG,早产儿 750mg/kg,足月儿 1g/kg。

五、新生儿弥散性血管内凝血

【概述】

弥散性血管内凝血(disseminated intravascular coagulation, DIC)是由各种原因引起的以全身血管内凝血系统激活为特征的综合征,主要特征为大量微血栓形成、继发性广泛的出血。

【病因】

1. **感染** 包括细菌,病毒,真菌感染。严重感染时凝血因子和血小板大量消耗,引起微血栓形成,导致多脏器功能衰竭。

2. **缺氧缺血** DIC为新生儿缺氧缺血的严重并发症。胎儿期和分娩过程中,母亲及新生儿均处于高凝状态,血栓形成的风险增加。缺氧缺血时血管内皮细胞损伤、释放组织促凝血酶原激酶,酸中毒等,均可发生凝血功能紊乱。

3. **其他引起新生儿DIC的原因包括** 消化系统疾病,如NEC、各种原因引起的肝脏损害、血管畸形(血管瘤),血液系统疾病、肿瘤等。

表1-7 新生儿凝血功能正常范围

实验室检查	早产儿	足月儿	1~2月龄
血小板($\times 10^9$/L)	150~400	150~400	150~400
凝血酶原时间PT(S)	14~22	13~20	12~14
部分凝血活酶时间PTT(s)	35~55	30~45	25~35
纤维蛋白原(mg/dl)	150~300	150~300	150~300

【诊断】

1. **临床表现** 出血是主要临床表现,全身皮肤、穿刺部位、脐部残端、消化系统、泌尿系统、肺出血,少数发生内脏出血或颅内出血。因为广泛微血栓形成,出现微循环障碍,回心血量减少,心输出量降低,血压下降,导致休克,休克又可加重DIC。多脏器形成广泛微血栓,使器官缺血缺氧,功能障碍,临床上可出现肝功能、肾功能、呼吸功能衰竭。由于微血管内血栓形成,红细胞变形能力降低,受损破裂发生溶血,可见急性溶血表现,血红蛋白尿、黄疸、发热等。

2. 根据国际血栓与止血学会(International Society on Thrombosis and Haemostasis,ISTH)标准,在发生严重疾病的新生儿,如出现凝血功能障碍,伴迅速出现的血小板降低、器官灌注减少及损害、严重代谢性酸中毒、出血等,可满足DIC诊断标准。

3. **实验室检查指标**

(1)血小板:进行性血小板降低。

(2)凝血功能:凝血酶原时间(PT)及根据PT计算的国际标

准化比值(international normalized ratio,INR)可检测外源性凝血系统(如凝血因子Ⅶ、Ⅹ、Ⅱ功能),由于新生儿维生素 K 相对缺乏,在危重新生儿 PT 均表现明显异常,在危重新生儿 INR＞1.5可用于早期发现凝血酶升高及纤溶酶产生,敏感性为11%,特异性为95%。活化部分凝血酶原时间(APTT)反映内源性(接触激活)凝血系统及活化通路(如凝血因子Ⅻ、Ⅺ、Ⅸ、Ⅷ、Ⅹ、Ⅴ、Ⅱ、Ⅰ 等的活性),但不能反映因子Ⅶ、ⅩⅢ和 vW 因子活性,APTT 延长反映凝血功能损害及消耗性凝血功能障碍。

(3)纤维蛋白原:同时存在血小板降低,纤维蛋白原降低可提示 DIC。

(4)D-二聚体:D-二聚体升高提示止血和纤溶系统激活。在血栓形成、组织损伤及出生后均可出现 D-二聚体升高,但感染、缺氧等可激活凝血系统,也可引起 D-二聚体升高,因此 D-二聚体升高为非特异性,但其可用于排除血栓形成,具有较高的敏感性和特异性,D-二聚体正常可除外 DIC。

(5)蛋白 C:新生儿发生 DIC 时蛋白 C 水平降低,并可预测严重感染患儿的预后。

【治疗】

1. **原发疾病治疗**　新生儿 DIC 治疗的关键是去除引起 DIC 的病因,同时再纠正凝血功能障碍。但在已发生明显 DIC 的患儿,即使在原发疾病因素已控制后,DIC 仍然继续发生,此时需要进行特殊治疗。

2. **循环支持**　针对微循环障碍及休克进行治疗。

3. **新鲜冰冻血浆**(fresh-frozen plasma,FFP)　10ml/kg,提供凝血因子,维持正常 PT/INRs,维持纤维蛋白原≥1g/L。

4. **血小板**　输血小板维持血小板＞50×10^9/L。

5. 如出血持续存在,考虑连续输入血小板、红细胞、FFP。对纤维蛋白原降低的患儿使用冷沉淀物 10ml/kg。

6. **肝素**　新生儿 DIC 使用肝素抗凝治疗的效果很大程度上取决于血浆抗凝血酶水平,而在 DIC 发展过程中抗凝血酶很快被消耗;同时,由于新生儿使用肝素可增加出血的风险,因此在新生儿,肝素主要用于留置中心静脉导管预防血栓形成,或发生血栓时。仅在发生消耗性凝血功能障碍伴大血管血栓形成，不伴出血时可考虑使用，每小时 10 ~ 15 单位 U/kg 持续输入，同时给予血小板和 FFP，维持血小板计数 $> 50 \times 10^9$/L，FFP 可提供抗凝血酶，对肝素治疗具有协同作用。

7. **抗凝血酶** 脓毒症患儿抗凝血酶大量消耗，使用外源性抗凝血酶替代可增加抗凝血酶水平，有效纠正凝血功能障碍。目前不推荐在新生儿应用。

六、新生儿休克的诊断和治疗

【概述】

休克是因各种危重症导致全身有效循环血容量明显减少，组织器官灌注不足，细胞代谢及功能紊乱，器官功能障碍的病理生理过程，最终导致多器官功能障碍综合征(multiple organ dysfunction syndrome，MODS)。

【病因】

1. **外周血管调节功能异常** 因新生儿出生后早期内皮细胞一氧化氮(NO)产生增加或调节障碍，神经血管调节未成熟，促炎症介质引起血管扩张。

2. **低血容量** 以下原因可引起液体丢失和低血容量，包括：前置胎盘，胎盘早剥，胎-母输血，胎-胎输血，颅内出血，大量肺出血，DIC 或其他凝血功能障碍，毛细血管渗漏综合征。细胞外液丢失过多，如不显性失水增加，使用利尿剂不当，常见于超低出生体重早产儿。

3. **心功能不全** 严重围产期窒息引起心肌收缩功能降低、乳头肌功能不全、三尖瓣反流等引起心输出量降低，心肌功能不全可继发于细菌或病毒感染、代谢紊乱，糖尿病母亲可引起患儿心肌肥厚。此外，很多先天性心脏畸形可导致血液流出道梗阻，心输出量减少。

4. **感染** 引起感染性休克，主要有革兰阴性菌感染引起，但也见于革兰阳性菌、真菌和病毒感染。

5. **神经源性休克** 见于严重脑损伤，如大量颅内出血、重度缺氧缺血性脑病等。

【诊断】

1. **临床表现** 新生儿休克临床表现按出现时间顺序依次表现:①皮肤颜色苍白或青灰;②肢端发凉;③皮肤毛细血管再充盈时间延长,足跟部 >5 秒,前臂 >3 秒;④股动脉搏动减弱;⑤心率变化, >160 次/分,或 <100 次/分,心音低钝;⑥反应低下,嗜睡,或先激惹后抑制,肌张力降低;⑦呼吸增快,安静时 >40 次/分,三凹征,肺部可闻及啰音;⑧硬肿;⑨血压下降,脉压变小;⑩尿量减少,每小时 <1ml/kg,持续 8 小时提示肾小球滤过率降低,肾小管受损。前 5 项为早期轻症患儿表现,血压下降则为晚期表现。

2. **辅助检查**

(1)实验室检查:包括血常规、C 反应蛋白、血气分析、血清电解质、肝肾功能、凝血功能、血糖。感染患儿进行血培养,病情稳定后进行腰穿脑脊液检查。

(2)胸片:明确有无肺部疾病,心脏增大。

(3)心脏超声:心源性休克时,应进行检查以明确是否存在心脏疾病。

【治疗】

1. **扩容** 诊断明确即刻开始治疗,并监测中心静脉压。扩容通常使用生理盐水,足月儿和晚期早产儿可积极进行液体复苏,使用生理盐水 20~40ml/kg,如临床表现无改善,可适当增加扩容量,维持中心静脉压(central venous pressure,CVP)5~8mmHg,以提高心输出量,但扩容量不宜超过 60ml/kg;需要注意 CVP 受某些非心源性因素如机械通气压力及心脏因素(如三尖瓣功能)等影响。对急性失血性休克,在使用生理盐水扩容后,如血细胞比容 <0.3,可给予输血。对心功能不全的患儿,扩容量不宜过多,速度宜减慢。在极低和超低出生体重早产儿需要注意大量液体复苏可能与脑室内出血及发生支气管肺发育不良有关,扩容时给予生理盐水 10~20ml/kg 在 30~60 分钟输注,如需进一步治疗,可考虑使用血管活性药物。

2. **纠正代谢紊乱** 如低氧、酸中毒、低血糖、低血钙等,在循环衰竭及使用大量液体扩容后常发生低钙血症,应纠正,如离子钙降低,可使用10%葡萄糖酸钙1ml/kg缓慢静脉输入。休克时,酸中毒常为乳酸酸中毒、酮症酸中毒,使用碱性药物如碳酸氢钠治疗效果有限;改善有效循环血容量及微循环、纠正缺氧、保证营养供给等有助于纠正酸中毒。

3. 正性肌力药物

(1)拟交感神经兴奋剂:快速起效,半衰期短,剂量可控制。

A. 多巴胺:低剂量[$0.5 \sim 2\mu g/(kg \cdot min)$]时可增加肾脏、肠系膜动脉、冠状动脉血流,对心输出量无明显影响。中等剂量[$2 \sim 6\mu g/(kg \cdot min)$]具有正性肌力作用,高剂量[$6 \sim 10\mu g/(kg \cdot min)$]时可兴奋α1和α2肾上腺素能受体,收缩血管,使外周血管阻力增加,使静脉回流量增加。在大多数非窒息的新生儿中,低血压的原因主要为体循环血管阻力降低引起,因此,多巴胺为首先药物。

B. 多巴酚丁胺:具有选择性心脏正性肌力作用,剂量[$5 \sim 15\mu g/(kg \cdot min)$]可增加心输出量,对心率影响较小。

C. 肾上腺素:通过兴奋β和α受体增加心肌收缩力和外周血管阻力,在新生儿不是首先药物,但在多巴胺治疗无反应的患儿可使用。在较长时间使用高剂量多巴胺的患儿,去甲肾上腺素储备容易耗竭,因此,肾上腺素可为有效的辅助治疗药物。

(2)米力农:为磷酸二酯酶抑制剂,可通过提高心肌细胞内cAMP水平,增加心脏收缩能力,其改善心脏舒张功能的效果较多巴酚丁胺好。该药物尚可通过提高血管平滑肌细胞内cAMP水平从而降低肺血管和外周血管阻力。负荷剂量$75\mu g/kg$静脉输注60分钟,维持量[$0.5 \sim 0.75\mu g/(kg \cdot min)$]。胎龄<30周早产儿,负荷剂量$0.75\mu g/(kg \cdot min)$静脉输注3小时,维持量$0.2\mu kg/(kg \cdot min)$。

4. 呼吸支持 患儿常出现呼吸暂停或呼吸衰竭,机械通气可改善氧合和通气,减少呼吸做功,严重肺炎患儿可使用肺表面活性物质,应维持正常或接近正常的pH值和氧饱和度>90%,以改善心脏收缩功能和组织氧合,从而降低发生多器官功能衰竭和持续肺动脉高压(PPHN)的风险,PPHN 的患儿可使用 NO 吸入治疗。如经过上述治疗无好转,如无禁忌证,在体重大于 2kg 的患儿可考虑体外膜肺(ECMO)治疗。

5. **皮质类固醇** 在超低出生体重早产儿,使用扩容和升压药物无效时可考虑使用。氢化可的松可通过多种机制稳定血压,在较长时间使用拟交感神经药物的患儿,心血管系统肾上腺素能受体表达下调,氢化可的松可诱导肾上腺素能受体表达,同时可抑制儿茶酚胺代谢。并且,超低出生体重早产儿常存在肾上腺功能不全。用药后 2 小时可起作用。剂量为 1mg/kg,如有效,可 12 小时重复使用,应用 2~3 天。在脓毒症患儿,可使用较高剂量,但如果使用较晚,因全身炎症反应已发生,则效果不肯定。

6. **营养支持** 感染时能量需求增加,如供给不足可引起分解代谢。

7. **其他** 避免低体温和低血糖。如不存在窒息、缺氧缺血,应进行保暖维持体温,给予 10% 的葡萄糖 4~6mg/(kg·min),密切监测血糖并维持在正常水平。通过输新鲜冰冻血浆和红细胞纠正凝血功能障碍和贫血(血红蛋白≤10g/dl 时)

【小结】

1. 新生儿外科危重症易引起器官功能衰竭,是导致死亡的重要原因。围术期应密切监测各器官系统功能。

2. 新生儿呼吸衰竭可根据病情严重程度选择无创或有创机械通气,严重患儿可考虑使用高频通气、肺表面活性物质、NO 吸入、ECMO 等治疗方法。

3. 肾前性因素是导致新生儿急性肾衰竭最重要的原因,治疗原则包括去除病因和对症治疗,密切监测血压、血清电解质、出入液体量,给予呼吸循环支持,必要时进行腹膜透析或血液透析。

4. 新生儿心力衰竭病情变化迅速,应早期发现并进行治疗。治疗原则包括寻找病因,吸氧、呼吸支持、使用洋地黄制剂、利尿剂及血管活性药物等。

5. 新生儿外科危重症易并发感染,严重感染是导致新生儿死亡的重要原因,首先需要注意感染预防,一旦发生感染需要早期进行诊治,避免发生感染性休克及 DIC。

6. 感染、严重缺氧缺血、血管肿瘤等是导致新生儿弥散性血管内凝血(DIC)的主要原因,应密切监测,处理原则包括治疗原发疾病、循环支持、使用新鲜冰冻血浆、血小板、合理使用肝素。

7. 低血容量、心功能不全、感染是导致新生儿休克的重要原因,应早期进行诊治。治疗原则包括扩容、使用正性肌力药物、呼吸支持、纠正代谢紊乱等,必要时使用皮质类固醇。治疗原发病。

参 考 文 献

1. 邵肖梅,叶鸿瑁,丘小汕. 新生儿感染性疾病. 实用新生儿学. 第 4 版. 北京:人民卫生出版社:340-346

2. Dempsey EM,Barrington KJ. Evaluation and treatment of hypotension in the preterm infant. Clin Perinatol,2009,36:75-85

3. Polin RA, Carlo WA, Committee on Fetus and Newborn. Surfactant replacement therapy for preterm and term neonates with respiratory distress. Pedaitrics,2014,3(2):2249-4847

4. Momtaz HE,Sabzehei MK,Rasuli B. The main etiologies of acute kidney injury in the newborns hospitalized in the neonatal intensive care unit. J Clin Neonatol,2014,3(2):99-102

5. Ivanov D,Nicolai S,Yiri P,et al. The specific characteristics of DIC syndrome vary with different clinical settings in the newborn. J Matern Fetal Neonatal Med,2014,27(11):1088-1092

6. Wynn JL, Wong HR. Pathophysiology and treatment of septic shock in neonates. Clin Perinatol,2010,37(2):439-479

7. Gardner SL, Carter BS, Hines M, et al. Merenstein & Gardner's Handbook of Neonatal Intensive Care. 8th ed. Netherlands,ELSEVIER,2010, 571-576

(曹 云 程国强)

第八节 新生儿期肿瘤

【概述】

新生儿期肿瘤往往是良性的,恶性少见,它们约占所有儿童肿瘤的2%。在美国,新生儿恶性肿瘤的发病率是1:27 000活产儿。因为很多因素如药物的吸收、代谢、分布和消除均与年龄和生理成熟度密切相关,使得新生儿肿瘤的治疗略显棘手。另外,由于新生儿肿瘤的生物学行为的特殊性,使得同样一种肿瘤,会呈现与年长儿截然不同的特点,如新生儿期良性的骶尾部畸胎瘤如果不治疗会恶变。一些组织学上为恶性的肿瘤如纤维肉瘤,却会表现为良性的行为。还有,如神经母细胞瘤,有一个不可预知的过程,一些自发性消退,而另外一些肿瘤进展致死。

【病因】

许多新生儿恶性肿瘤为遗传性或源于新的突变,这些肿瘤的病因为多因素,包括遗传和环境的因素。遗传决定的综合征和染色体结构异常会导致恶性肿瘤的危险度增加。这些包括单基因恶性肿瘤相关综合征和家族相关的肿瘤,特殊的染色体结构异常相关的肿瘤如视网膜母细胞瘤(13q)和肾母细胞瘤(11p)。有Denys-Drash综合征的患儿,往往有11p13基因的突变和 *WT1* 基因的突变,这些患儿通常会患肾母细胞瘤,特殊的点突变位点是WT1基因外显子9。其他染色体结构异常导致肿瘤的例子为Down's Syndrome的孩子易患白血病。Li-Fraumeni综合征患儿(p53突变),其肝母细胞瘤和横纹肌肉瘤的风险增高。这些特殊的遗传缺陷在年长儿童的肿瘤患者中很少见到。另外,胚胎时期的发育障碍或异常也被认为是新生儿期发生肿瘤的重要原因。如后肾胚基发育迟缓所造成的肾源性剩余与肾母细胞瘤发生相关,胚胎肾上腺髓质发育异常与神经母细胞瘤发生相关。

【诊断】

1. **临床表现** 近50%发生于新生儿的肿瘤在生后即被发

现,另外的 20%~29% 在生后一周被发现。畸胎瘤和神经母细胞瘤占了 2/3,最常见的体征是可触及的肿块,非特异性的症状如易激惹、嗜睡、生长落后和喂养困难等提示有隐匿的肿瘤存在的可能。瘀斑和血液系统异常提示骨髓的广泛浸润(如神经母细胞瘤、白血病)。

先天畸形和新生儿肿瘤相关,约占新生儿肿瘤的 15%,如染色体缺失、特殊染色体 21 三体,18 三体,13 三体。Down's Syndrome 的新生儿罹患白血病、后腹膜畸胎瘤的几率增高,而畸胎瘤常合并的畸形包括泄殖腔畸形、肢体发育不良和脊柱裂。

2. **实验室检查** 有肿瘤骨髓浸润的患儿会出现血常规中三系的下降。神经母细胞瘤的患儿会有血清中 NSE(神经特异化烯醇酶),SF(血清铁蛋白)的升高和 24 小时尿中 VMA 的升高,肝母细胞瘤患儿会有超出生理指标的 AFP(甲胎蛋白)的异常升高。

骨髓穿刺检查可以了解肿瘤有无骨髓转移。

细胞遗传学在诊断、危险度分级、监测等方面意义重大,例如 N-myc 扩增是一个特殊的分子标志,一些进展型的预后差的神经母细胞瘤有 N-myc 扩增。

3. **影像学检查** 影像学检查的选择依据肿瘤的可能类型,肿瘤的解剖部位和鉴别诊断而定。产前 B 超对于鉴别巨大的骶尾部畸胎瘤和颈部畸胎瘤是否可以通过阴道分娩、有无子宫内死亡和产后并发症的评估非常有用。B 超可以检测胎儿肾上腺和胸腔的肿块,提供关于肿块的特性和起源的信息。胎儿 MRI 更好的描绘特殊的解剖结构和肿瘤的范围。增强 CT 可以提供清晰的产后肿瘤的图像(尽管对于椎管内侵犯的肿瘤评估具有局限性)。MRI 主要用于产后肿瘤侵犯中枢 NS 或椎管时,同时也可以显示术前血管解剖和邻近血管。尽管在新生儿期应用 PET 可提供的信息有限,有数据表明它对选择性的肿瘤患者的治疗可以提供参考。

【鉴别诊断】

根据临床表现,影像学检查和实验室检查进行新生儿肿瘤的鉴别诊断,有时候需要与遗传代谢性疾病和感染性疾病相鉴别。在诊断有困难的时候,需要进行肿瘤的活检。

【治疗】

1. **手术** 手术切除是大多数新生儿实体瘤综合治疗的最重要的方式。手术的时间和策略的选择要考虑新生儿的生理、代谢的状况,特别是在输血、输液和长时间暴露操作时,要避免低血糖和低体温的发生。

手术对以后生长和发育的影响深远,特别是在大范围切除或切除那些正常的组织和器官以后。在一些患者中,尽管是恰当的手术处理也会影响胃肠道/膀胱的功能、行走或以后的生育功能,给患儿今后的生活带来生理上和心理上的影响。例如,处理鞘内肿瘤时切除许多椎体节段会导致儿童时期一定程度的脊柱侧弯。在不影响生存的情况下,尽可能地保持结构和功能是现代手术和综合治疗策略的重大原则。如对一些初发不能切除的肿瘤(如Ⅲ期的神经母细胞瘤),先应用几个疗程的术前化疗非常有用,这样有助于今后完全切除肿瘤和保存重要的结构,从而改善预后和提高生活质量。

2. **化疗** 大量的药代动力学资料表明新生儿对化疗更容易出现严重的并发症。新生儿药物的相互作用、代谢、清除和毒性都不甚清楚。研究表明,VCR 的神经毒性,更生霉素的肝毒性,顺铂的耳毒性更易在婴幼儿中发生。NWTS 已将更生霉素、长春新碱和阿霉素剂量减少了 50%,因为发现小于 1 岁的婴幼儿会发生非常严重的骨髓抑制。而且,减少剂量并不影响治疗的效果。

3. **放疗** 因为许多儿童时期的恶性肿瘤对放疗敏感,放疗在处理高分期肿瘤时有重要作用。由于新生儿的数据缺乏,一些治疗参数,如剂量是从年长儿上推测而得到。由于婴儿正处于器官和组织的生长阶段,放疗会对今后的生长发育产生较大的影响。放疗敏感性和对中枢神经系统、骨骼生长,内脏器官的影响与患儿的年龄和放疗剂量有关。

对于小于 2 岁的儿童的研究表明,放疗最明显的晚期副作用是生长干扰和肌肉骨骼异常。约85%的患者有骨和软组织畸形,这个问题尤其在接受胸腔和脊柱放疗的患儿中常见,其他也有作者报道放疗远期明显的毒副作用,包括脊柱侧弯,严重的骨骼变形和生理发育延迟。那些接受颅脑脊髓照射的白血病患儿有显著的认知落后,学习障碍和智力障碍。对于年长儿,源于新生儿期放疗的副作用有乳腺不发育,主动脉弓不发育和二次恶性肿瘤。

4. **随访等待** 对于位于肾上腺区的囊性肿块,往往以肾上腺血肿或囊性神经母细胞瘤为多见。如果肿块为囊性,直径小于5cm或囊实性,实性成分直径小于3cm,建议在新生儿期采取随访观察的方式,因为有大部分的患儿肿块会缩小,消失。对于不符合上述肿块大小的条件或持续增大的患儿,考虑积极干预。对于新生儿的卵巢的囊性肿块,由于受到体内激素水平的影响,这些囊肿往往为一过性存在,随着年龄增大和体内激素的代谢,囊肿会逐渐变小消失。因此,对于卵巢单纯性囊肿直径小于5cm,无临床症状的新生儿,建议随访观察。如囊肿持续存在或增大或囊肿成分复杂,可考虑手术干预。手术方式可考虑腹腔镜探查。

【小结】

1. 新生儿肿瘤比较少见,且往往为良性。

2. 临床特征以触及包块或产前检查发现为多见。有一部分的患儿伴有先天畸形和染色体的异常。

3. 产前检查水平的提高增加了新生儿肿瘤的发生率,并可以指导分娩方式,提供产前评估,避免肿瘤破溃和肿瘤造成的相关并发症。

4. 完善的实验室检查和影像学检查是进行诊断和评估的重要手段。

5. 手术切除是重要的手术方式,部分患儿可以随访等待。

6. 综合治疗需要考虑新生儿的生理特征,药物代谢特点和治疗对今后生长发育的影响。

附:新生儿期肿瘤诊治流程图

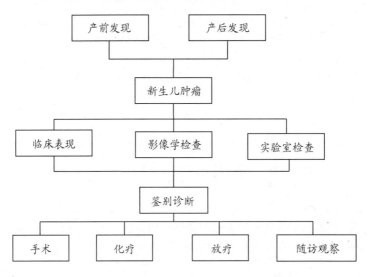

参考文献

1. O'Neill KA,et al. Infant birthweight and risk of childhood cancer:international population-based case control studies of 40 000 cases. Int J Epidemiol,2015,44(1):153-168

2. Cho JY, Lee YH. Fetal tumors:prenatal ultrasonographic findings and clinical characteristics. Ultrasonography,2014,33(4):240-251

3. Triunfo S,Scambia G. Cancer in pregnancy:diagnosis,treatment and neonatal outcome. Minerva Ginecol,2014,66(3):325-334

4. Sinha S,Kumar SY,D. V. P. Neonatal sacrococcygeal teratoma:our experience with 10 cases. J Neonatal Surg,2013,2(1):4

5. Powis M. Neonatal renal tumours. Early Hum Dev, 2010, 86 (10): 607-612

6. Parodi S,et al. Risk of neuroblastoma,maternal characteristics and perinatal exposures:the SETIL study. Cancer Epidemiol, 2014, 38 (6): 686-694

7. Orbach D,et al. Neonatal cancer. Lancet Oncol,2013,14(13):e609-e620

8. Triunfo S,Scambia G. Cancer in pregnancy:diagnosis,treatment and neo-

natal outcome. Minerva Ginecol,2014,66(3):325-334

9. Nam SH,et al. Neonatal neuroblastoma needs the aggressive treatment?
   World J Surg,2012,36(9):2102-2107

10. Fisher JP,Tweddle DA. Neonatal neuroblastoma. Semin Fetal Neonatal
    Med,2012,17(4):207-215

11. Bhatnagar SN. An audit of malignant solid tumors in infants and neo-
    nates. J Neonatal Surg,2012,1(1):5

（李　凯）

第九节　新生儿外科护理基本原则

护理围术期新生儿需要照护人员具有专业护理知识和技能,包括新生儿基础护理知识和外科相关护理知识,才能做好病情观察,及时发现并解决复杂的内外科相关并发症问题。

一、保暖

(1)入院后评估体温,有无新生儿硬肿症,及时复温。

(2)低体温者以暖箱保暖,监测箱温和(或)肤温,使外科手术患儿控制核心体温在36.7~37.3℃。暖箱温度应根据患儿的年龄及体重调节,详见表1-9。

表1-9　暖箱温度调节

出生体重(g)	0~24h(℃)	2~3d(℃)	4~7d(℃)	8d或以上(℃)
<1500	34~36	33~35	33~34	32~33
1500~2000	33~34	33	32~33	32
2001~2500	33	32~33	32	32
>2500	32~33	32	31~32	30~31
湿度(%)	60~80	50~60	50	50

(3)如需要较多操作,有条件者,可用远红外床保暖。但远红外床会增加新生儿水分丢失,不适合非常小的早产儿和腹壁/神经管缺损的患儿。

(4)医务人员如需检查护理患儿做好手卫生并温暖后再接触患儿。

(5)给患儿戴帽子、穿袜子、以塑料膜保护脏器外露部位。

(6)每隔 4 小时测量患儿体温一次。

二、呼吸道问题

(1)新生儿取低斜坡位(床头摇高 15° ~ 30°),有利于促进呼吸通畅和摄氧量,降低反流和误吸的风险。

(2)低流量吸氧有助于维持氧分压,预防缺氧的发生。

(3)保持室内空气流通,控制探视人员,预防患儿呼吸道交叉感染。

三、胃肠减压

(1)需妥善固定胃肠减压装置,防止变换体位时加重对咽部的刺激。

(2)保持胃肠减压的通畅,维持有效负压,胃肠减压期间如出现呕吐疑似胃管引流不畅,需要抽吸胃管。

(3)观察引流物的颜色、性质、量,如黄绿色提示梗阻,咖啡色提示消化道出血,白色提示胃肠道功能恢复,并记录。

四、保护暴露的内脏器官

(1)腹裂:出生后立即用无菌透明塑料薄膜或硅胶袋完整的保护外露肠管,减少体液和热量的丧失,且方便观察。分期修复法:silo 术后,一般将 silo 袋垂直固定在暖箱上方,以免 silo 袋倒伏压迫肠系膜血管,造成肠道血供障碍;同时还要每隔15 ~ 30 分钟往 silo 袋内注入温盐水保湿。需密切观察和记录 silo 袋内容物的颜色、是否从袋内滑出、有无液体渗漏及腹压增大造成呼吸问题,注意保护 silo 袋周围的皮肤等。

（2）巨型脐膨出：始终保持膨出部位于中位线，保湿以防囊膜开裂。一旦足够的上皮形成，温和地向腹部加压以提高腹腔的容量，为随后脏器回纳、腹壁缺损修补术做准备。如皮肤已经完全覆盖，当腹腔容量小，尚不具备回纳修补的条件，患儿可出院观察，此时，应该嘱咐家长对患儿腹部加压包扎，扩大腹腔容量，为进一步治疗做准备。

（3）开放的神经管缺损：术前让患儿俯卧位，使用无黏性敷料覆盖暴露的神经管，需要在无菌技术下定期更换伤口敷料。术后俯卧位要特别注意采取适当的体位保护患儿的髋部和足部。如术后脑脊液漏，愈合的时间需 3～4 周，此时的护理重点是保持伤口周围清洁、定时更换敷料，避免污染而发生中枢感染。

五、造口

新生儿造口并发症的发生率高于成人，术后早期需要密切观察造口肠管的颜色（发黑或发紫），以判断有无发生肠坏死。早期使用透明儿童造口袋，便于观察肠管颜色和排气排便。

六、皮肤和伤口护理

（1）采用有效的伤口评估流程进行伤口皮肤问题评估、诊断和管理。

（2）使用合适的清洗溶液冲洗伤口，如生理盐水或无菌注射用水。

（3）使用合适的敷料：隔离细菌，无黏性，吸收渗出促进伤口愈合。

（4）减少使用肥皂沐浴的次数，沐浴后加用皮肤润滑剂。

（5）获得专业意见：造口治疗师和整形医生的建议。

（6）应选用棉质衣物，衣着柔软、宽大、舒适。及时更换尿布，患儿排便后应及时清洁肛周皮肤，拍干后使用护臀霜，避免患儿发生红臀。已发生红臀者,可以使用造口护肤粉配合皮肤保护膜使用。臀部湿疹者,可用达克宁散或复方康纳乐霜外用。

七、疼痛管理

绝大部分新生儿手术后需要应用药物才能缓解疼痛。方法有口服/肛塞扑热息痛、静脉注射扑热息痛和静脉注射吗啡。口服/肛塞扑热息痛经常不能满足手术疼痛控制的需要,而静脉注射硫酸吗啡虽然可以缓解严重的术后疼痛,但因存在呼吸抑制、肠蠕动恢复减慢等潜在副作用而临床应用有限。局部阻滞麻醉,如伤口局部浸润麻醉,可以减少全身麻醉剂的用量。由于硬膜外麻醉、骶管麻醉能有效缓解手术疼痛,尤其是直肠肛门手术,该技术被推广应用到无痛治疗领域。通过 B 超引导放置硬膜外导管,单剂量给药或持续给药镇痛,该导管可以留置 72 小时。

新生儿非药物性干预措施包括非营养性吸吮、袋鼠式护理、鸟巢护理和襁褓包裹。口服糖水也有安慰作用。

八、发展性照顾

早产儿发展性照顾的远期效果目前已被证实。手术新生儿同样面临巨大挑战。应尽量减少对新生儿的不良刺激,治疗和护理尽量集中进行。室内光线不宜过强,避免光线直射患儿,入暖箱患儿可加盖暖箱遮光毯,小床可以支遮光帐篷。将患儿置于"鸟巢"中,保持患儿中枕位和四肢屈曲的状态,促进手口协调动作和目光追随活动物体能力的发展。

九、预防感染

新生儿抵抗力特别低下,易发生院内感染,应加强消毒隔离,最好将患儿安置于新生儿病室,集中护理。

(1)加强患儿脐部护理,每日 1 次。

(2)加强患儿口腔护理,观察、预防鹅口疮。

(3)按规定消毒、更换暖箱。

（4）患儿用物应专人专用，奶具、用具应定时消毒，护理人员在接触患儿前后应注意手卫生。

（5）保持室内外空气流通，每日室内空气消毒 1 次，每日地面消毒 1 次。

（6）应严格限制探视人员，严禁感染、腹泻者入室工作。

十、父母支持

胎儿分娩后就被送入外科或 NICU 进行治疗，父母往往承受了巨大的精神压力。尽管一些父母在产前检查时就被告知胎儿存在外科问题，可是当患儿被告知病危并需接受种种检查、手术治疗，他们仍然会出现紧张、焦虑、抑郁等心理问题。对新生儿外科患者护理的同时应包含对其父母的情感支持和信息支持。应提供机会给父母，让他们尽早与外科医生、麻醉医生、护理人员交流诊疗护理信息。一旦新生儿病情允许，父母应被鼓励参与患儿照护，开展以家庭为中心的护理模式，如亲子皮肤接触、袋鼠式照护、沐浴、喂养等，以帮助建立密切的亲子关系。临床心理支持团队介入新生儿外科对父母和医护人员而言都是很重要的。

附：新生儿灌肠

一、目的

1. 帮助患儿排便，清除结肠内积存的粪便、粪块，解除肠梗阻，减轻腹胀。

2. 缓解患儿肠道张力，改善血液循环，促进肠道炎性反应的恢复，使扩张肠管缩小，为手术创造条件。

3. 手术前肠道准备。

二、评估

首先了解患儿的年龄、身体状况、排便情况、腹胀情况；如为巨结肠患儿，应知晓其狭窄段的位置、长度及狭窄程度；了解此次灌肠的目的，是缓解腹胀还是术前准备；对患儿及家长解释灌肠目的、取得家长的理解、签署知情同意书。

三、用物准备

石蜡油、一次性肛管(18~24号)或胃管、灌肠器、生理盐水(38~41℃)、手套、治疗巾、便盆、卫生纸、温度计。

四、操作步骤

1. 把灌肠室温度调到25~28℃,治疗室内准备好用物合理放置。灌肠液为生理盐水,禁用清水灌肠,水温控制在在38~41℃,灌入总量每次<100ml/kg。依据患儿年龄选择适宜粗细的肛管。

2. 双人操作,洗手、戴口罩和手套。核对患儿,使患儿呈截石位,充分暴露肛门,寒冷季节注意为患儿保暖。注意替患儿遮挡。

3. 首次插入肛管由责任医生完成,并事先与护士沟通患儿病情及灌肠目的。插管动作应轻柔,切勿强行插入。操作者双人配合,立于患儿右侧,置便盆于合适处。第一人用石蜡油润滑肛管前端及右手小指,左手轻轻分开肛门,右手小指探查肛门。之后,右手持肛管,缓缓插入肛门,经过狭窄段后,第二人连接灌肠器注入生理盐水进行灌肠。肛管通过狭窄段后,灌洗时注入生理盐水应无阻力。

4. 根据患儿年龄、病情,每次注入生理盐水50~100ml不等,然后断开肛管与灌肠器连接部,让粪便经肛管自然流出。肛管排出粪水的同时,第一操作者可顺肠蠕动方向按摩患儿腹部,帮助粪便排出。第二操作者应反复灌入生理盐水,然后断开肛管与灌肠器连接部,让粪便从肛管自然流出,使患儿腹部由膨胀变软,排出陈旧的粪便。灌肠过程中,注意评估患儿面色、呼吸情况及每次灌入量和排出量是否相等,或出大于入。

5. 若灌肠液注入受阻,或流出不畅,应调整肛管位置。若仍受阻,应拔管检查肛管是否被粪块堵塞,是否打折等。

6. 灌肠毕,为患儿擦净臀部,穿好衣裤。治疗后应及时为患儿更换湿衣物,预防感冒。处理用物,脱手套,洗手。

五、注意事项

1. 灌肠术为侵入性操作,需与家长签署知情同意书后方可执行操作。

2. 注意灌洗液出入量应基本一致,或出大于入。

3. 反复灌肠插管易刺激黏膜充血,甚至出血和穿孔,灌肠时应注意动作轻柔,尤其是新生儿及合并结肠炎者,每次插管前应充分润滑肛管。遇到阻力,不可强行插入,出现气腹症状立即通知医生。

4. 灌肠中若患儿哭吵剧烈,应及时安抚患儿,分散其注意力,以降低其腹内压,观察患儿面色、脉搏、呼吸等。如发现灌洗液中有血性液体,应立即停止操作,查找原因,警惕患儿发生肠穿孔,并报告医生。

5. 结肠内有粪石,灌肠后不能排出或排出不完全者,应注入食用橄榄油保留灌肠,帮助软化粪便。

6. 合并肠炎者,灌肠后可遵医嘱注入甲硝唑等保留灌肠。

7. 钡剂灌肠检查 24 小时随访后,应立即灌肠将肠腔内钡剂灌出,以免形成钡石造成以后灌肠困难。

8. 注意加强患儿保暖,避免患儿呼吸道感染的发生。

9. 手术前灌肠,灌洗要求做到彻底清洁。

【小结】

1. 护理人员不仅在新生儿围术期,而且在延伸期的后续治疗护理过程中,面临着巨大挑战。

2. 护理技术支持、信息提供、以家庭为中心的服务及随访,体现出专科的价值。

3. 专科发展的方向有围术期监护、造口护理、伤口护理、临床营养管理、肠道管理等。

4. 提升护理人员素养与理念,精细化护理,才能更好地促进患儿的康复,提高家庭的生活质量。

参 考 文 献

1. Kelly A,Liddell M,Davis C. The nursing care of the surgical neonate. Semin Pediatric Surgery,2008,17(4):290-296

2. Edwin S,Johnson M. Nursing care of surgical neonate. Nursing Journal

India,2008,99（2）:38-40

3. Razmus IS. Assessment and management of children with abdominal wall defects. Journal of Wound Ostomy Continence Nursing,2011,38（1）:22-26

4. Britto CD,Rao Pn S,Nesargi S,et al. Pain-perception and assessment of painful procedures in the NICU. J Trop Pediatr,2014,60（6）:422-427

（陈 劼）

第二章 产伤与创伤

【概述】

产伤是指分娩过程中因机械因素对胎儿或新生儿造成的损伤。随着产科监护技术和产前诊断技术的进步,产伤的总体发生率已经明显下降。经阴产头先露和剖宫产中产伤的发生率分别是 2% 和 1.1% 。在分娩、产程中或产后,尤其是产房中需要复苏的新生儿,均可发生产伤。

产伤的疾病谱广,既可是微小的、自限性疾病(如青肿或者瘀点),也可是严重可以引起新生儿发病或死亡的创伤(如脊髓损伤)。

【危险因素】

产伤风险的增高可能与胎儿(如胎儿大小,先露位置),母亲(如母亲年龄,母亲肥胖及体型小,骨盆异常),或者生产过程中助产设备的使用相关。

第一节 软组织损伤

【概述】

软组织损伤可分为闭合性损伤与开放性损伤。最常见的胎儿生产所致的闭合性损伤有青肿、瘀点、皮下脂肪坏死,开放性损伤为撕裂伤。

【临床表现】

1. **青肿和瘀点** 一般位于新生儿躯体的先露位置。臀位者有外阴及外生殖器水肿、变色。面先露者面部肿而变色,有出血点。大部分出生时即出现,无明显进展,与其他的出血无关。

2. **皮下脂肪坏死** 多见于生后 3 ~ 4 天的新生儿背、臀部,或面颊及大腿部的硬化结节和斑块,可以是粉红色、肉色或者蓝色,局部触之可有热感,有压痛,边界清晰。

3. 撕裂伤 撕裂伤是剖宫产最常见的产伤。撕裂伤的位置常为胎儿先露部位,常见于头、面部;大部分新生儿撕裂伤轻微。

4. 胸锁乳突肌损伤 胸锁乳突肌局部可触及 1~2cm 大小包块。

【诊断及鉴别诊断】

1. 青肿和瘀点 诊断根据病史 + 临床表现。当瘀点持续存在或者其他出血存在时,需与血小板减少症鉴别诊断。可进行血小板计数,后者表现为血小板减少。

2. 皮下脂肪坏死 常有分娩损伤、缺氧、过度寒冷史。需与新生儿硬肿症及蜂窝织炎相鉴别。新生儿硬肿症主要由寒冷损伤引起,又称寒冷损伤综合征。大多数在生后不久或生后 7~10 天出现不吃、不哭、不动、体温不升,皮下脂肪多的部位皮肤变硬,表面光滑,用手不易捏起来,且呈暗黄色或青紫色。新生儿蜂窝织炎好发于新生儿容易受压的背部或腰骶部,偶发枕部、肩、腿和会阴部。表现为病变区皮肤广泛红肿、稍硬,边缘界限不清,红肿迅速向周围扩散,中央区渐呈暗红、变软,皮下组织坏死、液化,皮肤有"浮漂"感,可有全身中毒症状,血常规提示白细胞增高。

3. 撕裂伤 根据临床表现即可诊断。

4. 胸锁乳突肌损伤 常有臀位引产时过度牵拉或胎头过度旋转史。B超检查可明确诊断。需与产伤锁骨骨折、先天性颈椎畸形鉴别。新生儿产伤锁骨骨折表现为锁骨上较为固定的肿块,压痛,颈部斜向患侧,X 线检查可明确诊断。先天性颈椎畸形表现为颈部外观短而粗,活动减少,无肿块,颈椎 X 线可明确诊断。

【治疗原则与方案】

1. 青肿和瘀点 可自限。不需特殊治疗,1 周内自行消退。对于有严重青肿的婴儿在出院后要严密随访 2 天,以评估是否有进展性黄疸。

2. 皮下脂肪坏死 一般不用治疗,6~8 周逐渐消失,有继发感染者需及时控制感染。因为这些新生儿可于发病后 6 月内发生高血钙症,故需长期随访。

3. **撕裂伤** 轻微撕裂伤仅仅需要消毒药水进行处理。中重度撕裂伤位于面部或者眼周时,需要整形外科医生处理。

4. **胸锁乳突肌损伤** 可致斜颈。为防止发生斜颈,可将患儿头倾向健侧,向相反方向轻柔牵拉,每次牵拉 15～20 下,每天 4～6 次,牵拉后局部按摩或热敷。如包块经 2～3 个月后仍不消失,则需手术矫正。

【预后】

大多数新生儿软组织损伤不需特殊处理,预后良好。

【小结】

1. 新生儿软组织损伤大多数是因为生产过程中因产程异常、胎位异常或母体因素及周围环境异常等引起。

2. 确诊后大部分不需要特殊处理,可在病程进展过程中对症处理。

3. 预防分娩损伤可减少相应疾病的发生。

附:软组织损伤诊治流程图

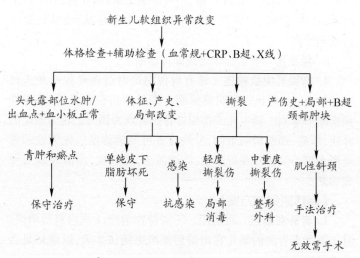

参 考 文 献

1. 郑珊.实用新生儿外科学.北京:人民卫生出版社,2013:205-206

2. Jay L. Grosfeld. Pediaric Surgery. 6th ed. Philadelphia PA, ELSEVIER 2005:426

3. Prem Puri. Newborn surgery. 3rd ed. London UK, Hodder and Stoughton Ltd. 2011:71

（郑继翠　郑　珊）

第二节　头颅损伤

头颅损伤分为颅脑外损伤和颅内损伤。

一、颅脑外损伤

（一）先锋头（caput succedaneum）

又称产瘤。

【病因】　分娩时头皮循环受压,血管通透性改变及淋巴受阻引起皮下水肿。

【临床表现】　多发生在头部先露部位,肿块边界模糊不清、不受骨缝限制,头皮红肿、柔软、压之凹陷、无波动感,出生2～3天即可消失。

【治疗】　不需要治疗。

【预后】　坏死斑导致长期的瘢痕和无发。由于产程延长或者难产,胎儿头部积压产妇骨盆,形成环形的脱发环。很少情况下,先锋头感染后可以形成系统感染。

（二）头皮血肿

【概况】　头皮血肿(cephalohematoma)又称骨膜下血肿,发病率不高,约占新生儿的 0.4%～1.8%。患者女性仅居男性的半数。常见于初产妇的婴儿,尤以高龄初产者为多。随着产前诊断、产程监护、手术方式的改进,本病发生率已明显减少。

【病因】　多为产时胎儿头颅在产道受压、牵拉、器械助产等所致。

1. 头盆不称或胎位不正　在分娩过程中头盆不称胎位不

63

正、胎头抵达骨盆壁时头部受产道的骨性突起部位(如骶骨岬、耻骨联合)的压迫。

2. 产钳助产牵引而受伤。

3. 易发因素　胎儿本身体质所引起如血液中凝血酶原的低下,凝血功能较差,血管壁弹力纤维发育不完善等。

【临床表现】

1. 位置　肿物位于顶骨或后顶骨,常位于一侧或两侧顶骨部,两侧同患头颅血肿者偶见或见之于额骨、枕骨及颞骨三处,同时发生血肿者亦间或有之。

2. 多在生后数小时或 2~3 天才明显,1 周内达最大范围,以后渐吸收、缩小。

3. 血肿界限清楚不越过骨缝,有波动感,局部患处皮肤颜色有或无改变。个别患儿的血肿局部皮色发红。初起时中部肿处紧张,其后肿处顶部呈现波动。头颅血肿吸收较慢,因大小不同可在 2 周至 3 个月左右消退。吸收时惟周围基底的骨膜下,因有石灰盐存在,坚硬而参差不平。先在血肿边缘形成隆起的骨化的硬边,中央凹陷呈火山口样改变。肿块中有渗出物,其吸收时间的长短,视肿块的大小而异,长者 3~4 个月,短者约 2 个月。所遗坚硬不平的边缘亦能渐次消失,需时更长。

4. 有时血液透过头颅的骨折部或裂隙而在颅骨与顶脑膜之间形成一颅内血肿。此种血肿范围较小,但偶尔能压迫大脑而出现神经系统症状。

5. 个别患儿头颅血肿甚大,波及眼睑及前额,患儿出现苍白休克,可因突然循环衰竭而死亡。死后抽取头颅血肿之血量约 1/3~1/2 病例可达 100~150ml。头颅血肿可受凝血因子 Ⅱ、Ⅶ、Ⅸ、Ⅹ 浓度的下降而加重。

【诊断】

1. 病史　在分娩过程中,有头盆不称、胎位不正、产钳助产牵引史等。

2. 临床特点

3. 辅助检查诊断　CT 和 MRI 可有助于诊断。疑似感染病例可用空针抽吸进行培养。

【鉴别诊断】

1. 头皮水肿及帽状腱膜下血肿 两者的范围均可超越骨缝,头皮水肿出生时即发现,界限不分明,压之柔软且可凹,无波动感局部皮肤可呈红或紫色。

2. 头颅血肿 位于枕骨部位者需与脑膜膨出鉴别后者随呼吸有起伏感,头颅 X 线片可见局部颅骨有缺损,而头颅血肿颅骨完整偶见颅骨有线样骨折。

3. 凹陷性骨折 边界清楚不超过骨缝范围,血肿吸收时先在血肿周围机化、钙化变硬呈硬环感中心有波动感,易误诊为凹陷性骨折,X 线摄片可鉴别。

表2-1 头皮血肿与头皮水肿的鉴别

项目	头皮血肿	头皮水肿
部位	顶骨骨膜下	先露部皮下组织
范围	不越过骨缝	不受骨缝限制
出现时间	产后 2~3 天最大	娩出时存在
消退时间	3~8 周	产后 2~3 天
局部特点	波动感	凹陷性水肿

【治疗】

头皮血肿多可自行吸收,无需特殊治疗,但为避免感染不应抽吸血肿。出现以下情况时需对症处理:

1. 出血较多引起贫血时可适量输血;引起高胆红素血症时需进行光疗。

2. 若 2 个月后头颅血肿仍巨大,可手术清除之。

3. 可用维生素 K_1 治疗以防止因发生新生儿出血症而引起出血加重。

4. 血肿钙化或者成骨,致颅骨形态异常,可以行手术完整成功切除。

5. 感染的治疗包括脓肿切开引流,长时间使用抗生素(如万古霉素,庆大霉素,头孢霉素)。

【并发症】　包括感染、败血症和骨髓炎。

（三）**帽状腱膜下血肿**（subgaleal hemorrhage，SGH）

【概况】　SGH 是头颅帽状腱膜与骨膜间疏松组织内出血。头皮受牵引时，导静脉和硬脑膜窦之间剪切伤致出血。自然经阴产和负压吸引辅助经阴产中 SGH 的发病率分别为 4/10 000，59/10 000。

【临床表现】

生后不久即见头皮局限性肿胀，出血可通过软组织扩散，出血量较少时血肿范围较局限；出血量多时肿胀范围逐渐扩大，可累及整个头皮甚至波及额、眼周、枕或颈背部。血肿有波动感，常使前囟不易扪清，所覆皮肤可呈青紫色，出血严重时可致贫血或低血容量休克，若不及时治疗可引起死亡。

【诊断】　早期诊断对新生儿存活至关重要。对于器械助产或者怀疑有 SGH 的患儿需要严密监测，包括生命体征（每小时），血流动力学序列检查，头颅直径（帽状腱膜下血肿增加40ml，直径增加1cm）。头颅 CT 或者 MRI 检查，有助于诊断及鉴别诊断。凝血功能检查等。

【治疗】　压缩红细胞进行复苏，新鲜冰冻血浆，生理盐水，纠正凝血功能。极少数病例报告因为颅脑受压需要手术干预。

附:颅脑外损伤诊治流程图

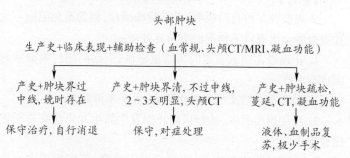

头部肿块

生产史+临床表现+辅助检查（血常规、头颅CT/MRI、凝血功能）

产史+肿块界过中线，娩时存在	产史+肿块界清，不过中线，2~3天明显，头颅CT	产史+肿块疏松，蔓延，CT，凝血功能
保守治疗，自行消退	保守，对症处理	液体、血制品复苏，极少手术

二、面部损伤

（一）鼻中隔错位

【病因】　鼻中隔错位发生率为 0.6% ~ 0.9%，生产过程中鼻部与母体耻骨联合或骶岬挤压所致。

【临床表现】 鼻子偏向一侧,鼻孔不对称,脱臼的一侧扁平。严重者可因呼吸道梗阻引起呼吸困难。

【诊断】 按压鼻子的顶端,可以从位置或失常的鼻子区分脱位。鼻窥镜检查可诊断鼻中隔错位。

【治疗】 3 天内,耳鼻喉科专科医生进行手法复位。不进行治疗或者延期治疗会导致鼻中隔畸形。

(二)眼部损伤

轻微眼部损伤,如视网膜、结膜下出血和眼睑水肿,较常见,可自行愈合,不影响新生儿。1 ~ 5 天内视网膜出血自愈,1 ~ 2 周内结膜下出血自愈。严重眼部损伤包括眼前房积血、玻璃体积血、眶骨骨折、泪小管或泪腺损伤、角膜后弹力层角膜破坏(致散光和弱视),一般需要眼科专科医生会诊处理。

三、颅内血肿(intracranial hemorrhages,ICH)

产伤所致颅内血肿包括硬膜下、蛛网膜下腔、硬膜外、脑室内出血,较少见的是脑内、小脑内出血。辅助分娩致颅内出血的风险增高,产钳术、胎头吸引、臀位后出胎头困难等,头颅被挤压,导致颅内血管破裂。此外,如分娩过速,由于外界压力的迅速变化亦可引起新生儿颅内出血,以大脑镰小脑幕撕裂造成的硬脑膜下出血为主。

(一)硬脑膜下血肿(subdural hemorrhage,SDH)

【原因与机制】

尽管颅内出血总体发病率低,但在新生儿颅内出血病例中,硬膜下血肿或出血是最常见的一种类型。硬脑膜和蛛网膜下腔膜之间出血形成 SDH。连续使用产钳和胎头吸引辅助分娩使 SDH 的发病率风险增加到 21. 3/10 000。

【临床表现】 生后 24 ~ 48 小时出现症状。常见的临床症状为呼吸抑制、窒息和(或)癫痫发作。其他症状包括神经功能异常,如易激惹、音调、意识水平改变。很少有 SDH 因颅内压增高而出现相应的临床症状,如头围增加、前囟张力增高、心动过缓、昏迷。

【诊断】　SDH 最常位于幕上和(或)两大脑半球之间,最佳的诊断方法是头颅 CT。没有症状的新生儿一般为偶然发现。虽然超声是诊断早产儿颅内出血的标准检测方法,但对于蛛网膜下腔或者硬膜下出血的诊断不如 CT 那么准确。MRI 对于颅内出血很敏感,因无辐射,故在新生儿 SDH 随访中具有优于 CT 的优势。

【治疗】

SDH 治疗取决于病变位置和出血范围。大部分病例可用保守治疗而非手术干预。此点依赖于新生儿头颅颅骨的塑型性,允许一定程度的扩大而不增加颅内高压。有颅内压增高症状的 SDH 需要手术干预。发生于后颅窝的 SDH,容易引起脑干挤压伤,需要急诊手术干预。

进行系列的血流动力学监测,以评估失血量。严重失血而出现低血容量症状时,初始可给予生理盐水以补充血容量,随后需进行全血输血治疗。对于没有明显产伤的广泛性 SDH 需检查凝血功能。癫痫发作患儿需进行抗癫痫药物治疗(AED),推荐使用苯巴比妥(负荷剂量为 20mg/kg)。

(二) **蛛网膜下腔出血**(subarachnoid hemorrhage,SAH)

【病因】　颅内出血第二常见的类型。常由蛛网膜下腔区桥静脉或者软脑膜内小血管破裂引起。尽管 SAH 可发生于正常的自然分娩,但是在机械辅助分娩中风险明显增高。

【临床表现】　与 SDH 相似,24~48 小时内出现临床症状,包括窒息,呼吸抑制,癫痫发作。

【诊断】　头颅 CT 明确诊断。

【治疗】　保守治疗。很少情况下大的 SAH 引起出血后脑积水。

(三) **硬膜外血肿**(epidural hemorrhage,EDH)

EDH 在新生儿非常少见,发生于硬脑膜和颅骨内面之间。

1. **病因**　经常为脑膜中动脉损伤引起,新生儿很少发生 EDH 主要是因为新生儿颅骨内没有脑膜中动脉沟,使其很难受损伤。EDH 经常伴发颅骨线性骨折,位于大脑顶颞叶部。与其他颅内损伤相似,EDH 与机械性辅助分娩和初产妇相关有颅骨骨折时,EDH 可与头皮血肿共存。

2. **临床表现** 无特异性神经症状,如癫痫和肌张力减退。颅内压可以增高,表现为前囟张力增高,生命体征改变,意识水平改变。

3. **诊断** 头颅 CT 或 MRI 辅助诊断,并有助于与硬膜下血肿相鉴别。因为是动脉出血,所以,病人情况可以迅速恶化。需要系列的实验室检查,神经外科医生应密切随访。

4. **治疗** 病变微小、临床症状稳定,只需要支持治疗。颅内压增高和(或)EDH 变大时,需要手术干预。血肿大(厚 >1cm,长 >4cm)、凹陷性颅骨骨折、脑积水和(或)中线移位均需要手术介入。

（四）脑室内出血(intraventricular hemorrhage,IVH)

IVH 与早产有关,但足月儿中也有发生。器械性辅助分娩增高其发生的风险性。临床表现为颅内压增高表现。包括头颅 B 超、CT,或者 MRI 可用于诊断。一般需要监测生命体征,密切随访血肿变化。在无凝血异常或者重度窒息的情况下,大部分足月新生儿可自愈。对于有明显产伤的新生儿需密切监测血肿扩大进入周围脑实质以及形成脑积水的风险。

附:颅内损伤诊治流程图

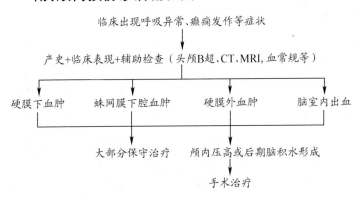

参 考 文 献

1. 王瑶.新生儿产伤 50 例临床分析.齐齐哈尔医学院学报,2015,6:

859-860

2. Cashman EC, Farrell T, Shandilya M. Nasal birth trauma: a review of appropriate treatment. Int J Otolaryngol, 2010, 2010: 752974

3. 霍霆. 小儿神经外科学. 第 2 版. 北京: 人民卫生出版社, 2011: 80-83

4. Prem Puri. Newborn surgery. 3rd ed. London UK, Hodder and Stoughton Ltd. 2011: 72-74

(郑继翠　郑　珊)

第三节　骨　折

因产伤引起的骨折常发生在锁骨、肱骨、股骨或颅骨。骨骺分离常发生在肱骨上端和下端,股骨上端。产伤引起的关节脱位非常少见。

一、锁骨骨折

锁骨骨折是新生儿最常见的骨折。因产伤所致锁骨骨折的发病率为 0.5% ~ 1.6%。

1. **病因**　锁骨骨折发生与经阴难产相关,但也发生于正常的自然分娩或者剖宫产。多因素风险因子包括机械性辅助分娩、产妇年龄、胎儿体重、平均头腹围比等。

2. **临床表现**　新生儿锁骨骨折的临床表现和诊断时间取决于骨折是否移位。锁骨发生移位骨折(完全性骨折)时产后体格检查即可发现。体征包括捻发音,肿、患侧缺少活动,被动活动时哭吵,骨骼轮廓不对称。但当锁骨发生非移位性骨折时一般无症状和体征,数日或数周后直到看到或者摸到结节才发现。

3. **诊断**　锁骨 X 线明确诊断。可与臂丛神经损伤,创伤性肱骨近端骺分离,肱骨干骨折,肩关节脱位相鉴别。X 线要求包括胸部和上肢。除此之外,锁骨骨折时需确认是否有臂丛神经损伤。

4. **治疗**　锁骨骨折可自然愈合,无远期后遗症。可给予止痛药以镇痛。为舒服起见,患侧肢体可穿长袖衣服,肘部屈曲

90°,贴于胸壁。生后 2 周复查 X 线,以评估是否有骨骼愈合,体格检查时无疼痛,骨痂形成提示愈合良好。

二、肱骨骨折

肱骨骨折虽然是新生儿最常见的长骨骨折,但是其发生率为 0.2/1000。肱骨骨折常发生在肱骨干的近 1/3 端,为横行骨折或者为螺旋形骨折,完全性骨折。

1. **发病高危因素**:肩难产、巨大儿、剖宫产、臀位产、低出生体重。

2. **临床表现** 患肢活动减少,拥抱反射降低,局部肿胀,捻发音,触摸移动患肢疼痛。应仔细检查是否有臂丛神经损伤,因为两者常伴发。

3. **诊断** 上臂平片检查明确诊断。偶有病例为近端或者远端肱骨骨折(近骨骺处),平片检查难以确认,对于此类疾病的诊断可用超声波或者 MRI,与 B 超相比,MRI 无痛更敏感。这些检查可以将近端和远端骨折与肩和肘关节脱位相鉴别,以给新生儿提供最佳治疗。

4. **治疗** 患肢肘部屈曲 90°,固定于胸壁,以防止旋转畸形。固定时为维持稳定性可用弹性套或者长袖衬衫辅助。7 ~ 10 天后复查平片一般可见骨痂形成预示预后良好,手臂自主运动有助于骨折愈合。伤后 3 ~ 4 周复查平片确认骨折愈合。父母亲可放心,在新生儿的成长过程中成角可自行纠正。

三、股骨骨折

新生儿产伤致股骨骨折非常少见,发病率为 0.13/1000 活婴。常为螺旋形骨折,常见部位为近端 1/2 处。

1. **病因** 股骨骨折的高危因素包括双胞胎,臀位产,早产,弥散性骨质疏松。

2. **临床表现** 股骨骨折最初可无明显症状,只表现为活动患肢远端时疼痛增加。对于经臀位产的新生儿,产科医生在辅助腿出来时应注意"pop"或"snap",如此促进进一步观察。某些病例,患肢可表现为局部肿。

3. **诊断** 平片检查明确诊断。某些病例为意外发现。

4. **治疗** Pavlik 支具可用于治疗新生儿股骨骨折。通过调整支具的吊带减少骨折并发症。Pavlik 支具安装不当容易引起股神经麻痹和髋关节无菌性坏死,故用该支具进行治疗时需密切随访。人字形石膏很少应用,但在某些人群中如脊髓脊膜膨出的新生儿中,更加可行。

5. 预后 7~10 天后复查平片一般可见骨痂形成预示预后良好。自主运动有助于骨折愈合。伤后 3~4 周复查平片确认骨折愈合。非解剖复位比较常见,也是可以接受的,父母亲可放心,在新生儿的成长过程中成角可自行纠正。

四、颅骨骨折

颅骨骨折包括线性骨折和压缩性骨折。

1. **发病机制** 压缩性骨折由于颅骨向内弯曲,与产钳助产有关。压缩性骨折的发病率为 3.7/100 000 活婴。非助产的自然分娩和选择性剖宫产情况下发生压缩性骨折主要是因为在生产过程中,胎儿较软的颅骨受挤压造成的。

2. **诊断** 头颅平片检查可明确诊断。非助产经阴产的新生儿的头颅骨折一般不合并神经系统后遗症,只需要随访平片再次评估。相反,产钳助产有压缩性骨折的新生儿发生颅内出血和(或)头皮血肿的风险增高,需进一步行头颅 CT 检查以排除是否有颅内病变。

3. **治疗** 小的骨折(深度<1cm),无任何颅内损伤可进行保守治疗,密切随访。合并有颅内病变,深度超过 1cm,应请神经外科医生会诊,这些病例经常需要手术干预。负压吸引可明显将骨折复位,但不应作为常规,只有在进一步的检查明确此种治疗是安全的情况下才可使用。

五、脱位

由产伤引起的脱位非常少见。某些关节脱位病例,尤其是髋关节和膝关节,是由于宫内胎位异常引起或者先天性畸形。

此外,骺板自干骺端分离(Salter- Harris Ⅰ型骨折)经常被误诊为脱位。可发生于肩部、肘部、髋关节部。因为处理方案完全不同,所以这两者需鉴别诊断。可以根据临床检查和影像学检查来进行鉴别诊断。新生儿期缺少骨化结构,故平片诊断受到限制。其他的手段,如 B 超、MRI,关节成像可以使用。

【小结】

1. 产伤所致骨折常见部位为锁骨、肱骨、股骨和颅骨。

2. 锁骨、肱骨、股骨骨折可经 X 线明确诊断,均可行保守治疗,愈后良好。

3. 颅骨骨折可通过 X 线和头颅 CT 进行明确诊断。小的不合并颅内损伤者保守治疗。对于凹陷性骨折(>1cm)合并有颅内改变者常需手术干预。

参 考 文 献

1. Machado Ã,Rocha G,Silva AI,et al. Bone fractures in a neonatal intensive care unit. Acta Med Port,2015,28(2):204-208

2. Ahn ES,Jung MS,Lee YK,et al. Neonatal clavicular fracture:recent 10 year study. Pediatr Int,2015,57(1):60-63

3. Basha A,Amarin Z,Abu-Hassan F. Birth-associated long-bone fractures. Int J Gynaecol Obstet,2013,123(2):127-130

4. 霍霆. 小儿神经外科学. 第 2 版. 北京:人民卫生出版社,2011:80-83

（郑继翠　郑　珊）

第四节　神经损伤

一、脊髓损伤

发病率为 0.14/10 000 活婴。好发部位为上颈椎,主要是因为这个部位是生产过程中牵拉或旋转的部位。损伤包括脊髓硬膜外血肿、椎动脉损伤、创伤性颈脊髓出血、脊髓动脉闭塞、脊髓横断。高危因素包括产钳助产和臀位经阴产。

【临床表现】

脊髓损伤的临床表现主要取决于损伤的程度,常符合以下四项之一：

1. 死产或者生后即死亡的孩子大多数是因为高位或者脑干损伤。

2. 生后不久死亡的新生儿是因为呼吸抑制和并发症，一般有上或者中颈部损伤。

3. 生后长时间在新生儿期有迟缓性麻痹，在接下来的几个月有进展性的持续痉挛和反射亢进。

4. 有轻微神经症状或者痉挛的孩子经常被归为脑瘫。

【诊断】

症状主要是源于部分脊髓损伤或者脑缺氧。当怀疑有脊髓损伤时，潜在的病理改变可能很难使用标准诊断程序，包括平片、CT，有或无脊髓造影，MRI，因 MRI 低风险、无辐射，是临床上诊断怀疑脊髓损伤病理的最佳方法。

【治疗】

脊髓损伤的治疗包括物理疗法、背带、泌尿外科、小儿整形外科、心理学治疗。手术治疗很少用于治疗这个类型的损伤。最重要的一点就是在新生儿时期应该注意防护脊髓损伤。

【预后】

高位颈椎损伤或者脑干损伤预后差，死亡率高。低位病变常合并有神经功能异常。

二、周围神经损伤

新生儿时期的周围神经损伤经常是由于生产过程中过度牵拉或者直接挤压引起的。最主要的包括臂丛神经、面神经、膈神经。

（一）臂丛神经损伤

臂丛神经损伤是最常见的产伤所致神经损伤，发病率为 0.04%~0.3% 活婴。高危因素有巨大儿和大于胎龄儿，母亲糖尿病，多胎妊娠，臀位产。

1. 病因为胎儿头部医源性横向牵引，尤其是在肩难产时的手法。但部分病例发生于剖宫产。

2. **分类** 大部分臂丛神经损伤单侧，根据损伤的神经分为

5类：

（1）Erb麻痹：C_5、C_6神经根损伤，占50%。三角肌和冈下肌（主要是C_5），肱二头肌（主要是C_6）肌力减弱。患侧上肢常在肩内收、内旋和伸肘位。手和腕部运动受限。

（2）Erb's麻痹附加：$C_5 \sim C_7$神经损伤，占35%的病例，上臂内收内旋，前臂伸展内转，腕部和手指屈曲，就像"waiter's tip"姿势。

（3）$C_5 \sim T_1$损伤：表现为上臂麻痹，手指屈曲。

（4）严重的所有的$C_5 \sim T_1$神经根损伤：典型表现为连枷臂和Horner征。

（5）Klumpke麻痹：C_8、T_1损伤，是最常见的一种类型。表现为手麻痹和Horner's征。

3. **诊断**　主要依赖于临床表现和辅助检查。

4. **治疗和预后**　臂丛神经损伤的自然病史很难研究。大部分病例，生后1~3个月可自限，但20%~30%的病例长期留有功能障碍。3月龄时进行肌电图检查，对于评估预后并不可靠。因为临床表现麻痹的肌肉经常可检测出运动单位活动电位（MUAPs）。

臂丛神经损伤的处理为保守治疗。包括周期性物理治疗和观察。如果3~9个月功能未恢复，则需要手术干预，但对于确切手术效果或者手术时间尚无定论。微创技术的进步和通过腓肠神经的嫁接损伤臂丛神经的重建术可以明显提高功能恢复。最近，通过使用合成胶原蛋白神经导管在选择性短段型臂丛神经修复中取得了非常好的效果。合成胶原蛋白神经导管较传统的自体神经转移的优点包括减少了供体部位的病变，增加了移植材料的数量，直接提供神经生长因子通过近端接触远端段。

Erb型的臂丛神经损伤预后较Klumpke型好，两者的预后又较整个神经根损伤好。大多数的Erb型病例中，可部分或者全部恢复。在患儿3个月龄后，如果肱二头肌功能无恢复，才建议行手术探查和修复臂丛神经。术前要进行肌电图和肌肉的CT检查。

（二）面神经损伤

继发于产伤的面神经损伤经常是单侧的,发病率为 0.1% ~ 0.7%,大多是由于对神经的外周部分挤压所致。可以近颈突乳突孔的出口处,或横穿下颌的位置。

【病因】

产钳直接损伤,面部的一侧挤压,神经挤压于骶骨岬。

【临床表现】

患侧前额皱纹消失或者变浅,眼睛持续睁开,鼻唇皱褶变浅,嘴角扁平。

【治疗】

保守治疗。大多数出生相关的面神经瘫痪患儿在一个月内可自发性恢复。最初的治疗应该直接用甲基纤维素每隔 4 小时滴患侧眼睛,防止角膜干燥。很少病例在使用肌电图和电神经信号检测后,需要手术干预,包括手术松解,或对损伤的神经和退化的面神经需要神经移植。

（三）膈神经损伤

新生儿膈麻痹常由第四和第五颈椎根受牵拉或撕裂引起,第五颈椎根主要形成膈神经。

【病因】

常见原因是肩难产。病变一般为单侧,很少为双侧。5% 的臂丛神经损伤新生儿发生膈肌麻痹。

【临床表现】

膈麻痹患儿临床症状常无特殊征性,主要表现为呼吸窘迫和呼吸急促,发绀,反复发作的肺不张或者肺炎。

【诊断】

创伤性生产发生后,新生儿出现呼吸功能异常者应考虑到膈肌麻痹。检查的主要方法是胸部 X 线透视。膈肌麻痹患儿胸透时可显示胸膜固定,或者吸气时膈肌抬高的反常运动。实时超声成像也可用于膈神经麻痹的诊断,在 ICU 内对非常小的婴儿床旁可进行该项检查。

【治疗】

膈肌麻痹患儿主要采取支持治疗,包括机械性通气,吸氧,胸部物理治疗,抗生素,以及鼻饲以避免生长发育不良和确保体重增加。对于严重呼吸窘迫或者呼吸窘迫加重的病人可以使用CPAP模式。

手术治疗:2 周的机械性通气或者 3 周的药物治疗仍然存在膈肌麻痹的新生儿需要手术干预,手术方法包括胸腔镜辅助或者开胸膈肌折叠,或者膈肌切除替代疗法。

【预后】

大多数膈肌麻痹的新生儿在保守治疗后可痊愈。

(四) 喉神经损伤

喉神经损伤可引起声带麻痹。

【临床表现】

喘鸣,呼吸窘迫,嘶哑,哭声微弱或无声,吞咽困难和误吸。

【诊断】

喉镜检查明确诊断。

【治疗】

治疗取决于损伤的严重程度。麻痹一般随着时间的延长逐渐缓解恢复。

【小结】

1. 新生儿脊髓损伤很难使用常规的诊疗流程,MRI 有助于诊断,主要采用综合性保守治疗,手术很少使用,预后相对较差。

2. 面神经损伤大都根据临床表现进行诊断,采用保守治疗,极少手术干预。

3. 膈神经损伤常发生于臀位产,胸部透视或床旁 B 超监测辅助诊断。早期使用保守治疗,在机械通气或药物治疗无效时,采用手术干预。

4. 臂丛神经损伤根据临床表现和肌电图检查可以诊断,保守治疗无效的情况下需要手术干预。

参 考 文 献

1. Julka A,Vander Have KL. Shoulder sequelae of neonatal brachial plexus injuries:orthopedic assessment and management. J Pediatr Rehabil Med,2011,4(2):131-140

2. Carsi MB, Clarke AM, Clarke NP. Transient neonatal radial nerve palsy. A case series and review of the literature. J Hand Ther, 2015, 28(2): 212-216

3. Arensman RM. Pediatric Surgery. Georgetown Texas, USA. LANDES BIOSCIENCE, 2nd ed. 2000, 155-156

（郑继翠　郑　珊）

第五节　腹 部 损 伤

　　因产伤所致的腹腔内脏器损伤相对比较少见,常累及的脏器包括肝脏、脾脏、肾上腺和肾脏。

一、肝脏

【病因及发病机制】

　　常见的原因包括臀位产、胎儿肝肿大、巨大儿、早产、凝血功能异常。与产伤相关的肝脏损伤机制包括以下两点:

　　1. 胸椎压缩和牵拉肝韧带,肝实质顺向撕裂。

　　2. 对肝脏直接挤压导致包膜下出血或者破裂。在肝脏创伤中包膜下出血较实质破裂常见。

【临床表现】

　　包膜下出血的新生儿在最初的 3 天内常表现正常。当包膜破裂后,血外渗到腹膜腔,随后出现的症状包括突然循环衰竭、腹胀、血容量快速下降。如果腹股沟管开放,阴囊内可见血肿,提示有腹膜后出血。原发肝脏破裂,迅速出现大量的腹膜腔出血,常导致重症休克和腹胀。

【诊断】

　　腹部 X 线平片一般没有帮助,但是可以显示腹部异常,如腹腔内游离液体。腹部 B 超可以明确诊断,还有助于鉴别肝脏实质性肿瘤与没有破裂的肝包膜下血肿。当病人血流动力学稳定时,建议 CT 检查。腹腔穿刺技术可快速诊断腹膜腔出血。

【治疗】

快速处理包括输血以提高血容量,认识和纠正任何的凝血性疾病,接着进行快速腹部探查,清除血肿,用缝线或者纤维胶修补任何裂伤。

二、脾脏

【病因】

常见的发病原因和机制与肝脏破裂相似。尽管脾肿大使脾破裂的风险相应增高,但是大多数的脾破裂脾脏大小正常。

【临床表现】

循环衰竭,腹胀。

【诊断】

腹部平片显示腹腔内游离液体。腹部 B 超,腹部和盆腔 CT可明确诊断。

【治疗】

非手术治疗。大多数病例采取非手术治疗,包括生命体征监测、血常规系列检查、体格检查。血流动力学不稳定的新生儿,常常提示大量的出血,常需要腹部探查。最近几年提倡脾脏修补,因为脾脏切除后容易引起严重的感染。由于脾临界重量,可以避免脾切除后感染(OPSI),任何一个外科医生都应该尽最大的努力保留尽量多损伤的脾脏。纤维凝胶、脾缝合术、部分脾切除是推荐的外科手术处理脾破裂的方法。推行这些保守的手术治疗方法,不仅是由于 OPSI,在动物实验中也证实,部分脾脏切除后,受伤的脾脏缺乏再生功能。

三、肾上腺

【病因】

新生儿肾上腺血肿最常发生于产程延长、难产和创伤性生产。其他相关因素有胎儿窒息、早产、胎盘出血、新生儿出血性疾病、败血症、肾静脉血栓、血供增加、先天性梅毒。70% 发生于右侧,双侧者 5% ~10% 。

【临床表现】

临床表现与出血量相关。典型的肾上腺血肿出现于出生至生后4天,腹部肿块,伴随发热和黄疸或者贫血。

【鉴别诊断】

需要与肾上腺囊肿、神经母细胞瘤和肾母细胞瘤鉴别。

【诊断】

B超和肾盂造影相结合可明确诊断肾上腺血肿。B超可显示肾上腺肿块,最初有回声,接着便成囊肿样结构,提示凝血碎块可能。静脉肾盂造影可显示患侧肾脏下移。早期全身不透明显影显示肾脏上方透亮区。2~4周后腹部平片可显示肾上腺区边缘钙化。

【治疗】

对于后腹膜有出血的病人,治疗包括输血、密切观察和随访B超。有大量腹腔内出血的新生儿,手术干预包括腹腔穿刺、剖腹探查、血肿清除、结扎出血点或者肾上腺切除。必须记住的是有可能为神经母细胞瘤,应该进行活检。肾上腺脓肿很少见,但当疑似肾上腺血肿时,必须进行B超引导下经皮,或者手术探查的引流术。

四、肾脏

出生相关肾脏损伤很少见。新生儿时期肾脏破裂经常与潜在先天性异常有关。

【临床表现】

血尿,肾脏肿块。

【诊断】

静脉排泄造影显示排泄消失,或者造影剂自肾实质漏到肾周。肾脏超声显示肾脏破裂或者腹水形成。

【治疗】

保守治疗。只有严重出血或者实质或骨盆完全破裂提示需要剖腹探查,修复先天性的异常,无论如何是必须的。

【小结】

1. 新生儿腹部闭合性创伤临床上虽然少见,但当疑似有实质脏器损伤时,需要密切监测生命体征,进行血常规、影像学(B超、腹部 CT)检查。

2. 在出血量不大的情况下可以进行保守治疗,但血流动力学不稳定提示大量出血的情况下需要手术干预。

附:腹部损伤诊治流程图

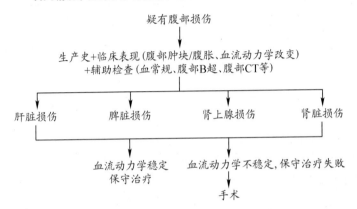

参 考 文 献

1. Ruffini E, De Petris L, Zorzi G, Paoletti P, Mambelli G, Carlucci A. Two cases of neonatal adrenal hemorrhage presenting with persistent jaundice. Pediatr Med Chir. 2013;35(6):285-287

2. Pignotti MS, Fiorini P, Donzelli G, Messineo A. Neonatal hemoperitoneum: unexpected birth trauma with fatal consequences. J Clin Neonatol. 2013;2(3):143-145

3. Robert M. Arensman. Pediatric Surgery, Georgetown Texas, USA. LANDES BIOSCIENCE, 2nd ed. 2000, 155-156

4. Jay L. Grosfeld. Pediaric Surgery, 6th ed. Philadelphia PA, USA, ELSEVIER, 2005:426

(郑继翠 郑 珊)

第六节 胎 儿 创 伤

创伤性损伤是孕产妇和新生儿非产伤发病和死亡的重要原

因。40 年前研究发现有 6% ~ 8% 的孕妇经受过意外伤害。目前这个数字有增无减,与当今社会孕产妇积极的生活方式有关,其增加了孕产妇受伤的危险性。当一个孕妇受到重大创伤时,两条生命会处于危险高峰。胎儿的存活依赖于母亲的存活,但在偶然的情况下,产妇的受伤程度与胎儿的受伤程度并不一致。

处理孕妇和非孕妇的优先级不用改变,但在进行复苏和稳定病人时需根据孕期解剖和生理变化进行相应的调整。高等创伤生命支持教程明确指出,在处理创伤性孕妇时应首先考虑母亲的存活。

胎儿创伤的评估是创伤母亲二次评估的重要组成部分,如果孕期为 24 ~ 28 周以上,应该结合实际情况处理,胎儿可能需要急产。

胎儿评估包括:末次月经时间,宫高,检测子宫收缩和紧张度,胎动,胎心。最重要的部分是检查阴道是否有羊水或者出血。

胎儿窘迫可以没有任何征兆地发生在任何时间。应该运用超声多普勒对胎儿进行持续性监测,以便早期发现胎儿窘迫。胎儿窘迫征兆包括:心动过缓(< 110bpm),因宫缩胎心不规律增快,后因子宫放松胎心减慢。

在母亲钝挫伤中,胎盘早剥是引起胎儿死亡母亲存活的首要原因。母亲受到轻微创伤,会通过将比较牢固的胎盘从富有弹性的子宫壁上剪切下来而切断胎盘的“生命线”,从而引起胎儿窘迫至胎儿死亡。胎盘早剥的征象包括:阴道出血,子宫易激惹,腹部紧张,宫高增加,母亲低血容量性休克,胎儿窘迫。尽管胎盘早剥的典型表现为阴道出血和腹部疼痛,但某些创伤性病人并没有这些症状,胎儿窘迫也不会在几小时之内发生。

在面对严重的甚至致死性的母亲创伤时,胎儿都应该考虑是可救的。有报道在母亲死亡后,对 150 例胎儿成功地进行剖宫产,大部分为正常新生儿。枪伤或者刺伤引起的穿透伤,虽然比较少见,但经常需要手术干预。尽管大部分穿透性胎儿损伤对胎儿是致死性的,但也有成功救治的病例报告。相反,对于钝挫伤引起的能够手术救治的胎儿损伤往往是不能发现,而这种创伤又是更常见的。因此,对于孕28周以上,有胎盘早剥合并胎儿窘迫,可治性的威胁生命的胎儿损伤,或者有明显的母亲即死征象的,可以进行剖宫产救治胎儿。

小儿外科医生应该与妇产科医生和新生儿医生一起参与评估和处理孕妇和母亲创伤后产出的新生儿。孕妇受伤后应该入院进行监测,同时对胎儿进行监测,可以降低创伤相关的胎儿死亡率。

【小结】

1. 孕期意外伤害容易导致胎儿的创伤。

2. 处理孕妇和非孕妇的过程中优先级不发生改变,但在处理孕妇中需要考虑胎儿的创伤。

3. 胎儿的创伤评估可以在对母亲的二次评估过程中进行。

4. 在母亲致死性的创伤救治过程中,需考虑胎儿的可救治性。

参 考 文 献

1. Ibrahim Zm, Sayed Wa, El- Hamid Sa, Hagras Am. Intimate partner violence among Egyptian pregnant women: incidence, risk factors, and adverse maternal and fetal outcomes. Clin Exp Obstet Gynecol, 2015, 42 (2):212-219

2. Kanawaku Y, Takahashi S, Kanetake J, Funayama M. An Autopsy Case of a Pregnant Woman With Severe Placental and Fetal Damage From Domestic Violence. Am J Forensic Med Pathol, 2015

3. Murphy NJ, Quinlan JD. Trauma in pregnancy: assessment, management, and prevention. Am Fam Physician, 2014, 90(10):717-722

（郑继翠　郑　珊）

第三章　新生儿软组织感染

第一节　尿布性皮炎

【概述】

尿布性皮炎是指在包裹尿布的部位发生的一种皮肤炎性病变,也称为尿布疹或者婴儿臀红。表现为臀部与尿布接触区域的皮肤出现潮红、皮疹,甚至出现溃烂及感染。

【病因】

1. **新生儿皮肤方面的原因**　新生儿的皮肤比较娇嫩,厚度只有成人皮肤的1/10,真皮弹性纤维少而且发育不成熟,表皮和真皮之间结构不致密,表皮角化发育不全,受到摩擦或者刺激时很容易产生破损,出现臀部与尿布接触区域的皮肤潮红、皮疹,甚至出现溃烂。另外,新生儿皮肤毛细血管丰富,其免疫功能还没有发育完善,局部和全身防御能力差,整体的抵抗力较弱,由于尿布中常有尿液及粪便,很容易造成局部感染。

2. **外部因素**　包括潮湿、摩擦或对化学物质敏感、添加新食物或特定食品及感染,尿布包裹着的区域温暖而潮湿,特别是在皮肤开裂或有褶皱的部位正好适合细菌和真菌生长。

【诊断】

检查发现,皮疹常发在肛门周围、臀部、大腿内侧及外生殖器,严重的可蔓延至整个会阴、腹壁及大腿外侧。初期,尿布覆盖处皮肤首先发红变粗糙,病患部位皮肤发红,继而出现红点,连接成片形成鲜红色红斑,会阴部组织红肿,慢慢融合成片。严重时会出现丘疹、水疱,如果合并细菌感染则可有针尖大小之脓疱,重者糜烂、渗液,甚至出现溃烂,也可继发细菌或念珠菌感染。

【治疗】

1. **保持干燥** 清洗之后使用柔软的小毛巾吸干、擦干臀部。夏季或室温高时让臀部尽量暴露在空气中,多晒日光使它保持干燥,寒冷季节也可在每次清洗后用电吹风(暖风)距皮肤15~20cm 吹干。

2. **保护臀部皮肤** 清洗后可在发生尿布疹的部位涂上尿布疹膏,如臀部出现潮红,可用鞣酸软膏局部涂抹;如皮肤已溃破,有渗出,可涂氧化锌油膏;一般会很快痊愈。

3. **局部用药** 局部有大片糜烂或表皮剥落时可用康复新、炉甘石洗剂湿敷患处 5~10 分钟,3~4 次/日,表面喷涂表皮生长因子,也可用湿润烧伤膏或紫草油等,这些药物具有祛腐生肌、活血化瘀、解毒止痛、消炎收敛的作用,能够有效促进肉芽组织生长和皮肤毛细血管微循环,加速创面上皮组织的再生,从而加速创面的愈合作用,同时还能在皮肤表面起到一层保护膜的作用,减少尿液及粪便对局部皮肤的刺激。合并有继发感染,可同时应用百多邦、红霉素或氟康唑、制霉菌素等抗生素类药物,对多种细菌和真菌具有杀灭作用。

【小结】

1. 尿布皮炎是新生儿期最常见的炎性疾病。

2. 以肛门周围、臀部、大腿内侧及外生殖器红色皮疹为临床特征。

3. 治疗以保持局部清洁、干燥,局部有大片糜烂或表皮剥落时可用康复新、炉甘石洗剂湿敷患处。

4. 预防以勤换尿布、保持干燥为主。

附:尿布性皮炎诊治流程图

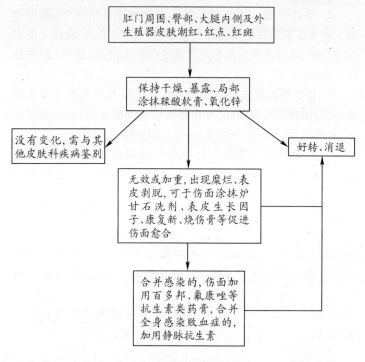

肛门周围、臀部、大腿内侧及外生殖器皮肤潮红、红点、红斑

保持干燥、暴露、局部涂抹鞣酸软膏、氧化锌

没有变化,需与其他皮肤科疾病鉴别

好转、消退

无效或加重,出现糜烂、表皮剥脱,可于伤面涂抹炉甘石洗剂、表皮生长因子、康复新、烧伤膏等促进伤面愈合

合并感染的,伤面加用百多邦、氟康唑等抗生素类药膏,合并全身感染败血症的,加用静脉抗生素

参 考 文 献

1. 郑锦标,张烨峰,庞国象,等.重组人表皮生长因子联合红霉素软膏治疗婴幼儿尿布性皮炎的疗效观察.新医学,2015,4:259-261

2. 李胜红,喻强,姚少军,等.紫草油治疗小儿尿布性皮炎的疗效观察.现代医药卫生,2006,3:885-886

3. 浦慧萍,易桔红,杨海燕.锌氧油联合环吡酮胺治疗婴幼儿尿布性皮炎的效果观察.2015,2:191

(郭卫红)

第二节 脐 炎

【概述】

脐炎是新生儿特有的一种软组织炎症,是脐部炎性反应的总称,通常由脐部护理不当或院内感染引发。新生儿出生断脐后,脐带残端却成为病原微生物侵袭新生命的危险通道。断脐后,一般在出生后 3 ~ 7 天脐带脱落。脐带脱落前伤口很容易感染而发生脐炎,如果不及时处理,新生儿脐炎可导致新生儿脐源性腹膜炎、新生儿化脓性脑膜炎、新生儿肺炎、新生儿败血症。

【病因】

1. **产时脐部处理不当** 残留的脐带不能正常僵化脱落,或在脱落过程中,脐带血管收缩不完全,留有一些血性分泌物,脐部暴露在空气中易被细菌感染。明胶样物质和血性分泌物是细菌极好的培养基,易发生炎症。

2. **断脐后护理不当** 如严密包裹或家长不按要求清洁、护理脐部,脐带不易干燥、不脱落,并且无法观察脐带变化情况,非常容易感染。

3. **新生儿脐炎的病原菌分布** 在正常新生儿的脐部常见的病原菌有金黄色葡萄球菌、大肠杆菌、溶血性链球菌、表皮葡萄球菌、阴沟肠杆菌、肺炎克雷伯菌或混合细菌感染等。

【诊断】

脐炎的诊断主要靠临床表现,可以有以下依据:

1. 脐带脱落后伤口不愈合,有渗液或脓性分泌物。

2. 脐周皮肤红肿,深及皮下,重则蔓延形成蜂窝织炎或脐周脓肿,甚至继发腹膜炎。

3. 发热,血白细胞数增加。

4. 慢性脐炎时局形成脐部肉芽肿,为一小樱红色肿物突出,常常流黏性分泌物,经久不愈。

【鉴别诊断】

脐部有经久不愈的肉芽和异常分泌物时,还要注意与以下疾病进行鉴别:

1. **脐尿管瘘** 小的脐尿管瘘由于开口比较隐蔽,临床上常与新生儿脐炎易混淆。脐尿管瘘的临床表现为不断有清亮的、浅黄色(尿样)液体自脐部流出,有的患儿可见红色黏膜样物,有的则比较隐蔽。行脐部超声检查,可看见脐尿管未闭合,且与膀胱顶部连接,一般即可诊断。另外,还可经瘘口或经膀胱注入加入亚甲蓝的盐水,观察有无蓝色液体自尿或脐部排出,或注入造影剂摄片,均能协助诊断。

2. **脐肠瘘** 为卵黄管的残留组织,一端与小肠连接,另一端开口于脐部。多数病人可见较为宽大的黏膜,可见粪便样物自此流出,超声检查可以协助诊断。或自脐部瘘口插管注入造影剂,造影明确诊断。

【治疗】

新生儿败血症最常见的感染部位就是脐部,对感染的患儿积极治疗早期原发感染病灶,能有效预防新生儿败血症的发生。

1. **清洁脐部** 可以使用 75% 乙醇、生理盐水、3% 硼酸液、碘伏等其中一种,以消毒棉棍或棉球蘸上述药液后,轻柔擦拭患处,祛除脓性分泌物,每日 2 次。如果生后 7 天脐带残端尚未脱落,可一并清洁待其自然脱落,或剪除后进行清洁。适用于单纯性脐炎或其他脐部感染。

2. **外敷药物** 如果脐根部伤口未愈,有少量分泌物,在清洁后,可局部涂抹康复新、表皮生长因子等,加速伤面愈合。

3. **外用药物** 如果脐部脓性分泌物较多,可于局部涂抹百多邦软膏、喜疗妥、金(红)霉素眼膏等中的一种,每日 2~3 次。合并严重腹壁感染者或局部有蜂窝织炎的,可局部外涂或外敷鱼石脂软膏、如意金黄散(中药),注意外敷药物时间勿过长,一般不超过 6 小时。

4. **烧灼** 已经形成脐肉芽者,可通过药物(10% 硝酸银)或激光烧灼去除,有时需重复烧灼方能去除,较大者可能需要手术切除。烧灼或切除后应用上述清洁、外敷药物加速其愈合。

5. **穿刺抽脓或切开引流** 凡在脐周或腹壁软组织形成脓肿者,应积极引流脓液,脓量多或者脓稠需要切开引流,并坚持换药(更换引流条,保持引流通畅,促进脓腔愈合)。肝脓肿和镰状韧带处脓肿的引流手术需要住院后实施。

6. 合并有败血症或全身症状的　新生儿对口服或者肌肉注射抗生素吸收差,可以选用静脉滴注抗生素。

【小结】

1. 脐炎是新生儿期最常见的炎性疾病。

2. 主要以脐部或脐周红肿有异常分泌物为临床特征。

3. 需与脐尿管瘘、脐肠瘘相鉴别。

4. 治疗以保持局部清洁、干燥,局部应用抗生素、局部烧灼肉芽组织为主,合并脐周软组织感染或败血症者,可应用抗生素并行切开引流。

5. 预防为主,做好产后随访,指导家长正确护理脐部,保持清洁和干燥,防止感染。

附:脐炎诊治流程图

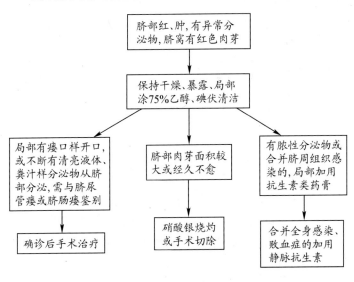

参 考 文 献

1. 赖英俊.新生儿细菌感染性疾病的病原菌分布及药敏分析.中外医学研究,2015,16:68-69

2. 沈安英,全彩琪,张建华.新生儿脐炎脐部分泌物病原菌及耐药性检

测.上海预防医学,2012,4:176-179

3. 冯中静.局部应用莫匹罗星软膏治疗新生儿脐炎疗效观察.临床合
理用药杂志 2015,2:101

（郭卫红）

第三节　皮下坏疽

【概述】

皮下坏疽,是新生儿期皮下组织感染性疾病,由于新生儿对感染的抵抗力和局限能力差,病变很快发展成急性蜂窝织炎,严重者可发展为败血症、支气管炎和肺脓肿等,故其死亡率较高。

曾经这是一种烈性产房传染病,婴儿一旦感染,100%死亡。目前,由于卫生条件极大改善及新生儿外科的迅速发展,这种疾病也渐渐成为罕见病。

【病因】

新生儿腰骶部和臀部由于长期卧位受压,成为好发部位,新生儿皮肤薄嫩,皮肤角质层薄弱,结缔组织和弹力纤维发育不成熟,受到尿裤、被褥等摩擦和大小便浸渍,不易保持清洁,细菌易从皮肤受损伤处侵入引起感染。也有临床研究表明,皮下坏疽患儿 T 淋巴细胞的改变较体液免疫中的 IgG 的改变更为明显、敏感,提示 T 细胞的减少与本病的发生密切相关。

【诊断】

皮下坏疽的诊断主要靠临床表现,病初起时,患儿有哭闹不安,拒奶,有发热、嗜睡、呕吐、腹胀、面色苍白发灰等败血症症状。感染重者可合并肝脏受损,出现黄疸。外周血象,白细胞计数及 C 反应蛋白升高。

根据病变区域临床表现,皮下坏疽分为 4 型:

1. **坏疽型**　为典型的皮下坏疽表现,约占发病的 65%。病变区边缘红肿,炎性浸润明显,中央区为软化漂浮区,局部皮肤由于血运减少,逐渐发黑坏死。早期切开有稀薄浑浊渗液,晚期呈黄褐色脓液及多量坏死组织。

2. **蜂窝织炎型** 占发病的 15%,在皮下坏疽早期出现,即感染发生后的 1~2 天之内出现,皮肤及皮下组织广泛充血及炎性浸润,颜色均匀,边界不清,病变中心无液化。

3. 脓肿型占 15%,感染得到局限,病变界限清楚,皮肤红发亮,张力较高,中心波动感明显,切开后有黄色脓液及坏死组织。

4. **坏死型** 较为罕见,约占 5%。早期呈猩红状,很快变紫红色,皮肤、皮下组织呈广泛坏死,基本无渗出。局部硬,坏死组织呈黑色焦痂。

【治疗】

1. **患处局部处理** 炎症初期或蜂窝织炎型,可外敷百多邦、喜疗妥、鱼石脂软膏或如意金黄散等,也可选用超短波、频谱等理疗。待脓肿局限产生波动感后,穿刺抽脓或切开引流。

2. 切开引流

(1)手术指征:①局部有漂浮感;②皮肤坏死;③尽管无漂浮感,但红肿范围大,应用抗生素仍不能控制其范围扩大。

(2)操作方法:先在病变中央左 1~2cm 小切口,由此伸入小弯止血钳向四周探查,并在边缘做许多小切口,长各约 1~2cm,各切口之间相距 2~3cm,外围切口应超越病变与健康皮肤 0.5~1cm,这样才能达到引流目的。切口内放入凡士林纱条压迫止血并引流,以后根据伤面情况每日换药 1~2 次,换药时可先用盐水冲洗后再放入纱条,如病情仍有扩大趋势,应立即再做补充切口引流。对于坏死组织要早期清除,待病情稳定,宜采用点状植皮术,可促使创面早期愈合。

3. **应用抗生素** 静脉给予足量广谱抗生素。在没有做出培养、药敏之前,一般多采用对金葡菌有效的两种抗生素,以后根据培养结果再调整抗生素的种类。早期中毒症状比较重,体温较高者,可加用激素治疗,可以减轻中毒症状和降低体温。

4. **支持疗法** 尽量让患儿进乳,并注意补充水、电解质、热量及维生素。可使用蛋白、新鲜血浆等增强营养及机体抵抗力,促进抗病能力及创面愈合。

【小结】

1. 皮下坏疽是新生儿期较为凶险的软组织感染性疾病。

2. 主要以腰骶部和臀部等受压部位皮肤、皮下软组织红肿、坏死为临床特征。

3. 治疗以及时切开引流防止感染扩展,应用抗生素和支持疗法为主。

附:皮下坏疽诊治流程图

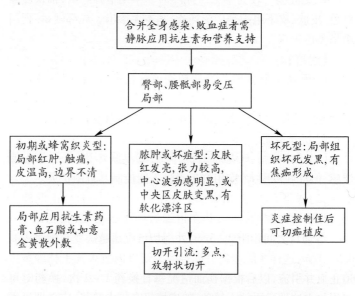

参 考 文 献

1. 王语,金先庆,向丽. 新生儿外科感染性疾病的治疗. 中国新生儿科杂志,2015:200-203

2. 石建华,周雪鸿,单振潮. 新生儿皮下坏疽诊治体会. 宁夏医学杂志,2009:81-82

3. 杨星海,丁峰,刘先苞,等. 新生儿皮下坏疽 153 例. 临床小儿外科杂志,2007:41-42

(郭卫红)

第四章　颌面部畸形

第一节　先天性唇腭裂

【概述】

唇腭裂是儿童头面部最常见的先天性畸形之一,在新生儿一般的发生率是1:550,但是在不同地区、不同人群种族之间有着不同的发生率。在唇腭裂中以男性居多,而单纯腭裂则在女性中多见。在所有唇腭裂中,唇腭裂合并出现占46%,单纯腭裂占33%,单纯唇裂占21%,有86%的双侧唇裂合并腭裂,而68%的单侧唇裂合并腭裂,单侧唇腭裂是双侧的9倍,左侧唇腭裂是右侧的2倍。

【病因】

1. **遗传因素**　唇腭裂的发生常与遗传相关,但是关于遗传率数据报道差异较大,需进一步统计。最高的报告唇裂有27%的遗传率,低者统计为4.3%。

2. **药物影响**　某些药物如反应停、阿司匹林、皮质激素类药物等可使胎儿引起唇腭裂。

3. **营养缺乏**　特别是维生素的缺乏被认为是造成唇腭裂畸形的一个重要因素。

4. **病毒感染**　也被认为是致病因素。如孕早期患风疹。

【临床表现、分类、诊断】

唇腭裂的表现形式虽不同,但总是遵循已知的胚胎发育模式,原腭的裂开可包括唇裂、牙槽裂及切牙孔以前硬腭裂,而继发腭的裂开可包括软腭裂及切牙孔之后的硬腭裂。目前唇腭裂分类方法有很多,如:改良的象形Y分类法、马德里分类、Veau分类法等,其各有特点,我们在临床上一般分为如下几种:隐性唇裂、不完性唇裂、完全性唇裂、软腭裂、不完全性腭裂、完全性腭裂,当然,需注意单、双侧之分,对于双侧病变的患儿可予以分别描述,如双侧(不)完全性唇裂,双侧唇裂(右侧完全性、左侧不完全性)等(见表4-1)。这样的分类方法相对比较简单,而且也比较符合胚胎学和解剖学的概念。

表4-1 唇腭裂分类

	分类	畸形特点
唇裂	隐性唇裂	皮肤黏膜连续,朱缘弓不齐,患侧人中嵴缺失,口轮匝肌附着异常。
	不完全性唇裂	裂隙至白唇,存在完整的鼻槛或西蒙带(Simonart band)。
	完全性唇裂	裂隙直通至鼻底
腭裂	软腭裂	包括悬雍垂裂、整个软腭裂开或者隐性软腭裂
	不完全性腭裂	表现为切牙孔之后的部分硬腭及软腭裂开,可见部分犁骨
	完全性腭裂	表现为自悬雍垂至硬腭、牙槽嵴完全裂开
备注		对于双侧病变的患儿可予以分别描述,如双侧唇裂(右侧完全性、左侧不完全性)

【序列治疗原则】

目前,多科协作、序列治疗已经成为唇腭裂治疗的现代模式。多科协作中包括了整形外科医生、麻醉医生、儿童牙科医生、正畸医生、颌面外科医生、口腔修复科医生、语音病理学家、听力学家、儿科医生、耳鼻喉科医生、护士、心理学家、社会工作者等。关于序列治疗可见表4-2,其中需要说明的是,目前对于单侧唇裂的修复时间并不总是选择在3个月左右,也有不少的医生选择在新生儿期进行手术修复。

表4-2　序列治疗时间表

年龄	治疗项目
0~3个月	单侧唇裂修复
3~6个月	双侧唇裂修复,耳鼻喉科医生检查中耳
1岁	腭裂修复
4岁	语言评估,必要时行腭咽闭合不全手术,唇鼻部二次整形
7~9岁	齿槽裂植骨
16岁以上	正颌外科手术、唇鼻整形术

【单侧唇裂的手术治疗】

人的上唇是一个复杂的四维立体结构,不仅包含着静态时的三维结构,还有动态下的形态改变。它是由许多的亚单位所构成,整形外科医生想要通过手术修复所有这些应有的正常结构是有一定困难的。目前,手术方法多种多样,各有利弊,但其中口轮匝肌及其周围肌肉复合体的重建对于唇裂修复是至关重要的。对于鼻部的畸形,在行初次唇裂修复时建议同步修复。

【双侧唇裂的手术治疗】

双侧唇裂的修复是更难的,基于两点:①虽然表象上双侧唇裂是单侧唇裂的双侧表现,但是它的畸形程度绝不是单侧的两倍,而应是数倍。细数下,鼻畸形包括:鼻翼基底宽大伴有鼻阈侧倾,口轮匝肌附着于鼻底,鼻翼软骨扁平、鼻穹窿分离,鼻翼软骨异位导致鼻小柱明显短缩,穹窿间纤维脂肪组织沉积。前唇畸形包括:上唇纵向短缩,口轮匝肌缺损,正常解剖标志丧失(唇弓、人中凹、人中嵴、唇白线),真性红唇缺如,龈颊沟缺失。前颌异位包括:前颌突出于犁骨柄上,正常牙弓缺失。②双侧唇裂的发生率约为10%,相较单侧唇裂少见,故而手术经验也相对较少。

双侧唇裂的手术治疗形成了一些共识:①前颌突出行犁骨截断、截除等方法均将影响上颌骨的发育,目前较为认可的方法是术前进行鼻-牙槽塑形,或者简单的行弹性绷带束缚前颌亦能收到较好的效果。②Brown及Barsky的方法由于侧唇切除组织较多,故而术后存在上唇过紧。而且,目前长期的临床观察发现,虽然术前的前唇组织纵向上显示过短,但术后前唇将有"追赶性"地生长,所以若术中利用侧唇的白唇组织去延长前唇,则术后显示前唇过长。所以目前"加长法"的手术方法建议慎用。③与单侧唇裂讨论的类似,在双侧唇裂中,同样可以行唇鼻的一期修复。

【腭裂的手术治疗】

腭裂的病理解剖包括硬腭缺损和软腭缺损。硬腭的正常功能是在口腔和鼻腔之间形成一个持久的、不动的间隔,它防止食物向鼻腔反流,并且作为舌的机械阻抗使其能将食物送入咽部。虽然腭裂是骨与软组织的联合缺损,但是在硬腭部分只需恢复的是间隔功能。

腭裂的另一个病理特征是软腭分裂,其中最重要的是失去了正常的肌肉解剖。正常情况下,腭舌肌、腭咽肌及腭帆提肌在中线与对侧肌肉交叉,形成肌肉吊带。在腭裂患儿,这些肌肉异常的附着于硬腭后缘,其中,腭帆提肌功能的丧失至关重要,因为这块肌肉的作用是上提并向咽后壁后推软腭。软腭具有动态阻塞作用,当其松弛时,有助于鼻呼吸和发出鼻辅音,当其紧张时,可在口腔形成压力并阻止空气和食物向鼻腔反流。腭裂患儿的鼻腔和口腔没有间隔,所以不能产生正常发音所需的口腔压力。

另外,因为附着异常,鼓膜张肌丧失了重要的功能。正常情况下,鼓膜张肌和腭帆张肌一起负责开启咽鼓管。成人的咽鼓管口位于中耳下方。因此,源于中耳的液体会顺势流入咽部,儿童的咽鼓管口在中耳腔上方。在正常情况下,当鼓膜张肌同腭帆张肌一起收缩时,咽鼓管口打开,肌肉收缩产生的肌泵作用促进中耳的引流。当这个功能丧失时,中耳就容易产生浆液性炎症,如果得不到医治。患儿都会出现耳疾甚至丧失听力。

需要注意的是腭裂的严重程度不一,最轻的是悬雍垂分叉而肌肉的解剖结构正常,这种情况不需要任何治疗。还可以表现为膜下裂,此时软组织虽未分裂但肌肉的解剖异常和腭裂一样。上腭正中可能粘有一条透明泛蓝的条带(中间薄而无肌肉的区域)或者在硬腭有一个切迹。一些患黏膜下裂的患儿,像腭裂患儿一样,不能达到适当的腭咽闭合,需要外科治疗才能活动正常的发音。

　　腭裂的治疗主要是手术修复。对于不同类型的腭裂采用不用的手术方法,Von Langenbeck 法适用于修复不完全性腭裂,Bardach 法(两瓣法)适用于修复单侧完全性腭裂,Oxford 法适用于修复双侧完全性腭裂。Bardach 法和 Oxford 法手术野暴露清楚,所以更容易解剖腭大神经血管束。

　　【小结】

1. 唇腭裂是新生儿常见的颅颌面畸形。

2. 唇腭裂的治疗需根据序列治疗进行。

附:唇腭裂的诊治流程图

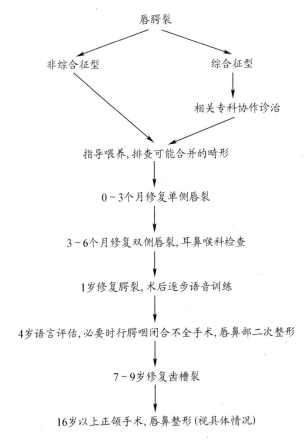

参 考 文 献

1. Freeman AK, Mercer NS, Roberts LM. Nasal asymmetry in unilateral cleft lip and palate. J Plast Reconstr Aesthet Surg, 2013, 66（4）: 506-512

2. Cline JM. Comparison of the rotation-advancement and philtral ridge techniques for unilateral cleft lip repair. Plast Reconstr Surg, 2014, 134（6）: 1269-1278

3. Da Silva Freitas R. Beyond fifty years of Millard's rotation-advancement technique in cleft lip closure: are there many "Millards"? Plast Surg Int, 2012, 2012: 731029

4. Stal S. Fifty years of the Millard rotation-advancement: looking back and moving forward. Plast Reconstr Surg, 2009, 123（4）: 1364-1377

5. Fisher MD, Fisher DM, Marcus JR. Correction of the cleft nasal deformity: from infancy to maturity. Clin Plast Surg, 2014, 41（2）: 283-299

6. Fisher DM, Sommerlad BC. Cleft lip, cleft palate, and velopharyngeal insufficiency. Plast Reconstr Surg, 2011, 128（4）: 342e-360e

7. Bo C1, Ningbei Y. Reconstruction of upper lip muscle system by anatomy, magnetic resonance imaging, and serial histological sections. J Craniofac Surg, 2014, 25（1）: 48-54

8. Sommerlad BC. Surgery of the cleft palate: repair using the operating microscope with radical muscle retropositioning—the GostA approach. B-ENT, 2006, 2 Suppl 4: 32-34

9. Rogers CR1, Meara JG, Mulliken JB. The philtrum in cleft lip: review of anatomy and techniques for construction. J Craniofac Surg, 2014, 25（1）: 9-13

10. Tan SP, Greene AK, Mulliken JB. Current surgical management of bilateral cleft lip in North America. Plast Reconstr Surg, 2012, 129（6）: 1347-1355

（董晨彬）

第二节　巨　舌　症

【概述】

巨舌症(macroglossia)是指舌体在休息时位于口唇外,不能全部回缩至口腔内所导致的一系列症状的一类疾病。其原因众多,可在新生儿期出现。

【病因和分类】

巨舌有真性巨舌和相对性巨舌之分。真性巨舌包括:①舌体组织本身增生导致巨舌:此类中常见的是 Beckwith-Wiedemann 综合征(BWS)以及新生儿甲状腺功能减退症;②舌部被侵犯浸润导致巨舌:如舌部淋巴管或血管畸形、黏多糖贮积症以及淀粉样病变。相对性巨舌则往往由于下颌骨发育较差而舌体相对增大,如 Down 综合征、Robin 序列征等。

【临床表现】

巨舌可导致呼吸困难而直接引起新生儿死亡,所以一经诊断,需严密监测呼吸情况。此外,更多的是,巨舌所导致的新生儿喂养不便、营养不良、流涎、舌体长期暴露于口外表面溃疡或继发感染以及外观异常。若巨舌延误治疗,将引起发声异常、咬合关系错乱、下颌前突等表现。

【诊断】

巨舌症的诊断并不困难,产前通过超声检查发现舌体位于口唇外即可诊断巨舌症,但是在胎儿期超声检查很难明确巨舌的具体原因,若超声发现舌体为均质增大,那么舌体组织本身异常增生的可能性较大。此外产前磁共振检查或许对于明确巨舌的病因有一定的作用。而对于患儿生后,通过体征即可诊断,另外,结合 CT 或磁共振检查等以鉴别上述引起巨舌的病因。

【治疗】

巨舌以手术治疗为主。治疗的原则是缓解呼吸困难,改善喂养不便营养不良,纠正外观异常,防止继发出现发声异常、咬合关系错乱及下颌前突。需要提出的是在缓解呼吸困难时,必要时需急诊行气管造口术,改善喂养不便营养不良时,必要时可长期鼻饲喂养甚至胃造口术。

巨舌的手术治疗主要是指舌体部分切除、缩小整形。新生儿甲状腺功能减退症导致的巨舌首先应纠正甲状腺功能减退,若经内科治疗后仍有巨舌存在的,再进行手术干预。对于舌部淋巴管或血管畸形导致的巨舌,可先行淋巴管或血管内注射治疗(如栓塞、光凝固术等),根据舌体的变化情况再行巨舌缩小整形术。除此之外,对于在新生儿期即诊断的巨舌症,应尽早手术治疗,有学者提出在 7 个月内手术为宜,以避免出现舌体表面反复溃疡继发感染,以及后期出现的发声异常、咬合关系错乱及下颌前突。

手术后并发症的防治:

1. **舌水肿** 术后舌体水肿是常见的,处理上可在术后前三天使用地塞米松,必要时保留气管插管。术中可在舌体上留置缝线,防治术后舌根后坠,该缝线建议在拔除气管插管及舌体水肿改善后仍松弛保留两天。

2. **舌部继发感染** 舌部的继发感染也是术后常见的并发症,最多出现在淋巴管或血管畸形的巨舌术后。所以术后常规使用抗生素以预防感染。对于新生儿或小婴儿而言可以反复喂食少量温清水,以冲洗伤口,注意避免呛咳,保持口腔卫生,进而预防感染。

3. **出血** 舌体出血多出现在术中,而且出血量可较大,特别是治疗血管畸形时,所以,术前完善的检查如 CT、MRI 是必要的,可了解巨舌的病因,若为血管畸形,可结合上述的硬化剂等治疗,再手术时可减少术中出血。另外,术中出血多的原因是因为舌体血供丰富,所以,术中可使用电刀和双极电凝边切边止血,并密切保护舌体两侧的血管神经,必要时可行术中彩超监测。

4. **巨舌复发** 复发多见于舌体淋巴管或血管畸形导致的巨舌,结合血管内注射治疗可有效地降低巨舌术后的复发。

5. **矫枉过正** 目前,关于舌体的切除范围并没有统一的量化指标,以口唇能正常闭合为度。切不可矫枉过正,以保证舌的感觉运动功能。可以行分期手术,不必强求一次解决问题。

【小结】

1. 巨舌症是由不同病因导致的一类疾病。

2. 根据不同病因采取不同的治疗方式。对于内科疾病导致的巨舌可先按内科治疗,若巨舌改善不佳合并临床症状的可采取手术治疗,其他真性巨舌以手术为主,假性巨舌必要时亦可行舌部手术。

3. 巨舌手术以切除部分舌体、缩小整形为主,术中忌矫枉过正。

附:巨舌症的诊治流程图

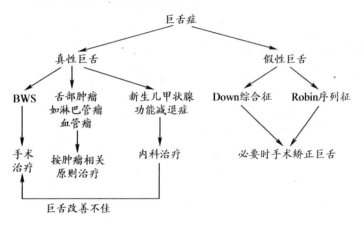

参 考 文 献

1. Shuman C, Beckwith JB, Smith AC, et al. Beckwith-Wiedemann Syndrome. Gene Reviews〔Internet〕. Seattle(WA): University of Washington, Seattle, 1993-2015. 2000

2. Pappas JG. The clinical course of an overgrowth syndrome, from diagnosis in infancy through adulthood: the case of Beckwith-Wiedemann syndrome. Curr Probl Pediatr Adolesc Health Care, 2015, 45(4): 112-117

3. Kadouch DJ, Maas SM, Dubois L, et al. Surgical treatment of macroglossia in patients with Beckwith-Wiedemann syndrome: a 20-year experience and review of the literature. Int J Oral Maxillofac Surg, 2012, 41(3): 300-308

4. Chin CJ, Khami MM, Husein M. A general review of the otolaryngologic manifestations of Down Syndrome. Int J Pediatr Otorhinolaryngol, 2014, 78(6):899-904

5. Costa SA, Brinhole MC, da Silva RA, et al. Surgical treatment of congenital true macroglossia. Case Rep Dent, 2013, 2013:489194

6. Van Lierde KM, Mortier G, Huysman E, et al. Long-term impact of tongue reduction on speech intelligibility, articulation and oromyofunctional behaviour in a child with Beckwith-Wiedemann syndrome. Int J Pediatr Otorhinolaryngol, 2010, 74(3):309-318

7. Heggie AA, Vujcich NJ, Portnof JE, et al. Tongue reduction for macroglossia in Beckwith Wiedemann syndrome: review and application of new technique. Int J Oral Maxillofac Surg, 2013, 42(2):185-191

8. Hettinger PC, Denny AD. Double stellate tongue reduction: a new method of treatment for macroglossia in patients with Beckwith-wiedemann syndrome. Ann Plast Surg, 2011, 67(3):240-244

9. Chau H, Soma M, Massey S, et al. Anterior tongue reduction surgery for paediatric macroglossia. J Laryngol Otol, 2011, 125(12):1247-1250

10. Balaji SM. Reduction glossectomy for large tongues. Ann Maxillofac Surg, 2013, 3(2):167-172

（董晨彬）

第三节　Robin 序列征

【概述】

Robin 序列征(Robin sequence, RS)是一种引起新生儿呼吸困难和喂养困难的疾病, 严重者可引起窒息。该病最早由法国口腔医生 Pierre Robin(1867~1950)在 1923 年首先报道, 并描述了该病的三个特征: 小下颌、舌后坠和气道梗阻。

RS 分为非综合征型、综合征型或是多发畸形(尚未认知的综合征)的一部分。发病率 1/2000~1/30 000, 男女比例为 1:1。非综合征型 RS 占所有 RS 的 40%, 综合征型 RS 占 25%, 35% 的 RS 是许多未知的多发畸形的一种表现形式。

【病因】

RS的病因尚不明确,可能与以下几点有关:

1. 由于受屈颈体位限制,下颌骨或颏部发育不良,引起舌后坠,口腔内高拱的舌体阻碍了两侧腭部向中间的融合形成腭裂,从而导致了RS。目前这一说法被大多数学者接受和支持。

2. 神经肌肉发育不良引起了小下颌,从而导致了RS。

3. 部分先天性综合征可导致下颌骨发育不良,继而引起舌后坠及腭裂,虽也形成了RS,但它成了综合征的部分表现。

【临床表现】

1. **非综合征型RS** 典型的临床表现包括:小下颌畸形或下颌后缩畸形、舌后坠以及腭裂所组成的三联征,同时可伴有呼吸困难、喂养困难、漏斗胸等。小下颌畸形或下颌后缩主要表现为下颌弓在上颌弓后方,侧面观酷似"鲨鱼嘴",舌后坠是由于小下颌或下颌后缩导致,一般舌体正常,仅有少数患儿有巨舌征、舌固连或小舌畸形;腭裂呈现特殊的U形裂,普通腭裂的V形裂极为少见,此外在所有RS患儿中腭裂的发生率为80%,在临床工作中也经常遇到不伴有腭裂的RS患儿,但其上腭明显高拱。需要强调的是,由于小下颌或下颌后缩导致的呼吸困难、喂养困难是需要及时处理的临床问题,且多发生在新生儿期,严重者可引起死亡。

2. **综合征型RS** 目前,临床上发现与RS有关的综合征有40多种,而且在不断地增加,其中最常见的是Stickler综合征,这类患儿除了具有典型的非综合征型RS的临床表现外,常伴有:①眼睛疾病:表现为玻璃体异常、先天的高度近视、视网膜分离等;②关节改变:表现为关节活动度过大,可有或无关节变性的放射学证据;③感觉神经性听力丧失。另外,比较多见的是腭心面综合征(velo-cardio-facial syndrome, VCFS),Treacher-Collins综合征等。

【诊断】

1. **产前诊断** 产前超声检查对于诊断胎儿RS有一定作用。小样本的研究发现在孕16~24周超声诊断RS的概率约为55%,在孕后期其检出率可能更大些。在产前超声检查时,有

RS 相关综合征家族史或羊水过多的孕妇将被列为 RS 高发人群,需仔细检查下颌及硬腭情况,在 RS 中羊水过多的原因可能是小下颌导致的吞咽困难,若一旦发现小下颌、羊水过多或伴腭裂,即需高度怀疑 RS,产时需警惕婴儿窒息,有条件者应即刻入新生儿重症监护室做进一步诊治。此外,在产前诊断可能为 RS 后,需注意心脏等有无合并畸形。

2. **产后诊断** 根据患儿小下颌畸形或下颌后缩畸形、舌后坠、伴或不伴有腭裂即可诊断 RS,临床上需完善检查以了解是否同时合并有其他畸形,从而区分非综合征型 RS 和综合征型 RS。

【治疗】

RS 的治疗主要是针对呼吸困难、喂养困难以及腭裂的治疗,其中呼吸、喂养困难多从新生儿期开始治疗。

1. **呼吸困难的治疗**

(1)非手术治疗

1)体位治疗:这是 RS 患儿呼吸困难的首选方法,通常采用侧卧或俯卧。该方法所报道的成功率为 47.6%、63.3% 不等。而且,通过判断体位治疗的效果,可以简单地把 RS 分为三级:一级为仰卧时无明显呼吸困难,间歇性舌后坠;二级为仰卧时有间歇性轻度呼吸困难,侧卧时无呼吸困难,持续性舌后坠;三级为仰卧时有中到重度呼吸困难,且侧卧时仍存在,持续性舌后坠,无法经口喂养。

2)建立人工气道:这也是治疗 RS 的常用方法,也是非常行之有效的方法,常见的是鼻(口)咽通气道以及气管插管。但是该方法也存在明显的弊端,鼻咽通气道容易脱管,存在一定的安全隐患,而且需要长期带管;气管插管仅适合短期使用。

(2)手术治疗:包括下颌骨截骨牵引成骨术,下颌骨牵引成骨术。

2. **喂养困难的治疗** 临床上,随着呼吸困难症状好转,大部分患儿的经口喂养问题也随之解决。若仍未改善,可以经鼻饲管喂养,而且可以长期留置导管,留置时间从 7 天~18 个月不等。如有需要,甚至可行胃造瘘术,直接经胃造瘘口喂养。直至 RS 患儿能脱离导管,顺利进行经口喂养。

3. **腭裂的治疗**　RS 的腭裂一般在 18 个月左右进行手术,其本身的手术方式与一般腭裂无异,但需要指出的是:①该类患儿术前需请麻醉师仔细评估气道;②其术后呼吸道梗阻发生的概率更高;③术后语音的恢复较差。

【预后】

对于非综合征型的 RS 患儿,在解决了新生儿期呼吸及喂养问题后,其预后一般较好,但需要注意腭裂治疗时呼吸的监测。而综合征型的 RS 预后相对较差,由于伴发多种畸形,可引起较高的死亡率。目前,所有 RS 的死亡率接近 25%。

【小结】

1. RS 是引起新生儿呼吸困难和喂养困难的一类疾病。

2. RS 在新生儿中具有较高的死亡率,尤以综合征型为主。

3. 根据临床症状即可诊断 RS,一经确诊,需行体位治疗,若无法改善呼吸困难等情况,需及时行手术治疗。

4. 手术分为下颌骨截骨延长器牵引和下颌骨非截骨钢丝牵引。

附:Robin 序列征的诊治流程图

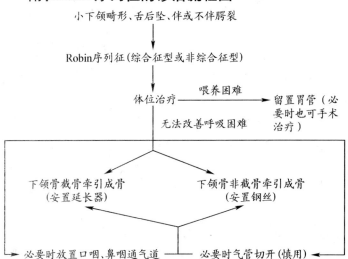

105

参考文献

1. Gangopadhyay N, Mendonca DA, Woo AS. Pierre robin sequence. Semin Plast Surg, 2012, 26(2):76-82

2. Cladis F, Kumar A, Grunwaldt L, et al. Pierre Robin Sequence: a perioperative review. Anesth Analg, 2014, 119(2):400-412

3. Denny AD. Distraction osteogenesis in Pierre Robin neonates with airway obstruction. Clin Plast Surg, 2004, 31(2):221-229

4. Dong CB, Zheng S, Shen C, et al. Mandible traction with wires for the treatment of upper airway obstruction caused by Pierre Robin sequence in Chinese infants: preliminary findings. J Craniomaxillofac Surg, 2014, 42(7):1122-1127

5. Baciliero U, Spanio di Spilimbergo S, Riga M, et al. Respiratory distress in Pierre Robin sequence: an experience with mandible traction by wires. Int J Oral Maxillofac Surg, 2011, 40:464-470

6. Scott AR, Tibesar RJ, Sidman JD. Pierre Robin Sequence: evaluation, management, indications for surgery, and pitfalls. Otolaryngol Clin North Am, 2012, 45:695-710

7. Mackay DR. Controversies in the diagnosis and management of the Robin sequence. J Craniofac Surg, 2011, 22:415-420

（董晨彬）

第五章　胸部疾病

第一节　先天性胸廓畸形

胸廓畸形主要由胸骨、肋骨和胸椎的发育异常引起,胸椎畸形属骨科范畴,本文从略。胸骨发育异常包括:漏斗胸、鸡胸和胸骨裂;肋骨发育异常包括:多生肋、先天性肋骨缺如和 Poland 综合征。本文主要介绍新生儿期相对较常见的两种胸廓畸形:漏斗胸和胸骨裂。

一、先天性漏斗胸

【概述】

先天性漏斗胸(pectus excavatum)是儿童最常见的先天性胸壁畸形,主要表现为胸前壁向内凹陷,胸骨下段及相对应的肋骨也同时向内凹陷,形如漏斗状。如果不经治疗,凹陷的胸骨及肋软骨会压迫心脏和肺脏甚至食管,导致患儿肺活量降低,易患呼吸道感染,心肌受损,随年龄增加,更可发生脊柱侧弯。另外,畸形的外观会造成其出现心理损害、性格改变和自卑情绪。其发病率约为1‰~4‰,占所有胸壁畸形的90%以上。男女发病率约4:1。

【病因】

漏斗胸的发病原因还不清楚,约10%~20%的患儿有明确家族史。目前,多数学者认为其病因是由于肋骨和软骨交界区不平衡生长,肋骨生长过快,相应的胸骨需向后凹陷移位所致。先天性漏斗胸与"缺钙"无关已被认可。

【诊断】

1. **临床表现**　漏斗胸的主要临床表现为前胸壁向内凹陷畸形,形如漏斗状,常是第4~8肋软骨连接的内侧或外侧向脊柱方向凹陷而构成漏斗胸两侧壁,下陷的胸骨构成漏斗胸的最低点。第1、2肋一般不受累。轻度的漏斗胸无明显症状。重度漏斗胸会出现典型体征:肩前倾、后背弓、胸凹陷、腹膨隆。患儿因心肺受压,耗氧增加,可出现营养不良、消瘦、活动后心悸、气喘、心前区疼痛、肺活量减少、反复发生呼吸道感染等。年长儿因身体畸形,会发生心理改变,如情绪波动、抑郁、过度害羞、自卑甚至自杀倾向。

2. 实验室检查 漏斗胸一般实验室检查无明显异常,部分患儿可有轻度贫血和血清碱性磷酸酶增高。

3. 影像学检查 漏斗胸诊断并不困难,但在确认漏斗胸的同时,应进一步了解畸形的程度和范围,是否对称,有无胸骨扭转,心脏有无移位或受压,心肺功能有无受损,有无合并脊柱侧弯,有无合并其他畸形如 Marfan 综合征等。

(1)胸部 X 线正侧位片:是诊断漏斗胸的首选检查,可以测量胸骨凹陷最低点至椎体前缘的距离,心脏移位及肺部情况。

(2)胸部 CT:可显示凹陷及深度,心脏受压情况、胸壁的形状,对手术时植入的金属支架塑形有指导意义。

(3)心电图:多数患儿有心电图异常,表现为 P 波双相或倒置、右束支传导阻滞。少数有心律失常如心动过速、心律不齐等。

(4)超声心动图:评估心功能及了解有无合并 Marfan 综合征。

(5)呼吸功能检查:部分患儿可有肺活量下降,表现为相对性限制性通气功能减退。

(6)注水试验:患儿仰卧位,测量漏斗容水量,以判断漏斗胸的严重程度,因差异较大,现在多已不用。

【分型】

1. 根据胸骨体有无旋转分为对称型和不对称型两种。对称型漏斗胸的胸骨凹陷程度较轻,胸廓两侧对称,心肺受压较轻;不对称型漏斗胸的胸骨凹陷往往在右侧较深,胸骨体旋向右侧,严重者胸骨体的腹面成为凹陷漏斗的左侧壁。

2. 根据凹陷的范围分为局限型和弥散型两种 局限性漏

斗胸,胸廓外型正常,中央显著凹陷;弥散型漏斗胸,两侧胸部扁平,中央凹陷较浅,但范围大,胸廓前后径较短。

3. 根据病情分级,可分为轻、中、重三型(见表5-1)。

表5-1 漏斗胸病情分级

	轻度	中度	重度
注水试验	<20ml	30~50ml	>50ml
漏斗胸指数(FI)	<0.2	0.2<FI<0.3	FI>0.3
胸廓指数(CT)	CT<3.2	3.2<CT<3.5	CT>3.5

注:FI=$(a \times b \times c)/(A \times B \times C)$(a,漏斗胸凹陷的纵径;b,漏斗胸凹陷的横径;c,漏斗胸凹陷的深度;A,胸骨的长度;B,胸廓的横径;C,胸骨角至椎体的最短距离);胸廓指数指胸廓最凹处平面的横径与胸骨后缘至相应椎体前缘之间最短的距离的比值

【鉴别诊断】

漏斗胸诊断并不难,本身不需要鉴别,但需要注意的是,漏斗胸不全是先天性的,也可以是某些疾病的表现之一,如 Marfan 综合征、佝偻病、黏多糖病、神经纤维瘤病等。手术前应注意排除。

【治疗】

目前,外科手术是治疗先天性漏斗胸的唯一有效方法,手术目的是防止畸形进行一步发展,矫正畸形,改善心肺功能,消除患儿的心理负担。

自1997年美国医生 Donald Nuss 等介绍了其微创治疗漏斗胸手术方法 NUSS 术-微创漏斗胸修复术(MIRPE)以来,有关漏斗胸的治疗发生了根本的改变,手术变得更为安全、有效,漏斗胸的手术指征也逐步放宽。除了中-重度的漏斗胸,一些轻度漏斗胸但有严重心理负担,有美观要求的患儿均有手术指征。目前,对漏斗胸患儿行 NUSS 术的理想手术年龄仍有争论。一般认为最理想的年龄是3~6岁。但也有部分学者认为最理想的年龄是6~12岁。

1. 术前准备 按胸外科手术常规准备,术前术后均无需使用抗生素。

2. **NUSS 术**　首先利用弯棒器将钢板从中间向两边弯曲成与患儿的胸部相适应的弧度;用消毒标记笔标记胸壁凹陷最深部位,再于左右腋中线与平凹陷最深点平面相交处向外侧作水平皮肤切口。右侧长 2cm,左侧 1cm。两侧切口向胸骨方向作一 2~3cm 皮下隧道,经右侧切口肋间穿刺置入 5mm 的 Trocar,由麻醉师用小潮气量限制通气后置入胸腔镜,在胸腔镜监视下用引导器从右侧切口经皮肤下隧道至肋骨最高点肋间入胸腔,沿胸骨后穿过纵隔至对侧胸腔从左侧对应点出胸,再经左侧的皮肤下隧道经左侧胸壁切口穿出;用系带将已塑形好的 NUSS 钢板与引导器拴住,凸面向后将其从胸骨后前纵隔间隙和先前的隧道内拖至右侧;调整好钢板位置,用翻转器将钢板翻转 180°。注意保证钢板的外形与胸壁的轮廓很好地匹配。不能太松或太紧,必要时可将钢板翻回来重新调整。在右侧钢板一端装上固定片(一般年幼患儿仅需一端,年长患儿及胸廓较宽者可安装双侧固定片),用不锈钢钢丝将固定片固定于钢板上。经固定片侧孔用粗丝线将固定片缝合于对应肋骨上;麻醉师用大潮气量和呼气末正压通气下将 Trocar 拔出并缝合针孔以排出胸腔内残气(不需要另置胸腔闭式引流);缝合皮下组织包埋固定片和钢板,缝合皮肤。

3. **术后处理**　术后予常规心电血氧监测 6 小时,根据疼痛评估程度,选用自控镇痛泵和非类固醇消炎药如布洛芬等镇痛。如疼痛剧烈,必要时可使用杜冷丁、吗啡。

4. NUSS 术后应定期随访,出院后前 3 个月每月回院复查一次,情况稳定后每 6 个月一次。所有病人都应长期随访(即使在取出钢板后)。钢板一般保留 2 年以上,术后第 3 年可回院手术取出钢板及固定片。

【并发症预防和治疗】

1. **疼痛**　疼痛是 NUSS 术后最常见的并发症,与畸形的严重程度、患儿年龄有关。畸形越严重,年龄越大,疼痛越明显。麻醉复苏后应立即采用有效的镇痛方法以解除患儿疼痛。

2. **胸腔及皮下积气**　往往是因为术中排气不充分或胸壁切口缝合不紧密造成。右侧多见。少量气胸及皮下积气可无需处理。如胸腔积气较多,肺压缩超过 20% 可予胸腔穿刺抽气,必要时可于患侧锁骨中线第二肋间放置胸腔闭式引流管。如皮下积气较多,可予弹力绷带包扎胸部,一般两到三天后积气可吸收。

　　3. **钢板移位**　术后钢板移位多见于低年龄组,多是由于不慎跌倒引起,需要向家长做好宣教,术后 1 个月内不能举重物,3 个月内不参加运动。3 个月后可逐渐恢复正常活动。

【小结】

　　1. 先天性漏斗胸是儿童最常见的胸廓畸形。

　　2. 漏斗胸的典型体征为:肩前倾、后背弓、胸凹陷、腹膨隆。

　　3. 胸部 X 线及胸部 CT 能确诊及分型。

　　4. 外科手术是唯一有效的治疗方法,NUSS 术微创、有效、安全。

　　5. 手术年龄一般为 3 岁以后。

　　6. 疼痛是 NUSS 术后最常见的并发症。

二、胸骨裂

【概述】

　　胸骨裂的定义一度模糊,有学者将其和胸腹异位心脏、胸部异位心脏和颈部异位心脏共同归为胸骨缺损的四种类型。实际上,胸骨鲜有缺损,心脏也很少或仅有轻度移位,所以,统一定义为胸骨裂较为合适。

【病因】

　　与胚胎发育有关。胚胎第 6 周时,胸骨为分离开的两列胸骨索。在第 7～10 周时,两侧胸骨索在中线自上而下互相融合而成胸骨软骨。出生时改软骨有多个骨化中心,发展成数块胸骨节,再融合成胸骨。若两侧胸骨索融合过程发生障碍,即形成胸骨裂。

【分类】

　　根据胸骨索中线融合障碍的程度和发生部位,分为 3 类。

　　1. **胸骨上裂**　大部分属此种类型。胸骨上部未融合,向下延伸至第 4 肋软骨。患儿屏气、哭闹时显示心脏搏动,此处与颈根部相连,曾被误认为颈部异位心脏。

2. **胸骨全裂**　此型罕见。分 2 类:①胸骨全裂,剑突不分离,多无伴发畸形;②胸骨与剑突全裂,常有伴发畸形,与胸骨下裂相似。

3. **胸骨下裂**　胸骨下半部裂开,常合并 Cantrell 五联征畸形:胸骨下裂、脐上腹壁中线缺损、横膈前部缺损、心包缺损和心脏畸形(以室间隔缺损和 Fallot 四联征多见)。

【诊断】

因胸骨裂的类型而异。胸骨裂开范围较大时,患儿可出现反常呼吸,进而出现呼吸困难,发绀。胸骨上裂时,可有一部分心脏脱出,在胸骨裂开部能明显触及心脏跳动;胸骨下裂时,可出现腹壁疝和膈疝,患儿有呕吐、腹痛等症状。并发心脏畸形时,可出现相应症状和体征。在新生儿期根据其典型临床表现即可确诊。胸部 X 片可进一步明确诊断。

【治疗原则与方案】

手术治疗是唯一的治疗方法,一般最好在新生儿期做手术。手术选取胸骨前纵切口,充分游离胸骨边缘及胸肌,钝性游离胸骨后与心包之间的粘连索带,使心脏复位。再将裂开的胸骨对拢缝合,用或不用修补材料。原则是缝合后既形成新的胸骨屏障,又不能压迫心脏。对于伴发的多种畸形,尽可能行一期手术治疗。

【小结】

1. 胸骨裂与胚胎发育有关。

2. 胸骨裂分为胸骨上裂、胸骨全裂和胸骨下裂 3 种类型。

3. 胸骨下裂、脐上腹壁中线缺损、横膈前部缺损、心包缺损和心脏畸形合称 Cantrell 五联症。

4. 手术是治疗胸骨裂唯一的方法,一般最好在新生儿期做手术。

参 考 文 献

1. 江泽熙,胡延泽. 小儿胸部外科学. 武汉:湖北科学技术出版社,2008:159-166

2. 杨启政,陈琦,王稼祥,等. 小儿先天性畸形学. 河南:河南医科大学
   出版社,1999:54-60

3. Peter Mattei. 小儿外科指南. 上海:第二军医大学出版社,2006:
   496-505

4. James A. O'Neill, Jr. , Jay L. Grosfeld, Eric W. Fonkalsrud. 小儿外科原
   则. 第2版. 北京:北京大学医学出版社,2006:391-401

5. Grosfeld JL, O'Neill JA, Eric JW,等. 小儿外科学. 第6版. 上卷. 北京:
   北京大学医学出版社,2009:911-953

6. 李正,王慧贞,吉士俊. 实用小儿外科学. 北京:人民卫生出版社,
   2001:351-361

(汪凤华　余家康)

第二节　新生儿气胸、乳糜胸及其他类型的胸膜渗出

　　新生儿胸膜腔内可出现气体、乳糜液、脓性渗出物、血性液体等的异常聚集,分别称为气胸、乳糜胸、脓胸和血胸。本节主要介绍气胸和乳糜胸。

一、气胸

【概述】

　　气胸指的是由于壁层胸膜或脏层胸膜破坏而导致的胸膜腔非正常积气。张力性气胸指的是当胸膜腔内空气在压力下积聚,导致纵隔结构移位的一种特殊类型的气胸。气胸的病因通常有创伤性的、医源性的或自发性的。其中,自发性气胸最常见。

【病因】

　　自发性气胸分为原发性和继发性。原发性气胸常没有明显的基础肺部疾病,多见于体型瘦高的青少年;继发性气胸常由于肺内病变所致。常见的肺内病变有:

　　1. **感染**　金黄色葡萄球菌性肺炎和先天性肺囊肿继发感染后破裂,是儿童自发性气胸的主要原因。肺部真菌性感染、肺结核引发的自发性气胸等报道也逐渐增多。

113

2. **胸膜下肺囊性病变破裂** Ⅳ型先天性肺气道畸形、Ⅰ型胸膜肺母细胞瘤、肺囊肿等,当囊腔内压力增至一定限度时,最终破裂,引发气胸。

3. **其他** 获得性免疫缺陷综合征伴随的卡氏肺囊虫性肺炎可引起自发性气胸,气胸常常为双侧,易复发。另外,儿童期气胸常是骨肉瘤肺转移的首发症状。

【病理生理】

主要与患侧肺的塌陷引起的潮气量减少以及呼吸灌流不匹配有关。另外,发生张力性气胸时,纵隔向健侧移位,双侧肺的静脉回流量以及心输出量均减少。由此引发一系列呼吸循环障碍。

【临床表现】

患儿的症状及体征视胸腔内气量、是否为张力性气胸及基础病变而异。婴幼儿气胸大多发生于肺炎病程中。小量气胸可无症状;如果气胸量较大,可引起胸痛、剧烈咳嗽、气促和发绀;张力性气胸患儿气促更明显,严重者可出现呼吸衰竭、脉搏微弱、血压降低,可有休克表现。

体检见患侧胸廓隆起,呼吸运动减弱,肋间隙增宽;气管、心脏向健侧移位。患侧叩诊呈鼓音,听诊呼吸音减弱或消失。部分患儿可合并皮下气肿,表现为前胸、颜面部肿胀,触之有捻发感。

【诊断】

1. **胸部 X 片** 胸片上可显示无肺纹理的均匀透亮胸膜腔积气带,据此可确诊。需注意的是,新生儿气胸气体常位于胸腔前方及内侧,将肺组织推向后方,后前位片不见气胸影,或仅在肺尖处显现肺外缘少许透明弧形影。需加做侧位胸片。

2. **胸部 CT** 能清晰显示胸腔积气的范围和积气量、肺被压缩的程度,对极少量的气胸和位于前中胸腔的局限性气胸,CT 能明确诊断。对于肺内的原发病变,CT 能同时诊断。

【鉴别诊断】

1. **气胸与肺大泡** 反复发作的气胸,由于胸腔内有粘连,容易形成局限性包裹,在胸片上易与肺大泡混淆。但气胸发作常较突然,而肺大泡发病时间较长,胸片在胸壁边缘尤其是肋膈角处,可见到纤细的肺大泡囊壁线。

2. **张力性气胸与大叶性肺气肿** 两者均可致患儿呼吸困难、发绀,胸片上均可表现为病变区透亮度增高,但张力性气胸胸片可见压缩的肺呈团块状致密影位于肺门,胸腔穿刺可达急症减压的目的;而大叶性肺气肿胸片表现透亮区可见肺纹理,穿刺胸腔减压无效。

【治疗】

1. **一般治疗** 患儿应卧床休息,限制活动,面罩给氧,使用止痛、化痰、镇咳等药物对症处理;有感染征象者给予抗感染治疗。

2. **紧急处理** 一般肺压缩少于20%,不需特殊治疗;肺压缩大于20%,应穿刺减压,促使肺复张。穿刺部位选患侧锁骨中线第2肋间。肺压缩大于60%,应留置患侧胸腔闭式引流管,接水封瓶排气,置管位置同上。通过引流管可观察排气及肺复张情况。

3. **手术治疗**

(1)手术适应证:①复发性气胸;②双侧气胸;③持续漏气7天以上;④合并肺囊性变,需要同时手术治疗。

(2)手术方法:各种类型的气胸的确定性手术治疗方式是胸膜固定术,若合并肺囊性变,同时行肺囊性变切除术。胸膜固定有几种不同的方式,最常用的是胸膜机械性擦破,刺激炎性粘连;还可用药物灌注胸膜腔进行化学性粘连,可用的药物包括多西霉素、博来霉素、阿霉素、滑石粉、红霉素、高渗糖等,所有的报道中,使用滑石粉进行胸膜固定的复发率最低,但滑石粉可能有致癌性,使用需谨慎。

随着胸腔镜手术的开展,对气胸患儿进行胸腔镜手术取得了很好的效果并积累了丰富的经验。应用胸腔镜可用很好地观察整个肺的表面,行肺病变的切除,同时进行机械性胸膜固定术,并结合胸膜腔内灌注药物进行化学性胸膜固定,疗效确切。

术后常规留置胸腔闭式引流管,以 $10 \sim 20cmH_2O$ 负压抽吸,直到患侧肺完全扩张并停止漏气。此时,停止抽吸,引流管接水封瓶 $12 \sim 24$ 小时,复查胸片证实肺已完全复诊,即可拔管。

【预后】

少量气胸,空气能逐渐吸收;大量气胸诊断治疗及时,大多可治愈;张力性气胸,属危重急症,处理不及时可致死亡。

【小结】

1. 金黄色葡萄球菌性肺炎和先天性肺囊肿继发感染后破裂,是儿童自发性气胸的主要原因。

2. 对于气胸,胸部 X 片可确诊。

3. 肺压缩大于 20%,应穿刺减压,促使肺复张;肺压缩大于 60%,应留置患侧胸腔闭式引流管。

4. 手术治疗适应证 ①复发性气胸;②双侧气胸;③持续漏气 7 天以上;④合并肺囊性变。

附:气胸诊治流程图

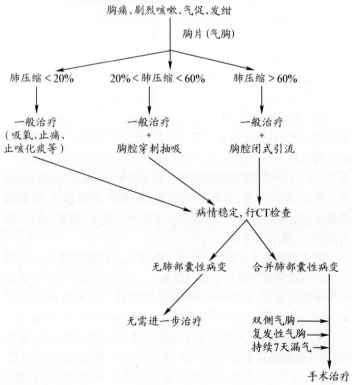

二、乳糜胸

【概述】

各种因素影响胸导管或其较大分支的回流,导致胸膜腔内乳糜液积聚,称为乳糜胸(chylothorax)。本病少见,发病率约为 0.25% ~ 0.5%。

【病因】

1. **先天性乳糜胸** 新生儿胸腔积液的主要原因。发病率约为 1/15 000 ~ 1/12 000,通常是由于先天性的乳糜液输送管道、乳糜池或者胸导管本身异常引起的。曾经认为新生儿乳糜胸是由生产时的创伤引起,但是,在多数情况下乳糜胸的发生与产程或产式无关,而且部分乳糜胸患儿在产前检查时就发现胸腔积液。产前发现的胎儿胸腔积液需要行全面胎儿超声、胎儿染色体及胎儿超声心动图排除继发性胎儿胸腔积液。

2. **创伤性乳糜胸** 多数是医源性的。胸心外科手术,如心、肺、主动脉、食管、纵隔、锁骨下血管手术均可损伤胸导管。另外,胸部外伤,包括锐性伤和钝性伤,均可损伤胸导管,引发乳糜胸。

3. **梗阻性乳糜胸** 胸导管被纵隔肿瘤压迫,静脉血栓形成,胸腔或纵隔的感染等,乳糜液流通不畅,压力升高导致胸导管破裂。

【应用解剖】

胸导管起源于腹部的乳糜池,位于 L_2 的前方。导管通过大动脉裂孔进入后纵隔,在食管右后方、脊柱前纵韧带及右肋间动脉前方,行走于主动脉与奇静脉之间。在 C_5 水平,胸导管自右侧斜跨至左侧,在主动脉弓之后沿食管左侧上行,汇入锁骨下静脉和颈内静脉的交界处。整个导管系统存在很多变异,仅大约 50% 的个体是典型的胸导管路径。在胸部,丰富的副导管系统从肋间隙、后纵隔和内脏淋巴结发出,它们可与胸导管自由地交通。

【病理生理】

胸导管的主要功能是运送乳糜入血,饮食中所有脂肪的

80%~90%由肠道吸收,并通过胸导管转运形成乳糜。任何肠内的喂养,会使胸导管内液体的流量明显增加。饥饿、完全静止休息、注射吗啡等抑制肠蠕动药物时,导管内淋巴液量减少,成为清亮的细滴状。胸导管同时也是血管外蛋白质返回循环和紧急情况下运输储存蛋白的主要途径。乳糜液中蛋白质含量约为人体血浆蛋白含量的1/2,主要是白蛋白、球蛋白、纤维蛋白原和凝血酶原。胸导管淋巴内含大量白细胞,为2000~20 000/ml,其中T淋巴细胞占90%,因其有抑菌作用,故很少合并胸膜腔感染。乳糜液中其他成分,如电解质、脂溶性维生素、各种抗体和酶,含量与血浆相同。

乳糜液积聚于胸膜腔,将引起机体呼吸循环功能障碍;乳糜液长期、大量漏出,淋巴细胞丢失,将损害机体的免疫功能;脂肪、蛋白质大量丢失,将使机体处于明显营养不良状态;电解质丢失,将导致机体电解质失平衡。最终,机体出现严重的代谢紊乱。

胎儿乳糜胸的预后良好因素包括:单侧乳糜胸、无纵隔移位、膈肌抬高等超声征象。

双侧胎儿乳糜胸及胎儿水肿是胎儿乳糜胸的预后不良指征,死亡率高达52%。水肿考虑为纵隔移位、心脏受压、上腔静脉受阻而导致的低心排性胎儿水肿。

【临床表现】

乳糜胸的临床表现与胸腔内乳糜量的多少、乳糜丢失的速度以及病程的长短有关。胸腔内乳糜量不大时,患儿可无明显症状。胸腔内乳糜量达到一定量时,患儿将出现压迫症状,表现为咳嗽、呼吸困难、发绀等。随着病程延长,患儿将出现消瘦、体重下降、下肢水肿、尿少、电解质紊乱、低蛋白血症、代谢性酸中毒和免疫缺陷等。

体检可见患侧呼吸运动减弱,气管向健侧移位,患侧胸廓饱满,叩诊实音,听诊呼吸音减弱或消失。

【诊断及鉴别诊断】

1. **实验室检验** 乳糜液外观乳白色,呈碱性,pH 7.4~7.8,比重1.012~1.025。乳糜试验阳性,即将抽得的胸腔液涂片后,用苏丹Ⅲ染色,在显微镜下可见到脂肪球。胸腔液中血细胞计数显示淋巴细胞超过 80%,甘油三酯水平大于 110mg/100ml 是客观的诊断标准。

2. **胸部 X 片、B 超、CT 和 MRI**　显示大量胸腔积液,并为寻找病因提供依据。胸腔穿刺或胸腔引流可看到特有的乳白色浑浊胸腔积液。禁食下的患儿及胎儿期乳糜胸胸腔穿刺为淡黄色澄清液体。

【治疗原则与方案】

1. **保守治疗**　文献报道 80% 婴儿乳糜胸通过保守治疗可恢复健康。保守治疗方法包括:①禁食、全胃肠外营养,保持电解质平衡;减少乳糜液渗漏,有利于瘘管闭合。②补充白蛋白或球蛋白、预防感染。③生长抑素或奥曲肽治疗。其作用机制可能是利用了其内分泌抑制功能,选择性收缩内脏血管,抑制胃、胰液、肠的消化液分泌,显著减少胸导管的淋巴液量,抑制了乳糜胸水的形成。目前应用指征及疗程仍有争议。④使用富含中链甘油三酯(MCT)配方奶喂养。中链甘油三酯可绕开淋巴系统直接吸收进入门静脉,从而减少淋巴液的产生。⑤针对病因,进行相应处理。

2. **胸腔穿刺或胸腔引流**　反复胸腔积液穿刺或胸腔闭式引流,缓解呼吸道症状,促进胸导管愈合,同时可对每日引流量进行记录,提供是否需要手术干预的依据;胎儿期是否行胸腔减压引流存在争议,通常认为孕 32 周前的胎儿大量胸腔积液、纵隔移位,可在超声指引下行胎儿胸腔穿刺,在两次穿刺之后仍有大量胸腔积液、纵隔移位、羊水过多、胎儿水肿情况下建议超声指引下行胎儿胸腔-羊水分流术。

3. **手术治疗**　目前对于手术治疗的时机尚存在争议。一般认为,如果引流量持续超过患儿的耐受力,或者不能证明引流量有减少或如果持续 2~3 周没有下降,则需手术治疗。

(1)膈上大块组织结扎胸导管:经右后外侧切口入胸,松解下肺韧带,用非吸收线将奇静脉与主动脉之间的所有组织包括胸导管,予以结扎。

(2)胸膜固定术:通过物理或化学的方法,刺激胸膜腔脏、壁层胸膜以发生炎性反应,最终形成粘连。较常用的有 50% 葡萄糖灌洗胸膜腔,胸腔镜下电灼壁层胸膜等。这种技术应避免在婴儿中进行,因为它会影响肺和胸壁的发育。

(3)胸腹分流术:作为最后的选择,应用于难治性乳糜胸。

【小结】

1. 先天性乳糜胸是新生儿胸腔积液的主要原因。

2. 乳糜液中含有大量脂类和白细胞。

3. 乳糜胸的相关症状主要包括胸腔积液压迫和营养液以及白细胞丢失所致。

4. 乳糜胸的诊断主要依据实验室资料。

5. 80% 婴儿乳糜胸通过保守治疗可治愈。

参 考 文 献

1. 江泽熙,胡延泽. 小儿胸部外科学. 武汉:湖北科学技术出版社, 2008:180-185

2. 杨启政,陈琦,王稼祥,等. 小儿先天性畸形学. 河南:河南医科大学出版社,1999:90-91

3. Peter Mattei. 小儿外科指南. 上海:第二军医大学出版社,2006: 486-508

4. James A. O'Neill, Jr. , Jay L. Grosfeld, Eric W. Fonkalsrud. 小儿外科原则. 第 2 版. 北京:北京大学医学出版社,2006:403-405

5. Grosfeld JL,O'Neill JA,Eric JW,等. 小儿外科学. 第 6 版. 上卷. 北京:北京大学医学出版社,2009:1040-1047

6. 李正,王慧贞,吉士俊. 实用小儿外科学. 北京:人民卫生出版社, 2001:387-388

7. 刘磊,夏慧敏. 新生儿外科学. 北京:人民军医出版社,2011:262-302

8. Biachi DW,Crombleholme TM,Mary E. D'Alton. Fetology. Diagnosis and Management of the Fetal Patients. 2nd ed. New York:The McGraw-Hill Companies,2009:292-300

(汪凤华　钟　微)

第三节　先天性气道畸形

【概述】

先天性气道畸形临床表现轻重不一,病情随时可能迅速恶化,重症者呼吸困难,威胁生命,故对怀疑先天性气道畸形的患儿,早发现、早诊断、完善评估,合理治疗至关重要。

一、气管、支气管闭锁

先天性气道闭锁或严重发育不良可于胎儿期由超声诊断,几乎没有活产婴儿,即使能活着出生,也因为存在上气道梗阻综合征的严重表现于生后早期死亡。而局限性的先天性支气管闭锁和支气管肺叶发育不良可以无明显临床症状,而在继发感染时由 X 线平片或 CT 检查发现,若经明确诊断,应行病灶切除术。

二、先天性气管狭窄

【病因及病理】

气管狭窄可由多种先天性气管畸形所致:

气管蹼:气道管腔内异常软组织增生导致气道狭窄,该病理组织多为膜性,柔软,似蹼状,厚实致密者少见。

软骨环发育障碍:是一种罕见畸形,病灶局限,病变部位气道软骨环缺如或严重发育不良,导致气道内经狭小伴软化,很少伴有其他严重畸形。

气管软骨袖套:也是一种极为罕见畸形,异常融合的圆筒状软骨套取代了正常的软骨环,可与颅缝早闭伴发,无有效治疗手段。

完全性软骨环:虽然少见,但为先天性气管狭窄最常见病因,气管和支气管均可受累,约80%患儿合并其他先天性畸形,其中约50%合并先天性心脏病或大血管畸形。

气管性支气管和气管憩室:是气管芽早期发育过程中常见的畸形,气管性支气管指直接起自气管的支气管,以右上支气管为多见。气管憩室从组织胚胎学上说,是发育不全的气管性支气管,其发生原因并不清楚,可能与气道食道瘘有关。

气管软化:气管或支气管管壁结构异常或受压,导致气管失去支撑,形成塌陷和狭窄,病变可以局限也可以累及全部气道,多伴发其他先天性畸形。

临床上将狭窄段小于气管长度 1/3 的,定义为短段型狭窄;狭窄段超过气管长度的 1/3,定义为长段型或广泛性狭窄。也可根据狭窄的形态分为烟囱型、漏斗型等。

【临床表现】

根据狭窄的程度和范围,临床症状不同。轻度气道狭窄仅有非特异性症状如烦躁、喂养困难。而严重狭窄者,可出现呼吸急促、神志不清,体检可及发绀、明显的吸凹和哮鸣音。严重呼吸障碍可导致低氧血症、酸中毒甚至呼吸心搏骤停。

【诊断和鉴别诊断】

(1)病史:注意收集产前检查资料,了解分娩过程,排除异物吸入等情况。

(2)体检:气道狭窄时,听诊常可及哮鸣音,注意哮鸣音与呼吸周期关系,亦有助于临床判断,通常吸气相的哮鸣音提示上气道梗阻,呼吸相的哮鸣音提示下气道梗阻,但哮鸣音的强弱与气道狭窄的程度无关,重度狭窄病例,因气流严重受限,肺部啰音反而很轻,不应轻视,要尽早对症处理。

(3)辅助检查:气管镜及纤维支气管镜是诊断大多数气道狭窄的重要检查,条件允许应在患儿自主呼吸下行气管镜检查,检查尽可能探查全部气道。CT 和 MRI 检查可以了解气道狭窄的程度和范围,排除胸腔内占位对气道的压迫,CTA 及 MRA 检查可以了解气道与大血管关系,对于血管环诊断十分必要。三维重建技术的应用有利于外科手术方案的选择。

【治疗及预后】

对于无明显临床症状的患儿,可以考虑定期随访,随着生长发育,部分患儿的症状得以进一步缓解甚至消失。而对于存在症状的患儿,则考虑尽早干预。术前应当尽量改善内环境,予以必要的呼吸支持。

由于外压形成的气道狭窄,尽早解除压迫,避免气道受压软化。气管内局部的软组织增生,可于气管镜下行烧灼或冷凝。气管蹼病例,可以首先尝试气囊扩张。气管局限性狭窄手术可以将狭窄段切除后行气管端端吻合。对于狭窄较长的,可行slide 法气道成形,也可用自体心包补片或肋软骨膜扩大狭窄段。对于严重的气道狭窄,干预效果有限,且术后复发率高。患儿预后与气道狭窄的程度、范围、病因、合并畸形以及干预措施密切相关。

【小结】

1. 怀疑先天性气道畸形的患儿,早发现、早诊断、完善评估,合理治疗至关重要。

2. 根据狭窄的程度和范围,临床症状不同,严重狭窄者,可出现呼吸急促、神志不清,严重呼吸障碍可导致低氧血症、酸中毒甚至呼吸心搏骤停。

3. 纤维支气管镜是诊断大多数气道狭窄的重要检查,CT和 MRI 检查可以了解气道狭窄的程度和范围,排除胸腔内占位对气道的压迫,CTA 及 MRA 检查可以了解气道与大血管关系,对于血管环诊断十分必要。

4. 存在症状的患儿,则考虑尽早干预。术前应当尽量改善内环境,给予必要的呼吸支持。

5. Slide 手术是治疗气管狭窄的主要手术方法,较其他手术成功率高,预后相对较好。

6. 患儿预后与气道狭窄的程度、范围、病因、合并畸形以及干预措施密切相关。

参 考 文 献

1. Butler CR, Speggiorin S, Rijnberg FM, et al. Outcomes of slide tracheoplasty in 101 children: a 17-year single-center experience. J Thorac Cardiovasc Surgm, 2014, 147(6): 1783-1789

2. Fandiño M, Kozak FK, Verchere C, et al. Modified slide tracheoplasty in a newborn with bronchial and carinal stenosis. Int J Pediatr Otorhinolaryngol, 2013, 77(12): 2075-2080

3. Maeda K, Ono S, Tazuke Y, et al. Long-term outcomes of congenital tracheal stenosis treated by metallic airway stenting. J Pediatr Surg, 2013, 48(2):293-296

4. Speggiorin S, Torre M, Roebuck DJ, et al. A new morphologic classification of congenital tracheobronchial stenosis. Ann Thorac Surg, 2012, 93 (3):958-961

（陈　纲）

第四节　先天性大叶性肺气肿和肺隔离症

一、先天性大叶性肺气肿

【概述】

先天性大叶性肺气肿(congenital lobular emphysema of the lung)是一种少见的肺囊性病变,发病率约为0.3%。其特征是肺叶内气体积聚,导致肺实质膨胀,压迫邻近肺组织或纵隔结构,引起呼吸窘迫。

【病因】

先天性大叶性肺气肿通常继发于支气管软骨的发育缺陷,导致气道在呼气时塌陷,气体残留逐渐增加,肺叶过度充气扩张。也可能与以下几种情况相关:①支气管黏膜皱襞活瓣样作用;②支气管腔内堵塞(肉芽组织等);③支气管腔外压迫(迷走血管、肿物等);④肺叶内肺泡量异常增多。

【病理】

先天性大叶性肺气肿多发生于一肺叶,最常见者为左上叶,其次是右中叶、右上叶、右下叶。肉眼见肺叶一致性增大,表面光滑,边缘圆钝,多呈淡粉色,似海绵状,按压后迅速恢复原形,不能使之塌陷,甚至支气管横断,肺叶仍然充气。显微镜下,可见肺泡、肺泡管及肺泡囊呈弥漫性扩张,肺泡间隔变窄,弹力纤维变细或断裂,肺泡壁毛细血管受压,甚至闭塞。细支气管软骨组织稀少,可见管壁塌陷。

【临床表现】

多于出生后 4 个月内发病。患儿往往在出生后数小时或数日内就发生呼吸困难、呼吸急促,发绀、喘息、咳嗽,胸或上腹部凹陷和鼻翼扇动。体检发现患儿病变侧胸廓饱满,呼吸运动受限,气管向健侧移位,肋间隙增宽,叩之鼓音,呼吸音明显减弱,有哮鸣音。

【诊断】

1. **胸部 X 片** 是诊断本病的主要依据。先天性大叶性肺气肿的 X 线平片相对具有特征性:患侧胸廓肋间隙增宽,肺野透亮度增加,透亮区内肺血管纹理较弱,纵隔向对侧移位。应特别注意新生儿期,由于肺引流不畅,上述 X 线影像不清,数日后即可显示其特点。

2. **胸部 CT、MRI** 不仅能明确肺气肿的位置,确定病变肺叶与邻近组织关系,还能发现支气管腔外可能存在的占位病变。如患儿情况许可,可行此检查。

3. **支气管镜检查** 可发现支气管梗阻部位,某些情况下还可起治疗作用。但此项检查不作为常规。

【鉴别诊断】

先天性大叶性肺叶气肿需与张力性气胸鉴别。前者透亮区可见肺纹理,穿刺胸腔减压无效,后者压缩的肺呈团块状致密影位于肺门,胸腔穿刺可达急症减压的目的。

【治疗原则与方案】

先天性大叶性肺气肿病情稳定者,可完善术前准备后择期手术治疗;若有呼吸窘迫者,应紧急手术。手术选择患侧后外侧切口,切口应"足够大",待病变肺叶"疝出"切口外,患儿呼吸循环症状即改善。手术选择病变肺叶切除术;近年来有专家开展胸腔镜肺叶切除术,切除肺叶前,先将病变肺叶用进行毁损,以减容,为切除肺叶提供空间。

【预后】

先天性大叶性肺气肿病情发展迅速,手术危险性大,但若能迅速切除病变肺叶,患儿症状很快改善,术后恢复快,预后好。

【小结】

1. 先天性大叶性肺气肿主要病因是支气管软骨的发育障碍和缺损。

2. 先天性大叶性肺气肿多在新生儿期和婴儿期发病,发病时病情危急。

3. 胸部 X 片是诊断先天性大叶性肺气肿主要依据,其 X 线平片具有特征性。

4. 手术切除病变肺叶是先天性大叶性肺气肿的主要治疗方法。

二、肺隔离症

【概述】

肺隔离症(pulmonary sequestration)是以血管发育异常为基础的肺发育畸形,临床上较常见,发病率约为 0.15% ~ 6.4%。

【病因】

肺隔离症是以血管发育异常为基础的肺发育异常,由胚胎的前原肠额外发育的支气管肺芽,接受体循环血液供应形成无功能肺组织团块。其主要特征是病变肺组织由体循环供血。

【分型】

肺隔离症根据隔离肺组织有无独立脏层胸膜所包裹,分为叶内型和叶外型。叶内型肺隔离症多见,约占肺隔离症的75%,病变肺组织位于正常肺实质内,多为左肺下叶后基底段,与邻近正常肺组织由同一脏层胸膜所包裹。异常肺组织供血血管多较粗大,常走行于下肺韧带内。据文献统计,叶内型隔离肺的供血血管 73.9% 来自胸主动脉,18.7% 来自腹主动脉,3.2%来自肋间动脉,0.8% 来自锁骨下动脉,0.8% 来自胸廓内动脉,0.2% 来自心包膈动脉,0.2% 来自脾动脉等,其中有 15% 的病变肺组织由多于 1 支供血血管供血。其静脉血 95% 回流至肺静脉,仅 5% 回流至体循环静脉。叶外型肺隔离症相对少见,病变组织位于正常肺组织之外,由独立胸膜覆盖。常发生于肺下叶与膈肌之间(左侧多见),还可发生于胸廓内其他部位、纵隔、心包、膈肌,大约还有 10% ~ 15% 的病变肺发生于腹内。叶外型隔离肺的供血血管常较细小,大约80%来自胸主动脉或腹主动脉。其静脉血多经奇静脉、半奇静脉回流至体循环。另外,约50%叶外型肺隔离症合并其他畸形,其中最常见的是膈疝。

【临床表现】

产前检查发现。由于产前诊断技术和人们优生意识的提高,常规产前B超检查即可发现胎儿肺部异常,严重者,可出现羊水过多,胎儿胸腔积液、胎儿水肿。

患儿出生时,大多没有症状。一旦隔离肺组织与支气管相通,容易出现肺部感染。患儿可表现为发热、咳嗽、脓痰、胸痛、气促、发绀、咯血等症状,经抗感染治疗后,患儿症状缓解,但类似症状反复发作,患儿可出现杵状指、贫血及低蛋白血症。体检发现患儿患侧呼吸音减弱,可闻及湿啰音。

部分患儿是在行膈疝修补术过程中,同时发现异常肺组织以及体循环来源供血血管,由此确诊。另有部分患儿没有任何症状,只是在拍X射线胸部平片时偶尔被发现。

【诊断】

1. **产前诊断** 产前B超检查即可诊断肺隔离症,必要时可以做胎儿MRI检查。

2. **胸部X线摄片** 肺隔离症在胸片上可表现为肿块型和囊肿型。肿块型表现为密度均匀、紧贴膈面、边界清楚的软组织致密影;囊肿型表现为薄壁或无壁的单个或多个小囊肿,内可有气液平。

3. **胸部CT** 表现为肺内单囊或多囊性病变,边界不规则,囊内可含气液,病变周围可有肺气肿改变。增强扫描对诊断十分重要,其可显示来自体循环供应病变肺组织的异常血管,即可确诊。

4. **胸部MRI** MRI对于诊断肺隔离症的价值基本等同于CT,可根据条件选用。

5. **动脉造影** 可以清楚显示进入病变肺组织内异常血管的分支及其来源,曾是诊断肺隔离症的金标准,但由于其具创伤性,目前基本被CTA和MRA取代。

【鉴别诊断】

叶内型肺隔离症与先天性肺气道畸形鉴别。两者在影像学上均可表现为肺野内有单囊或多囊性改变,但 CT 或 MRI 观察有无来自体循环供血的异常血管,可予鉴别。

叶外型肺隔离症与胸腔内肿瘤鉴别。两者在影像学上均可表现为胸腔内密度均匀的致密影,但叶外型肺隔离症常位于肺下叶与膈肌之间,CT 或 MRI 如观察有来自体循环供血的异常血管,可予鉴别。

【治疗】

关于肺隔离症的手术时机,尚有争论。目前,倾向于一旦确诊,尽早手术治疗。叶外型肺隔离症行病变切除;而叶内型肺隔离症,大部分学者建议行病变所在肺叶切除。虽然近期肺功能不受明显影响,但远期肺功能情况尚不明确。编者认为,叶内型肺隔离症手术切除总的原则应是在切除病变肺组织的基础上尽量保留正常的肺组织,按照这个原则,大部分叶内型肺隔离症患儿单纯行肺段切除或肺楔形切除即可。

行隔离肺切除术时,术中应强调对异常血管的仔细分离及妥善结扎,切记盲目钳夹和缝扎切断;部分肺隔离症有超过一支的供应血管,术中应仔细辨认;另外,动脉血供通常由下肺韧带进入病变肺组织,因此,术中处理下肺韧带时应十分谨慎,避免断裂的血管回缩出现难以控制的出血。切除病变肺组织后,注意仔细检查肺创面,可将创面浸泡于蒸馏水,嘱麻醉医师行肺通气,观察有无明显气泡溢出,必要时可行创面缝合修补,防止术后支气管胸膜瘘。

【小结】

1. 肺隔离症是一种先天性肺发育畸形,主要特征是病变肺组织由体循环供血。

2. 肺隔离症有两种类型,叶内型和叶外型,分别有不同临床特点。

3. CTA 已取代动脉造影成为诊断肺隔离症的金标准。

4. 行隔离肺切除术时,术中应注意对异常血管的妥善处理。

参 考 文 献

1. 江泽熙,胡延泽. 小儿胸部外科学. 武汉:湖北科学技术出版社, 2008:199-203

2. 杨启政,陈琦,王稼祥,等. 小儿先天性畸形学. 河南:河南医科大学出版社,1999:84-89

3. Peter Mattei. 小儿外科指南. 上海:第二军医大学出版社,2006: 491-495

4. James A. O'Neill,Jr. ,Jay L. Grosfeld,Eric W. Fonkalsrud. 小儿外科原则. 第2版. 北京:北京大学医学出版社,2006:363-371

5. Grosfeld JL,O'Neill JA,Eric JW,等. 小儿外科学. 第6版. 上卷. 北京:北京大学医学出版社,2009:974-978

6. 李正,王慧贞,吉士俊. 实用小儿外科学. 北京:人民卫生出版社, 2001:374-379

7. 刘磊,夏慧敏. 新生儿外科学. 北京:人民军医出版社,2011:264-266

（汪凤华　余家康）

第五节　先天性肺囊性腺瘤样畸形

【概述】

先天性肺囊性腺瘤样畸形(congenital cystic adenomatoid malformation,CCAM),现称为先天性肺气道畸形(congenital pulmonary airway malformation,CPAM),是胚胎时期肺黏液腺过度增殖引起的肺发育畸形,其主要特征是一侧肺的单个肺叶细支气管异常过度增生,特别是终末细支气管,肺叶明显增大,导致呈多房性蜂窝状排列无序的囊肿。其发病率约 0.003% ~ 0.004%,病变可累及所有肺叶,但以右下叶多见。

【病因】

Moerma 等研究表明,先天性肺气道畸形的原发缺陷可能是支气管闭锁,其形态学亚型取决于闭锁肺段支气管远端肺组织的发育异常。而支气管闭锁的原因可能不同,原发性细胞生长发育的破坏和胎儿支气管发育中断均有可能。另外,有研究发现,先天性肺气道畸形组织内抗神经肽和神经紧张素的抗体活性明显升高,这些神经因子在激活巨噬细胞的溶细胞活性中起着重要作用,这些资料表明,宫内感染有可能是肺气道畸形的病因。

【病理】

先天性肺气道畸形的病理特征是细支气管的过度生长。其有以下病理特点:①缺乏支气管软骨;②无支气管腔内腺体;③囊壁有黏液细胞覆盖;④终末细支气管结构过度增殖,但无肺泡迹象;⑤病变肺叶异常扩大。2002 年,Stocker 等根据临床症状、病变的大体和显微特征、病变的累及范围,将先天性肺气道畸形分为五型:见表 5-2。

【临床表现】

产前诊断发现:由于产前诊断技术和人们优生意识的提高,在孕 12~14 周时即可发现胎儿肺部异常,其中大部分肺部异常即为先天性肺气道畸形。随访过程中发现,胎儿期的肺部异常,部分逐渐消失,部分持续存在。若肺部病变范围较大,可出现胎儿水肿或母亲羊水过多,还可引起胎儿腹水及纵隔移位,导致胎儿流产或早产。

呼吸窘迫表现:多发生于新生儿期和婴儿期。患儿往往在出生后数小时或数日内就发生呼吸困难、呼吸急促,发绀、喘息、咳嗽,胸或上腹部凹陷和鼻翼扇动。体检发现患儿病变侧胸廓饱满,呼吸运动受限,气管向健侧移位,肋间隙增宽,叩之鼓音,呼吸音明显减弱,有哮鸣音。

若先天性肺气道畸形病变范围较小,新生儿期可无症状,以后一旦病变与支气管相通,容易反复出现肺部感染。部分患儿一直无症状,只是在拍 X 线胸部平片时偶尔被发现。

另外,先天性肺气道畸形还可合并其他异常,包括呼吸道其他异常(隔离肺),心血管系统畸形(法洛四联症、永存动脉干),泌尿系统异常(肾缺如、肾发育不良、巨膀胱),消化道异常(肠闭锁、膈疝)和中枢神经系统异常(脑积水、脊柱畸形)等。

表 5-2　先天性肺气道畸形分类

分型	病变腺体	肉眼观	显微特征	临床特点
0 型	全部腺体	肺小而实	囊腔内衬假复层纤毛柱状上皮伴杯状细胞,壁内含平滑肌、腺体及软骨成分	新生儿出现症状,可伴其他畸形,预后差
1 型	支气管/细支气管	大囊性病变(>2cm)	囊腔内衬假复层纤毛柱状上皮,部分上皮内含黏液细胞,囊壁较厚,包含薄层平滑肌和弹性组织,囊腔之间可见相对正常的肺泡	最常见,症状出现迟,预后好
2 型	细支气管	多个小囊性病变(<2cm)	内衬纤毛柱状或立方上皮,囊壁内无软骨及黏液腺体,囊肿之间见类似呼吸细支气管与扩张的肺泡结构	新生儿出现症状,伴发畸形概率高,预后差
3 型	细支气管/肺泡	大量微小囊	细支气管样结构,衬以立方或柱状上皮,部分含有纤毛	新生儿出现症状,预后差
4 型	肺泡	数个大囊	囊壁内衬扁平肺泡上皮细胞和低柱状细胞	新生儿及婴儿期发病,预后好

【诊断】

1. **产前诊断** 产前 B 超检查可见胎肺异常回声,同时可以明确羊水过多和胎儿水肿的严重程度,有助于确定预后。超声检查中检测"CCAM 容积比(CCAM volume to head circumference ratio,CVR)"有助于评估预后:CCAM 容积比(CVR) = 长(cm) × 宽(cm) × 高(cm) ×0. 523 ÷ 头围(cm);若 CVR≤1. 6 则提示患儿有 94% 的生存率及 <3% 出现胎儿水肿的可能性;若 CVR >1. 6 则提示患儿存在"高危险性"。

胎儿 MRI 检查可进一步评估肺发育情况。产前诊断 CCAM 需要定期行胎儿超声心动图评估限制性心功能不全、胎儿水肿的进展。如需要产前干预,胎儿染色体检查是必需的。

2. **胸部 X 片** 是简单易行并可连续对其观察的一种检查方法。可见肺野内有单囊或多囊性改变;也可表现为实性病变或肺不张;病变范围较大时,可出现纵隔移位。

3. **胸部 CT** CT 检查可表现为数目众多的蜂窝样囊腔,有较强占位效应。同时,其还可以显示病变的范围、形态、与周围组织的关系;可以明确病变的位置以及邻近组织的受压情况。

【鉴别诊断】

位于肺下叶的先天性肺气道畸形需与先天性膈疝作鉴别,后者往往存在明显的消化道症状,上消化道造影可确诊。文献有先天性膈疝合并 CCAM 报道。

与肺隔离症进行鉴别。两者在影像学上均可表现为肺的多囊性改变。如彩超、CTA 可发现病变肺组织由体循环来源动脉供血,即可确诊肺隔离症。

先天性肺气肿:此病见于新生儿、婴儿和儿童,病理改变主要是一叶肺的肺泡大块性过度膨胀伴邻近肺发育低下。

【治疗】

1. 对于产前检查发现的先天性肺气道畸形病例,需根据有无胎儿水肿、有无合并其他畸形以及有无染色体异常决定处理方案。若无合并其他畸形以及无染色体异常,但胎儿出现水肿,积极治疗方式为立即对胎儿实施胎儿外科治疗,超声指引下包块胎儿胸腔羊膜腔分流术或胎儿病变肺叶切除术;若妊娠过程中,无胎儿水肿出现,可待胎儿出生后在采取治疗措施。

2. 对于期待生产以及产后检查发现的先天性肺气道畸形患儿,根据肺部病变的大小以及有无症状决定具体治疗方案。

若产前发现、出生后即有气促、呼吸困难等症状,应积极完善相关术前准备,新生儿期安排手术;产前未发现,出生后因呼吸道感染检查发现者,应积极抗感染治疗,待肺部感染控制后,尽早手术治疗;

若产前发现、出生后无症状,而复查病变范围较小或出生后偶然发现且病变范围较小者,目前手术时机仍存在争议,一般认为,应在生后 2 ~ 18 个月内行手术切除病变,而对于未行手术者应每 3 月或至少每年进行复查胸部 CT 随访。一旦病灶增大,为避免出现感染等并发症,应积极给予手术治疗。

3. **产前干预** 对于大囊型合并胎儿水肿的 CCAM,可采取胎儿囊肿-羊水分流术挽救胎儿,小囊型合并胎儿水肿的 CCAM 行胎儿期开放手术切除肺部包块是有必要的。胎儿期干预需要排除合并畸形及染色体异常。

4. **出生后手术方式的选择** 手术方式可选择胸腔镜或开胸手术。要根据肺部的病变范围决定行肺叶切除术或肺段切除术或单纯病变切除术,总的原则是在切除病变肺组织的基础上尽量保留正常的肺组织。

【预后】

先天性肺气道畸形患儿的预后,取决于患儿肺的发育情况。0 型病变因整个肺发育不良,患儿常在出生后不久即死亡;2 型和 3 型病变常累及余肺组织发育不良,预后较差;而 1 型和 4 型病变影响余肺组织发育较轻,预后好。产前超声胎儿 CVR > 1.6 或合并胎儿水肿为预后不良指征。

【小结】

1. 先天性肺气道畸形的病理特征是细支气管的过度生长。

2. 根据临床症状、病变的大体和显微特征、病变的累及范围,将先天性肺气道畸形分为五型。

3. 呼吸窘迫和反复肺部感染是先天性肺气道畸形两大临床表现。

4. 先天性肺气道畸形需与肺隔离症、先天性膈疝、肺气肿等疾病鉴别。

5. 先天性肺气道畸形总的手术原则是在切除病变肺组织的基础上尽量保留正常的肺组织。

6. 先天性肺气道畸形患儿的预后,与其病理类型密切相关。产前超声胎儿 CVR > 1.6 或合并胎儿水肿为预后不良指征。胎儿期干预需要排除合并畸形及染色体异常。

附:先天性肺囊性腺瘤样畸形诊治流程图

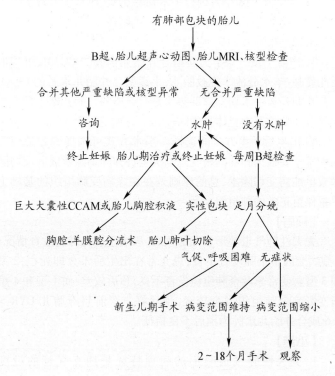

参 考 文 献

1. Grosfeld JL, O'Neill JA, Eric JW, 等. 小儿外科学. 第6版. 上卷. 北京:

北京大学医学出版社,2009:974-976

2. 刘磊,夏慧敏. 新生儿外科. 北京:人民军医出版社,2011:267-273

3. Mann S, Wilson RD, Bebbington MW, et al. Antenatal diagnosis and management of congenital cystic adenomatoid malformation. Semin Fetal Neonatal Med,2007,12(6):477-481

4. Biachi DW,Crombleholme TM,Mary E. D'Alton. Fetology. Diagnosis and Management of the Fetal Patients. 2nd ed. New York:The McGraw-Hill Companies,2009:292-300

（汪凤华 钟 微）

第六节 先天性膈疝

【概述】

先天性膈疝是因胚胎发育异常,部分腹腔脏器进入胸腔,伴有同侧及对侧肺泡、支气管及肺血管发育不良的"综合征"。它不仅是一种解剖异常,而且包括呼吸、循环等多个系统异常。产后活婴中该病发生率介于 1/2600～1/3700,约 80% 发生在左侧,右侧发病率约 15%,双侧发病率约 5%。

【胚胎学】

先天性膈疝多数散发,少数家族性病例为染色体隐性遗传。经典学说认为:胚胎期第 8 周胸腹膜管闭合缺陷,通过缺损处腹腔的肝脏、肠管疝入胸前压迫发育中的肺,导致泡肺泡减少,肺泡壁厚度增加,间质组织增生,肺泡气腔及气体交换面积减少;肺血管数目减少,内膜增厚,中膜发育不良;不仅患侧肺受损严重,对侧肺也受到一定影响。遗传异常基础上,一定的诱因可能构成人类膈疝发病的基础。

【病理生理】

肺发育不良、肺血管异常、持续性肺动脉高压和胎儿循环、表面活性物质缺乏以及伴发畸形等局部因素和系统因素,导致不同程度的缺氧、高碳酸血症和酸中毒的恶性循环是先天性膈疝病理生理的核心。先天性膈疝往往伴发其他一些先天畸形。畸形中最主要的是心血管系统病变,约占 63%,包括心肌发育不良、房间隔以及室间隔缺损。其他常见畸形还有:泌尿生殖系统畸形、神经管发育缺陷、肺隔离症等。

【临床表现】

1. **呼吸系统症状** 严重患儿出生后数小时即出现阵发性呼吸困难、急促、发绀,往往是哭吵或吸奶和变动体位时更多脏器进入胸腔,症状加重。

2. **消化系统症状** 约有25%的患儿伴发中肠旋转不良,脏器发生嵌顿者会出现呕吐。

3. **循环系统症状** 持续性肺动脉高压可出现呼吸短促、酸中毒、低氧血症、高碳酸血症、低体温、低血钙、低血镁等。

4. **体征** 患侧胸部呼吸运动减弱,心脏向健侧移位;胸壁叩诊可呈浊音或鼓音,有时可以听到肠鸣音,这是先天性膈疝诊断的重要体征之一,新生儿膈肌位置达8、9胸椎水平,胸腹壁较薄,容易将肠鸣音传至胸部,需反复检查方能确认。当疝入胸腔脏器较多时会出现舟状腹。

【诊断】

1. **产前诊断** 孕20周左右膈疝可超声诊断,胎儿右肺-头超声面积比(LHR)偏低、肝脏疝入胸腔被列为"高危因素"。超高速磁共振(MRI)近几年逐渐成为产前诊断的重要工具。鉴别诊断需要考虑先天性囊状腺瘤样畸形、隔离肺、膈膨升以及支气管源性囊肿等。

2. **产后诊断** 新生儿期往往症状凶险,死亡率高。新生儿出现呼吸窘迫、青紫、呛咳应高度怀疑本病。婴幼儿如果反复出现咳嗽、气促以及随体位变动的呼吸困难,进食后有呕吐、呛咳、呕血和黑便,伴有营养发育受限,应考虑本病。X线上膈疝表现为:膈肌横行边界中断、不清或消失;胸腔内含有液气平面或蜂窝状积气肠管影像与腹腔相连;患侧肺萎缩,纵隔向健侧移位。对高度怀疑本病,平片难以确诊的患儿可行上消化道含碘液体造影。

【治疗原则和方法】

1. **术前准备** 新生儿期胸腹裂孔疝术前准备通常包

括:保温、适当斜坡卧位、胃肠减压、吸氧、监测血气分析指标、纠治酸中毒、预防感染、呼吸机辅助呼吸、超声心动图监测肺动脉高压等。其中吸氧需尽可能避免用面罩以防止胃肠道压力升高增加胸腔压力。近年多数中心主张对膈疝延期手术,等待患者肺循环相对稳定,血气分析等指标好转再行手术。

呼吸机辅助通气策略近年有较大发展。保证氧合,采用适当的技术尽可能减少气压伤是其主要原则。吸气峰压限制在 1.96kPa(14.7mmHg)左右,注意避免气道损伤。呼吸峰压值大于 $30cmH_2O$,仍有低氧及高碳酸血症($PaCO_2 > 60mmHg$)可使用高频振荡通气。

一氧化氮、体外膜氧合技术、表面活性物质也可以作为机械通气的辅助治疗。

2. 手术治疗 分为经腹手术、经胸手术和腹腔镜手术。较大膈疝可用补片或皮瓣修补。

(1)经腹手术:适用于新生儿和婴幼儿的左侧膈疝及部分肝脏疝入较少的右侧膈疝。其优点在于:回纳内脏方便,且损伤较小;可以同时纠正肠旋转不良等伴发畸形;部分腹腔较小,无法回纳脏器的患儿可以在原切口暂时性做腹壁疝或缝合人工无菌袋等候二期关闭。

(2)经胸手术:适用于右侧膈疝患儿。

(3)腹腔镜或胸腔镜手术:腹腔镜对判断合并肠管畸形有优势,而胸腔镜则对右侧膈疝及膈肌缝合空间上占一定的优势。

(4)膈肌缺损较大膈疝修补:聚氟四乙烯类、自体血管神经肌瓣均可用于修复。

【预后】

先天性膈疝患儿总体生存率仅 55% ~ 70%。染色体畸形、肝脏疝入胸腔是预后不良的标志。B 超动态测量 LHR 及 MRI 对于肺容积的计算能对肺发育情况作出初步判断。膈疝手术后的并发症主要包括:肺功能异常、胃食管反流、肠梗阻、膈疝复发、生长发育障碍等。

附：重症先天性后外侧膈疝诊治流程图

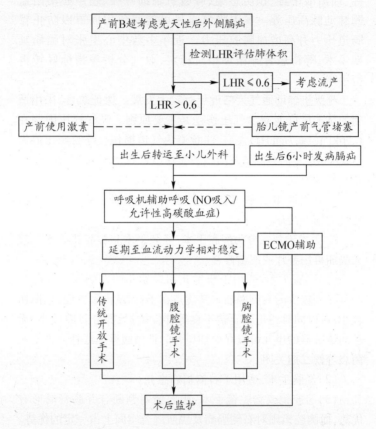

【小结】

1. 先天性膈疝是因胚胎发育异常,部分腹腔脏器进入胸腔。

2. 肺发育不良、肺血管异常、持续性肺动脉高压和胎儿循环、表面活性物质缺乏是先天性膈疝病理生理的核心。

3. 临床表现为出生后数小时即出现阵发性呼吸困难、急促、发绀。

4. 重要体征是患侧胸部呼吸运动减弱,心脏向健侧移位;胸壁叩诊可呈浊音或鼓音,有时可以听到肠鸣音。

5. 产前 B 可诊断。X 线上表现膈肌横行边界中断、不清或消失;胸腔内含有液气平面或蜂窝状积气肠管影像与腹腔相连;患侧肺萎缩,纵隔向健侧移位。

6. 手术修补膈肌,但术前准备尤为重要。

参 考 文 献

1. Ruano R,Ali RA,Patel P,et al. Fetal endoscopic tracheal occlusion for congenital diaphragmatic hernia:indications,outcomes,and future directions. Obstet Gynecol Surv,2014,69(3):147-158

2. Fauza DO. Tissue engineering in congenital diaphragmatic hernia. Semin Pediatr Surg,2014,23(3):135-140

3. Chan E,Wayne C,Nasr A. Minimally invasive versus open repair of Bochdalek hernia:a meta-analysis. J Pediatr Surg,2014,49(5):694-699

4. Lally KP,Lasky RE,Lally PA,et al. Standardized reporting for congenital diaphragmatic hernia—an international consensus. Congenital Diaphragmatic Hernia Study Group. J Pediatr Surg,2013,48(12):2408-2415

5. Greer JJ. Current concepts on the pathogenesis and etiology of congenital diaphragmatic hernia. Respir Physiol Neurobiol,2013,189(2):232-240

6. Haroon J,Chamberlain RS. An evidence-based review of the current treatment of congenital diaphragmatic hernia. Clin Pediatr(Phila),2013,52(2):115-124

(陈 功 郑 珊)

第七节 先天性膈膨升

【概述】

先天性膈膨升发生率约为 4%,然而由于膈肌膨升的程度不同,其临床症状出现的早晚也不同,有些患儿甚至没有临床症状,故其实际临床发病率约 1/10 000。先天性膈膨升一般左侧比右侧多见。而部分性膈膨升则右侧多见,有少数为双侧膈膨升。

【胚胎学及病理生理】

在胚胎第 8~10 周,中胚层的肌颈节长入胸膜腹膜皱褶,最终发育成为横膈。如果肌层不能顺利长入横膈,将形成一侧或双侧完全性膈膨升,如果仅部分长入引起肌发育不良或肌纤维消失则形成局限性膈膨升。病理上根据膈肌的肌化程度分为三种类型:完全性膈膨升、部分性膈膨升、双侧型膈膨升。腹腔脏器位置改变时会出现胃扭转、肠扭转等并发症。

【诊断和鉴别诊断】

临床上患儿不少仅在胸片检查时偶然诊断,有症状者多在新生儿期及婴幼儿期即有所表现以呼吸困难及反复呼吸道感染为主。由于患侧膈肌抬高,肺被压缩,肺容量和肺活量均明显减少,纵隔移位可以使得对侧肺也受到压迫,这时肺不张、肺炎发生的机会明显增高。体检时患儿有气急、青紫,胸壁活动减少,叩诊出现浊音,纵隔向对侧移位,患侧呼吸音减弱或消失,有时可听到肠鸣音。严重患儿吸气时会出现"跷板"样周期运动,即吸气顺序依次为健侧上腹部隆起、患侧上腹部、患侧前胸壁、健侧前胸壁。

辅助检查首选 X 线,典型影像学特点为患侧膈肌抬高,常达到第 2、3 肋间水平。抬高膈肌呈弧形拱顶状,其下方为充气胃肠道影。透视下可见患侧膈肌膨升部分与健侧膈肌有"矛盾呼吸"现象,有时可见肺不张。

30% 患儿有呼吸困难,进食哭吵后青紫,需常规摄胸腹直立位平片以确立诊断。大多数则表现为呼吸道感染或肺炎,胸片和胸透有助于确立诊断。局限性膈膨升和有疝囊的胸腹裂孔疝很难鉴别,但两者在治疗方法上十分近似。

【治疗原则】 患儿呼吸困难或反复感染,X 线发现膈肌位置抬高达第 3~4 肋间,双侧膈肌有矛盾呼吸运动时需要安排择期手术。手术目的是:消除矛盾呼吸运动,稳定纵隔摆动,恢复膈肌正常位置,从而增加肺潮气量。常用方法有经胸或经腹进行膈肌重叠缝合术。通常认为经胸手术视野清晰、重叠缝合确实。而当患儿消化道症状较重时,由于可能伴有胃肠扭转,则经腹手术相对较为安全。需要注意的纵隔侧缝合或分离粘连时需谨慎避免损伤心脏大血管和肺血管,右侧膈膨升下方注意保护肝脏。

【小结】

1. 横膈膜无肌层长入,将形成一侧或双侧完全性膈膨升。

2. 临床上常表现为反复呼吸道感染或呼吸困难。

3. X线见膈肌位置抬高达第 3~4 肋间,双侧膈肌有矛盾呼吸运动时需要择期手术治疗。

参 考 文 献

1. Olusoji OO, Thomas MO, Ogunleye EO, et al. Eventration of the dia-phragm—case reports and review of the literature. Nig Q J Hosp Med, 2013,23(2):142-144

2. Groth SS, Andrade RS. Diaphragmatic eventration. Thorac Surg Clin, 2009,19(4):511-519

3. Eren S, Ceviz N, Alper F. Congenital diaphragmatic eventration as a cause of anterior mediastinal mass in the children:imaging modalities and literature. Eur J Radiol,2004,51(1):85-90

(陈　功　郑　珊)

第八节　新生儿期需要处理的先天性心脏畸形

整体人群先天性心脏病发病率约为 12/1000,活产婴儿中生后第一年占 8/1000,其中 2/1000~3/1000 为危重先心,需要早期干预。随着诊断技术的不断进步,胎儿超声得到普及,从而可以建立产前诊断。一般胎儿超声在孕 17 周以后即可进行,由多个学科人员共同产科医院进行会诊。临床上胎儿超声指征有以下几条:①从外部扫描心脏四腔观异常;②综合征的其他证据;③羊膜腔穿刺发现染色体异常;④有先天性心脏病家族史;⑤有吸毒/嗜酒等高危因素。

目前,对于新生儿先天性心脏病的外科治疗由于其仍然存在一定的死亡率,手术指征需严格掌握,一般对于有药物不能控制的心功能衰竭、严重缺氧发绀、代谢性酸中毒、动脉导管依赖的先天性心脏病等认为有明确的手术指征,以下对新生儿期常见需要干预的先天性心脏病进行阐述。

一、动脉导管未闭

【概述】

动脉导管多位于左侧,起源于主动脉峡部和近端降主动脉连接处,并行走于左肺动脉起始部。动脉导管未闭存在收缩期和舒张期从体循环向肺循环的连续窃血,由于冠状动脉血流发生在舒张期,所以存在冠状动脉血流受重大影响的风险。如果为大型交通,会导致严重的充血性心力衰竭和(或)呼吸衰竭,因此,部分患儿的未闭的动脉导管需要在新生儿期进行干预。

【病因】

胎儿循环向出生后循环的正常转变失败会导致动脉导管未闭。胚胎期局部和循环中的前列腺素维持动脉导管开放。出生后增加的肺血流引起前列腺素代谢,且没有了胎盘,失去了前列腺素的重要来源,同时流经动脉导管的血流氧分压的增加均刺激动脉导管收缩。在足月儿中,动脉导管多于出生后 24 小时内闭合,而早产儿未成熟导管组织对氧的反应性更低,更容易发生动脉导管未闭。胚胎学上,动脉导管反映了左侧主动脉第六弓的远端部分持续存在。

【病理生理学】

未闭的动脉导管造成主动脉和肺动脉之间的左向右分流,由左心室承担这一额外的容量负荷。导管粗大时肺动脉压力升高,造成右心室压力负荷增加,回到左心房血流增加,造成左心房和左心室扩张。大型动脉导管未闭会降低舒张压,减少冠状动脉的灌注,在新生儿或早产儿中,动脉导管未闭可能会导致舒张期有来自腹腔内脏的逆行血流,造成少尿、肾功能不全,也是引起坏死性小肠结肠炎的一个原因。

【临床表现】

症状和体征取决于动脉导管的大小、肺血管阻力和合并畸形。中小型的动脉导管未闭在新生儿期可能无明显症状。大型动脉导管的临床特征是左心衰竭和呼吸衰竭的表现,在静息状态下就有呼吸急促,喂养困难。查体患儿氧饱和度正常,触诊和血压测定都有脉压明显增宽表现。听诊为有延伸到舒张期的收缩期杂音,甚至是连续的机器样杂音。腹部体检常有肝脏肿大。新生儿早产儿大的动脉导管未闭常因呼吸窘迫,需要插管和呼吸机支持。

【诊断】

X线胸片表现与左向右分流量呈正比。多表现为肺血增多,有充血甚至肺间质水肿。左心房和左心室增大。心电图多提示左心房和左心室增大。超声心动图能明确判断解剖和分流。大部分有明显动脉导管未闭的未成熟儿,左心房和主动脉直径比例大于 1.2:1。在新生儿小婴儿中,很少有必要通过心导管来确诊动脉导管未闭。

【治疗方案与原则】

目前有多种方法治疗动脉导管未闭。对于关闭早产新生儿的动脉导管,吲哚美辛已经被确认能使动脉导管组织收缩,促进早产儿动脉导管关闭,而对足月儿效果较差。用法为 $0.1 \sim 0.2mg/kg$,每 $12 \sim 24$ 小时静注一次,这已经成为围产期患儿最初治疗的标准。对于存在使用吲哚美辛禁忌证的患儿,如败血症、凝血功能障碍、肾功能不全等及吲哚美辛治疗失败者,伴有不能控制的心衰或肺功能衰退者需要诊断后数天内外科手术治疗。

早期手术关闭早产儿和新生儿动脉导管未闭的手术死亡率和并发症发生率都很低。与药物治疗相比,手术能降低患儿对机械通气、氧疗的需求,缩短住院时间,降低坏死性小肠结肠炎的风险。

【小结】

1. 动脉导管未闭是新生儿特别是早产儿中常见的先天性心脏病。

2. 动脉导管未闭患儿症状和体征取决于动脉导管的大小、肺血管阻力和合并畸形。

3. 对于存在使用吲哚美辛禁忌证及吲哚美辛治疗失败者，伴有不能控制的心衰或肺功能衰退者需要诊断后数天内外科手术治疗。

4. 早期手术关闭　早产儿和新生儿动脉导管未闭的手术死亡率和并发症发生率都很低，预后良好。

二、主动脉缩窄

【概述】

主动脉缩窄是指先天性降主动脉狭窄，常发生在左锁骨下动脉远端和动脉导管连接处。发生率为每 1000 活产婴儿的 0.2 ~ 0.6，占先天性心脏病 5% ~ 8%，常合并动脉导管未闭、室间隔缺损、二叶式主动脉瓣畸形等。

【病因】

主要是两种理论，流体理论和导管吊带理论。前者认为主动脉缩窄的形成是由于胚胎期流经主动脉峡部血流缺乏所致，而对于没有心内畸形的患儿，导管吊带理论更有说服力。该理论认为，导管组织收缩异常延伸到主动脉是主动脉缩窄的主要原因，病理学也证实了缩窄的内脊髓由类似导管组织的细胞构成。

【解剖学和病理生理】

主动脉缩窄的解剖特点与是否合并动脉导管未闭及弓部的发育程度并无直接关联。在有危重型缩窄的新生儿中，平滑肌收缩导致了动脉导管关闭和紧邻动脉导管组织的主动脉产生了梗阻。随着动脉韧带纤维化，主动脉管腔内形成厚厚的纤维架，但是外观仅有轻度狭窄。合并畸形非常常见，目前认为 50% 的主动脉缩窄患儿合并二叶式主动脉瓣；如果远端主动脉弓直径小于升主动脉直径的 50% 则合并主动脉弓发育不良。其他主要心内畸形包括室间隔缺损、房间隔缺损、动脉导管未闭、复杂畸形包括 Taussig-Bing 畸形、完全性大动脉错位合并室间隔缺损、单心室合并体循环流出道梗阻、左心发育不良综合征等。

新生儿期需要干预者多为出生后 1 ~ 2 周内出现症状，下肢血流依赖动脉导管，在导管关闭前没有诊断主动脉缩窄就可能导致心源性休克。新生儿小婴儿侧支血流不足,缩窄远端器官缺血导致肾衰竭和酸中毒,同时左心负荷加重引起急性充血性心衰。

【临床表现】

新生儿生后 1~2 周内即可出现症状,表现为心功能不全、肾功能衰竭和酸中毒。体检呼吸急促、心动过速、苍白,低血压,脉搏无力,下肢不能触及脉搏,肝脏增大。

【诊断】

胸片多提示心影增大,有充血性心衰的表现。心电图提示左室扩大。多数病例经超声心动图可以明确诊断,可见降主动脉无搏动、主动脉缩窄的位置、弓部的大小以及其他合并心内畸形。心导管检查对合并复杂心内畸形以及超声心动图诊断不明确才进行,可了解缩窄部的压力阶差,显示狭窄的部位、范围、程度、与周围血管的关系和侧支血管的分布和心内伴发畸形。其他无创检查如 CT、MRI 也有一定的价值,可以清晰显示主动脉弓的形态。

【治疗方案与原则】

对于有缩窄的患儿无症状,其治疗时机可能存在争议。但是存在药物治疗无效的症状就是手术治疗缩窄的绝对适应证。

1. **药物及支持治疗** 危重型新生儿主动脉缩窄的药物治疗主要是获得安全可靠的静脉通路后输注前列腺素 E1,维持动脉导管开放保障降主动脉血供。通常需要插管和控制性通气,将 FiO_2 降至 21%,并维持 PCO_2 45mmHg 以上。同时输注多巴胺 5μg/(kg·min) 优化心输出量,维持药物治疗至正常酸碱状态及肾功能值。

2. **球囊扩张成形术** 关于新生儿球囊扩张血管成形治疗主动脉缩窄一直存在争议,球囊可使主动脉内径明显扩大,内膜撕裂、中层扩张。一般目前认为全身情况差、手术风险高、轻微局限缩窄或侧支循环很差者适用该方法。其优势在于相对创伤小,避免了手术时下肢和脊髓的缺血或使用深低温停循环技术,减少了对周围组织的压迫,其主要担心的并发症是再缩窄比例相对高、远期动脉瘤发生率高和小婴儿的股动脉损伤。

3. 手术治疗

(1)缩窄段切除、端端吻合术:是目前治疗新生儿主动脉缩窄的优选技术。

(2)缩窄段切除、扩大的端端吻合术:在主动脉缩窄合并主动脉弓发育不良的患儿中,该手术是首选术式。

(3)左锁骨下动脉补片主动脉成形术:虽然术后远期仍有可能发生再缩窄和动脉瘤,然而,目前该手术方法仍然对1岁以内婴儿尤其是新生儿,是较好的手术选择。

(4)合并室间隔缺损等心内畸形和主动脉缩窄的一期修复技术:目前较多的观点是进行一期根治手术。

【预后】

主动脉缩窄的外科治疗取得良好的疗效,手术死亡率已降至2%~4%。术后病人症状迅速减轻或消失,患儿可获得正常的生长发育。术后多数病例上、下肢血压无明显压差。再缩窄二次手术者的死亡率为5%~10%。最常见的死亡原因为术后出血。合并复杂心内畸形或术前病情严重者手术死亡率仍高。

手术方式对远期疗效有明显影响。行单纯缩窄段切除、端端吻合者再缩窄发生率高,而应用左锁骨下动脉翻转主动脉成形者再缩窄发生率明显低于前者。缩窄段切除加扩大的端端吻合术远期再缩窄发生率最低。术后远期高血压的发生率约10%~20%,其发病机制尚不清楚,部分病人与再缩窄有关,其余可能系多因素的综合结果。早期手术可降低远期高血压的发生。

三、主动脉弓离断

【概述】

主动脉弓离断(interrupted aortic arch,IAA)是种少见的先天性心脏病,约占先天性心脏病的1.5%,未经治疗90%在1岁内死亡。

【病因】

胎儿发育早期有6对主动脉弓,在远端和左右腹主动脉相连,在近端和圆锥动脉干相连。近端主动脉弓是从胚胎第四弓远端的动脉弓演化而来,峡部是从胚胎第六弓和左侧腹主动脉及第四对胚胎动脉弓的连接部演化而来,这种复杂的节段构成引起不同的连接点上发生中断,造成了不同类型的主动脉弓离断。

【解剖学】

主动脉弓分为近侧弓、远侧弓和峡部。近侧弓指无名动脉起始处至左颈总动脉,远侧弓指左颈总动脉至左锁骨下动脉起始处,连接远侧弓与降主动脉近导管区的主动脉弓称为峡部。若两个节段之间完全失去解剖上的连续性或者仅残留纤维束相连,称为主动脉弓离断。主动脉弓离断分为三型。A 型:占28%,离断位于左锁骨下动脉起始部的远侧,即峡部水平;B 型:占70%,离断位于左颈总动脉与左锁骨下动脉之间,该型常伴有右锁骨动脉异常起源于降主动脉;C 型:仅占 1%,离断位于无名动脉与左颈总动脉之间。

【临床表现】

生后早期动脉导管趋向关闭未及时诊断,临床表现为严重的酸中毒以及由于下肢的灌注完全依赖两个分离的主动脉系统之间的侧支供应,灌注不足造成无尿、内脏缺血。严重的酸中毒最终可导致重要器官的损伤,包括脑和心脏本身,患儿可表现为抽搐、软弱无力和反应低下,但很少有肺功能障碍。动脉导管在新生儿期尚未关闭,诊断可能延迟数周。由于肺血管阻力下降,左向右分流增加,临床表现出充血性心力衰竭、生长落后、差异性发绀、四肢血压和脉搏不等,以及严重肺动脉高压。脉搏触诊依赖于解剖类型,例如 B 型主动脉弓离断,右上肢脉搏可触及,而若导管关闭后左上肢和股动脉则不能触及。当心内分流变为双向时,可使差异性发绀变得不明显。当合并大动脉转位时可变为倒转的差异性发绀,即下肢红上肢紫。

【诊断】

胸片示肺充血和心脏扩大,心电图示左心室或双心室肥大表现。超声心动图检查对主动脉弓离断的解剖可作出准确的诊断。离断位置的定位、长度、左心室流出道狭窄及其程度、升主动脉和主动脉瓣环直径、合并畸形如室间隔缺损的位置与边缘的关系等。测定左心室流出道的大小非常重要,因为通过该部位的血流量较少,很难根据压力差来定量判断梗阻的程度。室间隔缺损通常是非限制性的,其上缘(即圆锥间隔)多向后对位不良。超声心动图还应明确峡部存在与否,无峡部的患儿常常伴有 22 号染色体的微缺失和 DiGeorge 综合征。心血管造影检查对于新生儿一般仅在合并其他心内复杂畸形时才考虑进行。CT 造影可以明确离断位置的定位、长度。

【治疗方案与原则】

术前动脉导管的开放是抢救治疗的第一步,保证下半身的血流依赖导管灌注。危重者尽早气管插管,机械通气。增加肺血管的阻力可使更多的血流经动脉导管进入降主动脉灌注下半身,但应避免吸入高浓度的氧(通常空气就合适),避免过度通气所致的碱中毒,应调整 PCO_2 水平为 40 ~ 50mmHg。静脉注射碳酸氢钠,积极纠正酸中毒。可常规给予多巴胺,改善心脏功能的同时增加缺血肾的灌注。经上述治疗 1 ~ 2 天,患儿全身情况改善,酸/碱、肾和肝功能等各项指标正常后可行亚急诊手术。

1. 主动脉弓离断合并室间隔缺损 非根治手术包括新生儿期左侧胸切口进行主动脉弓成形、肺动脉环缩术,二期进行室间隔缺损修补术。目前广泛的一致意见是新生儿期进行一期根治手术。

2. 主动脉弓离断合并其他畸形 主动脉弓离断患儿中约 30% 合并左心室流出道狭窄,处理原则类似于大动脉错位中的 Damus-Kaye-Stansel 手术。另一种变化就是利用分流供应肺血流,然后进行肺动脉和主动脉吻合以及主动脉弓成形。对于合并复杂畸形,基本原则是新生儿期如果存在两个心室应进行双心室修补。

【预后】

前列腺素 E_1 的应用使主动脉弓离断的手术疗效发生了革命性的变化,加上呼吸机支持和正性肌力性药物的应用,显著改善了患儿术前的全身状况;超声诊断技术的发展使大多数患儿避免了心导管等侵入性检查,均使手术疗效大大提高。一期根治手术死亡率并不比分期手术的两期手术死亡率之和为高,而且晚期吻合口再狭窄的发生率远较分期手术者为低。目前,一期根治手术的总体死亡率已在10%以下。

四、室间隔缺损

【概述】

室间隔缺损是指在室间隔上存在开口,可位于室间隔上任何位置,大小不一可单发或多发,还可合并其他心内外畸形。室间隔缺损是最普遍被认识的先天性心脏病,占所有先天性心脏病的20%,如包括所有合并室间隔缺损的其他畸形在内,超过所有先心病的50%。

【病因和分类】

胚胎发育8周内,如肌性室间隔、心内膜垫和分隔大血管的球嵴之间出现偏差可在室间隔的任何位置出现室间隔缺损。室间隔缺损常发生于4个位置,根据胚胎学和解剖学命名原则,第一类室间隔缺损是位于右心室流出道肺动脉瓣下方,上缘与主动脉右冠瓣直接相连,是由于球干系发育不良引起,称为动脉下型或圆锥型、嵴上型缺损。第二类室间隔缺损是膜周型,即室间隔缺损邻近室间隔膜部,上缘邻近主动脉右冠瓣和无冠瓣,下缘延伸至肌嵴和圆锥乳头肌,右侧邻近三尖瓣隔瓣。第三类室间隔缺损是房室通道型或流入道型,指室间隔缺损位于室间隔流入道和三尖瓣隔瓣后下方,上缘延伸至隔瓣瓣环,认为是胚胎时心内膜发育停滞所致。第四类为肌性室间隔缺损,位于室间隔小梁部,可单发或多发。

【临床表现】

室间隔缺损的病人临床表现与室间隔缺损大小、分流量和肺阻力相关。限制性室间隔缺损多不需要在新生儿期进行干预。非限制性室间隔缺损在出生后随肺阻力下降很快出现充血性心衰,此类病人必要时在新生儿期进行干预。新生儿中,肺阻力相对较高,接下来4~6周内持续下降,以后数月内缓慢下降。患儿出现呼吸急促日渐加重,特别和喂养、进食有关,存在多汗,体重不增生长发育停滞,处于生长曲线以下水平。

【诊断】

X线多有左向右分流双心室增大和左心房增大的表现,肺动脉段明显,肺血明显增多。超声心动图具有确诊价值,对室间隔缺损的定位和大小均有帮助,可在不同平面上观察缺损和左心室流出道形态、主动脉瓣和房室瓣的情况。磁共振技术有助于对室间隔缺损进行定位,但是敏感度不超过超声心动图。

【治疗方案与原则】

1. **药物治疗** 药物治疗的主要目的是针对左向右分流的病理状态,控制肺阻力和针对心内膜炎的预防性抗生素。对充血性心力衰竭的室间隔缺损患儿的药物治疗是标准的充血性心力衰竭的药物治疗,主要指地高辛、利尿剂和减轻后负荷等措施。营养支持和抗生素治疗反复肺部感染可以延缓手术。

2. **手术治疗** 经过药物治疗,患儿仍持续存在症状,则有手术关闭室间隔缺损的指征。目前的手术风险已经很低,死亡率小于1%,通常肺动脉环缩来降低左向右分流量,减轻患儿症状,目前仅用于一部分特殊室间隔缺损的患儿,比如多发的肌部室间隔缺损,严重感染无法耐受体外循环手术的患儿。多数患儿还是推荐一期手术根治。

【预后】

随着体外循环、术后监护技术的提高,室间隔缺损的外科治疗死亡率大幅下降,目前有报道800g的早产儿也能纠治。手术修补室间隔缺损的效果良好,整体死亡率低于1%,96%以上患儿有很好的生存质量。主要的并发症包括房室传导阻滞需要植入起搏器,急诊再手术和明显的残余分流各约1%。

五、永存动脉干

【概述】

永存动脉干是一种单一动脉干起源于心脏,骑跨在室间隔之上,供应体、肺、冠状动脉循环的先天畸形,占整个先天性心脏病的0.21% ~ 0.34%。永存动脉干也是一种圆锥动脉干畸形,主动脉与肺动脉半月瓣融合,形成单独一组动脉干半月瓣。

【病因】

胚胎期动脉总干正常螺旋形分隔成呈前后位的肺动脉和主动脉,此过程中胚胎发育停滞就形成永存动脉干。其他影响胚胎发育的因素有总螺旋形分隔缺如,分隔的总干因心室扭转而扭曲、漏斗部闭锁、半月瓣始基异位等。

【解剖学和分类】

永存动脉干的显著特征是单一动脉干起源于心脏,骑跨于室间隔之上。动脉干位于右心室占 42% ,左心室占 16% ,两个心室平均占 42% 。根据肺动脉在动脉干上的起源分为三类(Collett & Edwards 分类):Ⅰ类是有一短的肺动脉干起源于动脉干左侧;Ⅱ类是左右肺动脉分别但相距较近起源于动脉干后方;Ⅲ类是相距较远的左右肺动脉起源于动脉干两侧。Van Praagh 提出了改良分类法更贴近临床实际,A1 型类似Ⅰ型,A2 是Ⅱ和Ⅲ型的更精确组合,A1 和 A2 型之间的关系取决于右肺动脉起源的位置。A3 型是单一起源的肺动脉,右肺动脉起源于动脉干,由动脉导管或侧支血管供应左肺。A4 型为永存动脉干合并主动脉弓离断。

【临床表现】

永存动脉干的特征是新生儿期肺阻力下降,大量左向右分流,表现为出生后几周内的心脏杂音、呼吸急促和吸入性凹陷。此外 50% 病人有共同瓣反流,有充血性心衰的表现,呼吸急促、肝脏增大、喂养时出汗、生长迟缓、水冲脉,胸骨旁收缩期杂音,反流时可闻及舒张期杂音,第二心音单一。

【诊断】

胸片多提示心脏增大,肺血增多,肺动脉段缺如。肺血不对称提示一侧肺动脉闭锁。心电图提示双心室肥厚,肺血流量大时左心占优势。超声心动图能提供足够信息,包括永存动脉干的类型,冠状动脉起源与近端肺动脉关系,共同瓣特征有无反流和程度。心脏大血管 CT 能进一步明确主动脉及分支、肺动脉及分支的起源和走向。

【治疗方案与原则】

一般永存动脉干患儿在出生后数小时内进行诊断,在重症监护室稳定 24～48 小时,稳定后 2～3 天内手术。如患儿没有及时获得诊断,术前有严重心力衰竭,需要强心、利尿药物治疗稳定病情后进行手术治疗。目前,主要的手术方式是新生儿期一期根治手术。

【预后】

新生儿体外循环转流、心肌保护和同种材料冷冻保存技术使右心室-肺动脉间的外管道置入理念得以实现并取得良好效果。术后早期生存率取决于肺血管阻力、共干瓣有无反流、并发畸形,而不是术中术后出血、冠状动脉受压等。最重要的是早期手术纠治,能逆转肺血管阻塞性病变和保护心功能。术后中远期的生存率取决于共干瓣有无反流和肺动脉管道的置换率。永存动脉干患儿术后需密切随访共干瓣反流以及肺动脉管道梗阻。

六、主肺动脉窗和一侧肺动脉起源于主动脉

【概述】

主肺动脉窗是胚胎期动脉干异常分隔成主、肺动脉所致,发病率占先天性心脏病的 0.2%。一侧肺动脉起源于主动脉,病理解剖与其相近。两者可合并同时存在。

【病因】

胚胎期动脉干位于右上和左下壁的一对动脉干垫融合成主、肺动脉管道隔的近侧部分,如果动脉干垫融合异常导致主肺动脉隔近侧缺损。远侧由第四对动脉弓与主动脉管道及第六对动脉弓与肺动脉管道融合而成,第六对动脉弓异常迁移导致远侧主肺动脉窗或一侧肺动脉起源于主动脉。

【解剖学】

主肺动脉窗多为单一病变,严重病例中会合并永存动脉干,较轻的病例中还会合并孤立性右肺动脉起源于升主动脉。主肺动脉窗多离半月瓣数毫米,好发于主动脉左壁。缺损的直径可很小至数厘米。目前多用 Mori 提出的改良分类。Ⅰ型:为近端缺损,相当于半月瓣环上方位置;Ⅱ型:为远端缺损,位于升主动脉后壁,常靠近右肺动脉起源处;Ⅲ型:为主肺动脉间隔完全

缺损。

【临床表现】

主-肺动脉窗的血流动力学类似于动脉导管未闭,其分流量主要与缺损大小和肺血管阻力有关。缺损小,左向右分流量较少,症状不明显或无症状;缺损大,左向右分流量大,症状出现较早、较重,发展很快,导致充血性心力衰竭、肺动脉高压和早期肺血管阻力性病变。新生儿期临床表现喂养困难、生长发育迟缓和呼吸道感染等。如缺损甚大,生存时间不会超过婴儿期。右肺动脉起源于主动脉的病例,因一侧肺接受体动脉血流,早期发生肺血管阻力性病变,对侧肺因接受所有肺循环血流,常发生肺动脉高压。

【诊断】

胸片提示心脏增大和肺血管影增多。心电图检查示电轴左偏、左心室肥大,肺动脉高压者示双心室肥大。超声心动图检查具有决定性的价值,它能显示缺损的位置和大小、冠状动脉起源、肺动脉大小等情况。心脏大血管 CT 检查已经很大程度上取代了心导管造影,可以明确缺损的位置大小、合并大血管畸形的情况。主-肺动脉窗要与肺动脉起源于主动脉、动脉导管未闭、室间隔缺损、永存动脉干和主动脉窦瘤破裂相鉴别。

【治疗方案与原则】

主肺动脉窗的药物治疗和大型动脉导管未闭的药物治疗是一样的。该畸形的诊断就是手术适应证。大多数病人诊断明确即需要手术治疗,如果缺损很小、症状不明显可推迟到婴儿期后进行。如伴发其他畸形应同期纠治。传统的结扎法和非体外循环下离断缝合在新生儿期不主张使用。

【预后】

目前主-肺动脉间隔缺损的手术和一侧肺动脉起源于升主动脉手术死亡率已接近于零。补片修补的患儿复发的可能性很低。无伴发其他畸形者手术远期效果良好。伴发复杂畸形的病人预后部分决定于伴发畸形是否已同时纠治。

七、孤立性右心室流出道梗阻

孤立性右心室流出道梗阻包括从轻度的肺动脉瓣狭窄到肺动脉闭锁继发右心缺陷的一系列心脏畸形。本篇主要阐述室间隔完整型肺动脉闭锁、新生儿重症肺动脉瓣狭窄及孤立性肺动脉瓣上狭窄和右心室流出道狭窄。

（一）室间隔完整型肺动脉闭锁

【概述】

室间隔完整型肺动脉闭锁是一类少见的畸形，每10万活产新生儿中发生率为4.5例，占先天性心脏病低于1%。该畸形主要为右心室和肺动脉间缺乏交通，相关的形态学特征从轻度的右心发育不良到严重的右心发育不全，使治疗方案从双心室到单心室的修补，需个体化。

【病因】

导致肺动脉瓣叶发育时无法分离的特殊胚胎学机制未明，目前仅假设经三尖瓣和右心室的血流显著减少通常是引起和肺动脉瓣膜闭锁同时存在的一定程度的三尖瓣发育不良和右心室发育不良的原因。

【解剖学】

室间隔完整型肺动脉闭锁的患儿肺动脉瓣是闭锁的，肺总动脉发育正常，或轻度发育不良。肺动脉瓣瓣窦正常形成，但是三个瓣叶在分叶边缘部位融合在一起，瓣叶常增厚。部分患儿肺动脉瓣存在开孔减压，此类患儿的三尖瓣和右心室大小更接近正常。室间隔完整型肺动脉闭锁的患儿三尖瓣膜几乎都有一定程度的发育不良，三尖瓣比正常大的情况下其性质类似Ebstein畸形。将右心室按形态学分为流入道、小梁部和流出道，轻中度发育不良时多为小梁部发育很差，甚至缺如。右心室发育很差时，三尖瓣较小。

【临床表现】

多数患儿表现为生后进行性发绀。动脉导管闭合后出现极度青紫并对外界供氧无反应，听诊其杂音很轻。动脉导管开放的患儿听诊可以闻及收缩期杂音，第一第二心音单一。根据不同严重程度可闻及三尖瓣反流的全收缩期杂音。

【诊断】

胸片提示肺血流灌注差,无明显三尖瓣反流时心脏轮廓相对正常。心电图提示左心室电势占优。超声心动图具有诊断价值,如提示右心室流出道缺如则为诊断特征,需评估右心室腔大小、右心室功能、三尖瓣结构和功能、心房水平分流和动脉导管开放情况,同时可提示冠状动脉瘘的存在。对于三尖瓣发育基本正常、心室三部分均有发育、没有冠状动脉瘘的患儿可以考虑不进行冠状动脉造影。其余患儿应进行冠脉造影以明确有无近端冠状动脉狭窄及有多少左心室、室间隔心肌是由右心室供血的。如果右冠状动脉、左前降支、回旋支三支冠状动脉总干中有二支为右心室依赖,就则为右心减压的禁忌。

【治疗方案与原则】

室间隔完整型肺动脉闭锁的术前处理包括开放静脉通路,第一时间输注前列腺素 E_1 维持动脉导管开放。纠正代谢性酸中毒、必要时加用正性肌力药物维持。重症患儿可机械通气、镇静。首期治疗方案包括单独减压右心室的肺动脉瓣膜切开或右心室跨瓣补片扩大、体肺分流或者两者结合。后续治疗包括双心室修补、一个半心室修补和单心室修补。

【预后】

根据右心室依赖冠状循环的治疗方式,可以极大改善该组患儿的治疗结果。

(二)新生儿重症肺动脉瓣狭窄

【概述】

肺动脉狭窄是一类常见的心脏畸形,占所有先天性心脏病的 8% ~ 10% 。肺动脉瓣狭窄需新生儿期干预的仅占一小部分。肺动脉瓣狭窄在同胞中发病率较高,家族性肺动脉瓣狭窄也有报道。

【解剖学】

多数病例肺动脉瓣呈三叶,交界融合,开口极小,瓣膜发育不良者少见,瓣环常轻度发育不良。胎儿期较少血流进入右心室,右心室发育受限,因此 50% 新生儿重症肺动脉瓣狭窄伴有三尖瓣及右心室发育不良,三尖瓣反流多见,右心室极度肥厚。右心室严重发育不良少见,合并右心室依赖冠状循环更少。

【临床表现】

新生儿严重肺动脉瓣狭窄出生后即处于不稳定的血流动力学状态,生后如不能早期发现,动脉导管的关闭会造成肺血流的下降,造成低氧酸中毒。长期生存仅在保持动脉导管开放和较大的房间交通时才有可能。生后青紫、呼吸困难、心动过速是此疾病的典型临床表现。听诊胸骨左上可闻及较响的收缩期杂音,重症病例心房内分流减少,心排量低而杂音轻。胸骨左下可闻及三尖瓣反流的杂音。

【诊断】

胸片多提示心脏扩大,根据动脉导管大小有不同程度肺血减少。多数病例电轴右偏,右心室肥厚劳损。超声心动图可清晰显示肺动脉瓣、三尖瓣、右心室的解剖和功能,卵圆孔和动脉导管开放情况。心导管造影能显示肺动脉和冠状动脉的形态,提示肺动脉狭窄的部位和程度,瓣环情况,但目前很少应用。根据体格检查和超声即可确诊。

【治疗方案与原则】

术前处理与室间隔完整型肺动脉闭锁相同,静脉输入前列腺素 E_1,必要时镇静机械通气,正性肌力药物维持、纠正代谢性酸中毒。伴有心房交通限制者需急诊处理。经皮球囊肺动脉瓣成形术的治疗结果与外科相当,目前已经替代了手术治疗成为治疗首选。严重的肺动脉瓣狭窄诊断即是手术指征。

【预后】

球囊肺动脉瓣成形术的良好结果已经使其成为肺动脉瓣狭窄治疗的首选术式。新生儿肺动脉瓣狭窄的球囊扩张成功率在 90%~95%,5%~10% 患儿后续需要体肺分流,球囊肺动脉瓣成形手术死亡率为 3%~5%,并发症发生率为 10%。除体肺分流病例外,3~8 年无需再干预率为 85%。

八、法洛四联症

【概述】

法洛四联症是最常见的发绀型先天性心脏病。在所有先心病手术中占12%左右。法洛四联症不经手术治疗的自然死亡一岁以内为25%,自然预后主要取决于右心室流出道阻塞的严重程度,绝大多数病人死于缺氧或心力衰竭。因此,法洛四联症应该尽早手术治疗。

【病因】

法洛四联症也属于圆锥动脉干畸形的一类,在发育过程中被螺旋分隔为主动脉和肺动脉。如果分隔的过程中不均衡,则肺动脉和主动脉相比可能有发育不良。近端纵隔肺动脉发自第六背侧动脉弓,肺总动脉和分支肺动脉之间的过渡点可能是发生狭窄的部位,也可能在远端肺动脉,表明外周肺动脉与第六背侧主动脉之间是有连接的。

【解剖】

基本病理解剖改变为:右室流出道狭窄,室间隔缺损,主动脉骑跨和右心室肥厚。约5%患儿存在冠状动脉分布异常,左前降支起源于右冠状动脉,转向向下进入前室间沟,从而横跨右心室漏斗部。极少情况下右冠状动脉起源于左冠状动脉,向右走行横跨右心室漏斗部。部分严重的病例可能存在肺动脉不连续,多为肺总动脉和左肺动脉之间不连续,早期左肺动脉由动脉导管供血,但动脉导管关闭后左肺不再发育。如果出生后早期没有发现和干预,左肺动脉和左肺将极度发育不良。

【临床表现】

发绀是本病最突出的症状,重症病例可在新生儿期即有发绀,多数在出生后早期几个月中可能因存在动脉导管未闭而发绀不明显,或仅在哭闹时出现。气喘和阵发性呼吸困难也是常见症状之一,尤在哭闹或劳累后加剧。

【诊断】

1. 心电图 多表现电轴右偏,右心房扩大,右心室肥厚。

2. 典型的法洛四联症胸片 心脏形态呈"靴状心",即心尖上翘圆钝,心脏扩大以右心房、右心室为主。肺血减少,肺血管纤细,有时可见网状的侧支血管影。心腰凹陷越深和肺部纹理越细,常提示肺动脉干及其分支发育较差。两侧肺门和肺部血管纹理不对称,一侧肺血比对侧明显减少,常提示法洛四联症可能伴有一侧肺动脉严重狭窄或缺如。

3. 超声心动图 是确诊法洛四联症的首选方法。可直接观察到右室流出道狭窄部位和严重程度,室间隔缺损的类型和大小,主动脉骑跨程度,并测算左心室容积和功能以及合并畸形。

4. 心导管检查 仅在需了解肺动脉解剖、超声冠状动脉显示不清和有多发性室间隔缺损时需要进行。通过测压可了解右室流出道狭窄部位、程度,血气分析可计算出心内分流部位和分流量。选择性心室造影可以显示室间隔缺损类型、大小、肺动脉发育情况、主动脉骑跨程度、冠状动脉畸形和肺部侧支循环血管等。在右室流出道严重狭窄的病人,由于造影剂在肺动脉充盈不够充分,有时会影响对肺动脉发育情况的判断。

5. 心脏大血管 CT 造影及 MRI 检查 能对主肺动脉和左右肺动脉直径进行准确的测量,并可直观地观察肺动脉的形态及其与主动脉的关系,同时对室间隔缺损的大小、部位和右室流出道狭窄的部位和程度得出准确的诊断。

【治疗方案与原则】

多数法洛四联症患儿出生时体循环血氧饱和度满意,无需治疗,当氧饱和度降至 75% ~80% 必须手术治疗。多数中心提倡一期根治手术年龄为 3 ~6 个月,新生儿法洛四联症可能存在肺动脉闭锁、肺动脉分支狭窄和伴发严重非心脏畸形者,先行体肺分流手术。部分患儿生后即有非常严重的右心室流出道梗阻,依赖前列腺素。这类患儿需排除是否有重大的体肺侧支血管,也需确定肺动脉在纵隔内的延续性。诊断明确后立即进行手术治疗。目前尚无早期一期根治的禁忌证,但是伴有异常的冠状动脉、多发肌部室间隔缺损和中央肺动脉不连续仍需考虑。

【预后】

目前,较先进的心脏中心的法洛四联症根治术死亡率均降至 1% 左右。导致新生儿小婴儿法洛四联症根治术后左肺动脉起始部狭窄需再手术的主要原因是,左侧肺动脉与动脉导管的组织结构有移行性,新生儿动脉导管未完全闭合,或应用了前列腺素 E 使动脉导管延迟闭合,这样行法洛四联症根治术可能对左肺动脉起始部之潜在狭窄估计不足。因此,对新生儿小婴儿行法洛四联症根治术时,应充分估计左肺动脉起始部的潜在狭窄,争取一次手术解决。

九、肺动脉闭锁合并室间隔缺损

【概述】
肺动脉闭锁合并室间隔缺损的基本特征是肺总动脉闭锁,且在右心室和肺循环间没有直接的连续。这些病人的中央肺动脉可完全闭锁或缺如,肺血来源于心外,最常见的是通过动脉导管或大型的主肺侧支循环。

【病因】
类似法洛四联症,在正常发育过程中,右侧与左侧第六对背侧主动脉弓和来自原始前肠的肺芽携带的体循环动脉丛相互融合。这一融合过程消失则导致肺动脉闭锁,以及和主动脉存在持续连接。这些异常血管被命名为主肺动脉侧支。

【解剖学】
肺动脉闭锁合并室间隔缺损的心内形态与法洛四联症类似,有巨大膜周、对位不良型的室间隔缺损,漏斗隔极度向前移位。通常漏斗部有一定的发育,终点是一个盲端。真正的肺动脉解剖存在极大变异。新生儿严重类型左右肺动脉仅 1.5 ~ 2mm,通常相连,也可能不连续。也可与退化的肺总动脉连续,肺总动脉也仅 2mm,向闭锁的漏斗部延伸。最轻的类型肺动脉分支发育正常,由正常位置的动脉导管供血,肺总动脉也可能发育良好,甚至有肺动脉瓣的发育。严重者漏斗部与肺总动脉之间有一段不连续,更严重的则是肺总动脉完全不发育,左右肺动脉以管样结构连续。主肺动脉侧支血管最常见是气管隆凸水平起源于降主动脉远端,许多病例中可能和真正的肺循环没有连接。此时如支气管肺段也有肺动脉供血,则形成双重供血。主肺动脉侧支具有肌性动脉的特征,进入肺实质后才像真正的肺动脉。肌性血管有严重狭窄的倾向。如果没有狭窄则远端肺血管暴露在主动脉压力下迅速发生肺血管梗阻性病变。

【临床表现】

肺动脉闭锁合并室间隔缺损的基于肺动脉发育和肺血来源情况分类,最严重类型通常没有心脏病的症状和体征,较轻的类型却多为导管依赖型,出生后导管关闭将出现严重的发绀。由于存在非限制性室间隔缺损,只要输注前列腺素 E_1 就能维持动脉导管开放,就有足够的肺血流,氧饱和度可以合理稳定在 $80\% \sim 90\%$。对于存在肺动脉发育不良和多发性体肺侧支血管的患儿,出生后多没有严重的症状和体征。脉搏氧饱和度的测定有助于判断肺循环血流和体循环的平衡。侧支过度,易发生充血性心衰的患儿静息脉搏氧饱和度多高于 $85\% \sim 90\%$。如果动脉导管关闭,侧支狭窄造成肺血流不足则脉搏氧饱和度低于 $75\% \sim 80\%$。

【诊断】

1. 如果肺血流过量,胸片提示肺野充血,心脏增大。肺血流不够则肺野清晰提示且血流少。心脏大小正常或偏小。

2. 心电图出生时多正常,随时间推移出现右心室肥厚。

3. 一般超声心动图不能提供肺动脉闭锁合并室间隔缺损患儿足够的解剖信息,它可以提供心内解剖的确定,但是对于侧支血管和外周肺血管的发育则相对困难。

4. 心导管检查以确定所有的体肺侧支血管解剖。使用逆行肺静脉楔入造影可以显示真正的中央肺动脉。在右心室和肺动脉连续后,必须确定肺的 20 个支气管肺段的血液供应,即是由真正肺动脉分支供应还是侧支血管供应,或者双重血供。还需了解侧支血管与纵隔结构的关系,特别是气管和食管。同时心导管还需获得血流动力学数据,对侧支血管内远端压力进行评估,如平均压高于 $20 \sim 25 mmHg$ 则可能已经或将发生肺血管病变。

5. 使用增强 CT 或 MRI 技术进行三维重建,可清晰显示侧支和肺动脉的复杂解剖,有助于制定单元化手术。

【治疗方案与原则】

1. 药物和介入治疗 导管依赖型肺动脉闭锁合并室间隔缺损的新生儿需输注前列腺素 E_1 维持动脉导管开放,直到有合理的干预来获得稳定的肺血流。肺血流过量发生充血性心衰的患儿需要使用地高辛和利尿剂治疗。心导管介入手术包括使用弹簧圈堵塞为支气管肺段提供双重血供的侧支血管;使用球囊扩张外周真正肺动脉的狭窄;对发生在侧支血管上的狭窄也需要球囊扩张。

2. 手术 对于导管依赖型的肺动脉闭锁合并室间隔缺损新生儿,应在新生儿期进行手术治疗。一期根治手术的许多原则与法洛四联症相仿。

【预后】

在过去的 10~15 年中,新生儿手术取得了巨大进步,手术死亡率进一步降低。早期死亡率 16%,晚期 23%,存在大型体肺侧支是晚期死亡的危险因素。

十、右心室双出口

【概述】

右心室双出口是一个病理生理混乱和解剖结构异常排列非常繁杂的系列,形态学表现从 VSD 合并主动脉骑跨到大动脉错位合并 VSD。文献统计在 1000 个新生儿中,DORV 的发病率约 0.09%,在先心病中 DORV 占 1%~1.5%。

【病因】

右心室双出口是一种圆锥动脉干畸形,介于法洛四联症与大动脉错位之间的过渡形态。在胚胎上主要是由于圆锥动脉干转位、圆锥-心室交叉点移位和动脉圆锥吸收异常所致。

【解剖学】

目前比较一致和实用的分类是 STS 先天性心脏病命名及数据库委员会数次讨论之后建立的数据库。该分类在所需要的 DORV 的相关形态学描述可以分为几个标题:VSD、右室流出道、大动脉关系、冠脉解剖、圆锥解剖、左室流出道、三尖瓣环—肺动脉瓣环距离及其他合并畸形。最简单的数据库,把 DORV

分为以下五型:VSD 型(主动脉下或双动脉下 VSD,不合并 RVOTO)、TOF 型(主动脉下或双动脉下 VSD,合并 RVOTO)、TGA 型(肺动脉下 VSD,Taussig-Bing)、室缺远离型(remote VSD,合并或不合并 RVOTO)和室间隔完整型。

【临床表现】

新生儿期出现临床症状,主要有发绀、心力衰竭、生长发育滞缓等。在不伴有肺动脉瓣狭窄的病例,肺循环流量明显增加,症状如同大型室间隔缺损,常表现为心力衰竭和喂养困难,并可早期并发肺动脉高压。如室间隔缺损位于主动脉瓣下,左室血流以层流方式直接进入主动脉,故发绀不明显。如室间隔缺损位于肺动脉瓣下则可出现严重发绀。在伴有肺动脉狭窄的病例,其临床表现如同法洛四联症,包括发绀、呼吸困难、喂养困难等。体征并不典型。肺动脉瓣区第 2 心音在伴有瓣口狭窄的病例可减弱或消失,反之则增强或亢进。胸骨左缘第 3、4 肋间可闻及收缩期杂音,并可扪及震颤。

【诊断】

1. 胸部 X 线检查　可了解心影大小及肺血情况。如提示心影扩大肺血增多,往往提示肺动脉瓣无狭窄。在伴有肺动脉瓣狭窄者则肺血减少,右心室增大,与法洛四联症相仿。

2. 超声心动图　由于其技术的发展和成熟,可以对右心室双出口作出明确的诊断。

3. 心导管及心血管造影检查在　右心室双出口的诊断中仍具有重要地位。右室造影可见主动脉和肺动脉同时显影,主动脉瓣和肺动脉瓣处同一水平。另外由于室上嵴壁束的原因在正位片上可见主肺动脉根部之间有一负显影,称"泪滴征"。左室造影可明确显示左室与大动脉缺乏直接连接关系,造影剂经室间隔缺损大部分进入与缺损相邻的大动脉,同时可了解缺损的位置、肺动脉瓣是否狭窄及其程度、心室大小、二尖瓣与半月瓣之间的关系,此外还可了解房室连接关系和合并心脏畸形。

【治疗方案与原则】

DORV 的外科治疗目的是进行完全解剖修复。手术将左室连到主动脉,右室连接到肺动脉,关闭室间隔缺损。手术时机取决于患儿症状的显著程度和心脏合并畸形,外科手术方案取决于心脏解剖条件。部分病例需在新生儿期完成根治手术。

【预后】

DORV 手术后存在 18% 的远期猝死率。应用 Cox 风险模型分析证明手术年龄大、围术期或术后室性心律失常、Ⅲ度房室传导阻滞是远期猝死的显著风险因素。

十一、完全性大动脉错位

【概述】

完全性大动脉错位是一种较常见的发绀型先天性心脏畸形。发病率仅次于四联症,占先心病发病率的 7% ~9%。大动脉错位的定义为心房与心室连接一致,而心室与大动脉连接不一致,即主动脉发自右心室,而肺动脉发自左心室,主动脉内接受体循环的静脉血,而肺动脉接受的是肺静脉的动脉血。

【病因】

大动脉错位是一种圆锥干畸形。在正常右襻发育时期,主动脉下圆椎持续存在,而肺动脉下圆椎隔吸收并与二尖瓣间纤维连续,结果导致主动脉瓣位于肺动脉瓣前方,没有进行正常的旋转,二组半月瓣未经正常的变换分别与远端大血管连接,这些演变最终形成大动脉错位。

【解剖学】

主动脉发自形态学右心室,肺动脉发自形态学左心室,其房室连接一致。绝大部分心脏位置正常,右位心极少。约 20% ~40% 伴有 VSD,主动脉通常是肺动脉干直径的 1/2 到 2/3。完全性大动脉错位中,主动脉弓左位占 90%,右位主动脉弓只占 10%。可伴主动脉缩窄、肺动脉狭窄和肺动脉瓣下狭窄。大动脉的位置变异较大,最多见为主动脉和肺动脉前后位,即主动脉在前,肺动脉在正中后方,其次为主动脉在右前,肺动脉在左后,较少见大动脉呈侧侧位。完全性大动脉错位的冠状动脉分布正常冠状动脉约 60%,左冠状动脉回旋支起源于右冠状动脉 20%,单根右冠状动脉 4%,单根左冠状动脉 3%,其他类型包括冠状动脉行走于主动脉壁内约 13%。

【病理生理】

大动脉错位的特点是肺动脉血氧饱和度比主动脉高,因两个平行循环所致。回流到右室的体静脉血泵入体循环,回流到左室的肺静脉血泵到肺循环。平行循环之间必须有一定程度的混和。当动脉导管闭合后,如无 VSD 或 ASD,患儿将不能存活。室间隔完整型大动脉错位,胎儿出生后肺阻力开始下降,左心室压力也相应下降。肺阻力下降的另一结果导致肺血流增加,可比体循环血流多 3~4 倍,则有左心室扩张。因此大动脉错位是肺血流不减少,反而比正常肺血流量明显增加的发绀型心内畸形。大动脉错位伴有 VSD 时,如不治疗就很快发生肺血管病变。因高流量、高压力和高的肺动脉血氧饱和度,很快导致不可逆的肺血管疾病。

【临床表现】

大动脉错位一般生后 24 小时就能明确诊断。动脉导管闭合后,临床表现为严重低氧血症和酸中毒。虽然出现发绀,但胸片表现为肺血增多。临床症状取决于体循环和肺循环的血液混合程度。如心房内分流很小,动脉导管关闭,生后即严重青紫,呼吸急促,吸氧无变化。如心房内分流大,伴有动脉导管未闭或室间隔缺损,则发绀不明显,但早期出现充血性心力衰竭,对药物治疗效果不佳。如合并大室缺和左室流出道狭窄,类似四联症,肺血流减少,低氧血症,心衰症状较轻。听诊有收缩期杂音,第二心音单一。肝脏增大。临床表现气促。

【诊断】

1. 胸片示心影呈鸡蛋形,上纵隔变窄,右心室扩大。肺门血管影扩大。如伴肺动脉狭窄,肺血管阴影减少。

2. 心电图示窦性节律,电轴右偏,右心室肥大。ST 段和 T 波可出现缺血性表现。

3. 超声心动图具有诊断性价值,可明确主动脉和肺动脉主干及根部的位置,以及瓣环的大小,冠状窦和左、右冠脉主干的位置。

4. 由于右心和左心导管检查创伤较大,目前对新生儿大动脉错位的心导管检查很少应用。同样,冠脉造影术已相当少采用。

【治疗方案与原则】

巨大室间隔缺损或多发性室间隔缺损,新生儿期先行肺动脉环缩,防止肺动脉高压,至 6 个月或 1 岁以后再行纠治术。对严重低氧血症,伴有肺动脉狭窄等原因,新生儿期不能行大动脉转换术时,可先行 B-T 分流术,如心房内分流少,同时行房间隔扩大术,以改善低氧血症。一般室间隔完整型大动脉错位应在出生后 2 周内手术最合适,如年龄超过 1 个月,左心室功能可能退化,临床需根据心导管检查或心超检查决定。室间隔位置必须居中,如偏向左侧,说明左心室压力低于右心室压力,左心室压力必须超过右心室压力 60%。

【预后】

国外报道大动脉转换术手术死亡率在 2.5%～5%。心房水平纠治的晚期死亡率明显高于大动脉转换术。两种手术的早期死亡率无明显差异。大动脉转换术后每年右室流出道梗阻的晚期发生率为 0.5%,比重建主动脉根部的梗阻危险性高,后者每年为 0.1%。

十二、功能性单心室

【概述】

功能性单心室是一类复杂的先天性心脏病,可伴有其他心内畸形。如心房异构、房室间隔缺损、肺动脉狭窄甚至肺动脉闭锁、大动脉转位、肺静脉异位引流、左侧上腔静脉等。功能性单心室占所有先天性心脏病的比例为 1%,未经医学干预,50% 的患儿在 1 岁内死亡。

【解剖学】

功能性单心室包括房室连接双入口(左心室双入口和右心室双入口),一组房室瓣膜闭锁(三尖瓣闭锁和二尖瓣闭锁),共同房室瓣并伴有一个心室发育不良(不平衡的共同房室通道),仅一个完全发育的心室和心脾综合征,以及其他类别的单心室。同时根据发育良好心室腔的形态分为三种病理类型:左室型单心室、右室型单心室和心室结构不定型单心室。

【病理生理】

未手术的单心室患儿的体循环和肺循环是一种并联循环,血液离开单心室后可以进入体循环和肺循环,除非存在流出道梗阻,否则体、肺循环的血管床阻力将决定进入各自血管床的血流量。如果肺循环流出道不存在梗阻、也没有肺血管病变时,肺循环的血流量将比体循环多很多。部分患儿先天存在肺循环轻度的梗阻,使体循环和肺循环之间的血流成为合理的平衡分别状态,经皮氧饱和度在 80%～85%,可以获得长期生存和满意生活质量。此种情况下仅单心室的心输出量 2 倍于正常,可以持续多年。如患儿合并肺循环流出道较严重的梗阻,则患儿出现严重的发绀。如果肺循环无梗阻或梗阻不足者,会出现肺血过多和充血性心衰,出现肺血管病变。如患儿合并体循环流出道梗阻,其结果多为增加了肺循环的血流量,单心室容量超负荷并最终衰竭。

【临床表现】

单心室患儿的临床表现取决于体循环和肺循环的血流平衡。严重肺循环流出道梗阻的新生儿在动脉导管关闭时将有严重的发绀,肺循环流出道无梗阻患儿生后可能无症状,随肺阻力下降将出现充血性心衰的表现。肺循环和体循环的回流血多在心房水平混合,病人将出现一定程度的青紫。胸部听诊可能会闻及体循环或肺循环流出道梗阻引起的杂音,如果梗阻不存在则几乎没有杂音,单心室本身并不产生杂音。如果没有合并体循环流出道梗阻的单心室新生儿小婴儿,动脉氧饱和度可以估测肺血流量,在 75%～80% 的氧饱和度提示肺血管床受到适当的保护,免于过高的容量和压力。

【诊断】

X 线胸片对于没有肺循环流出道梗阻的患儿存在肺充血和心脏增大;有严重肺循环流出道梗阻的患儿则表现为肺缺血和心脏偏小。心电图通常并无帮助,但是超声心动图有诊断价值。对于新生儿必须关注有无动脉导管开放,及动脉导管存在的价值,还需对心脏解剖进行节段分型,判断肺静脉和体静脉的解剖位置,及肺动脉分支是否连续和起始部是否狭窄作出判断。此外,对体循环流出道的评估极其重要。

【治疗方案与原则】

1. **药物和介入治疗** 仅少数单心室患儿天生拥有肺循环和体循环之间血流合适的平衡。肺循环流出道梗阻严重的病人可能存在动脉导管依赖,在体肺分流手术前需输注前列腺素 E_1。没有肺循环流出道梗阻的病人,如出现充血性心衰的表现则需要抗心衰治疗,稳定后进行肺动脉环缩术。介入治疗仅限于极少数新生儿,如二尖瓣闭锁房水平梗阻时,术前打开房间隔才能挽救生命。

2. **手术** 单心室本身就是姑息治疗的适应证。新生儿期姑息术后,大多数单心室患儿 3~6 月龄进行双向 Glenn 手术,此后 1~2 年内情况满意即可进行开窗 Fontan 手术。单心室手术的目的是体静脉压力尽可能低的前提下,获得最佳的体循环氧输送。

【预后】

功能性单心室患儿需自新生儿期开始就接受多次手术,术后密切随访非常重要。随着手术技术、体外循环和监护技术的提高,功能性单心室的手术死亡率有了明显的降低,早期死亡率仅为 5%,5 年生存率为 93%,10 年生存率为 91%。在神经运动发育和体格发育上研究发现,手术组与正常同龄儿并无统计学差异,并且认为开窗手术和分期手术并不会对智力发育造成影响。

十三、Ebstein 畸形

【概述】

三尖瓣下移畸形,亦称"Ebstein"畸形,是种新生儿期罕见的先天性心脏畸形,表现为部分或整个三尖瓣瓣环向下移位于右心室腔,同时伴有不同程度的三尖瓣瓣膜畸形和右心室结构的改变。发病率约占先天性心脏病的 1% 左右。

【解剖学】

基本病变是三尖瓣瓣叶和右心室发育异常并伴有隔瓣叶和后瓣叶向右心室腔下移,通过腱索乳头肌附着于三尖瓣瓣环下方的右心室壁上。

【临床表现】

有症状的新生儿常有巨大的心脏和发育不良的肺。由于右心室没有前向的血流，导致了生理性的肺动脉闭锁，患儿依赖动脉导管存活。所有体静脉的血流通过房间隔缺损或卵圆孔由右向左分流。重症患儿由于左心室的输出减少，有严重的发绀和酸中毒。因此这部分患儿在生后一周内即可有呼吸困难、发绀和充血性心力衰竭。若有卵圆孔未闭或心房间隔缺损者，右心房压力高于左心房时产生右至左分流，体循环动脉血氧含量下降呈现重度发绀。不严重的房化心室及无肺动脉狭窄者有足够的肺部血流，使以后的肺血管阻力下降。中度病变可有轻度的发绀，直到长大才被发现，几乎无症状。各个年龄组病人均可呈现室上性心动过速，部分病人表现预激综合征。

【诊断】

1. **X线检查** 典型病例可见右心房增大和右心室流出道移向上外方，上纵隔变窄，肺血管纹理减少。

2. **心电图** 典型表现为右心房肥大，P波高尖，不完全性或完全性右束支传导阻滞，电轴右偏。胸导联R波电压变低，P-R间隔延长，常有室上性心律失常及预激综合征。

3. **超声心动图** 显示三尖瓣前瓣叶增大，活动幅度大。隔瓣叶和后瓣叶明显下移，发育不良，活动度差。三尖瓣关闭延迟，瓣膜位置左移，室间隔运动反常。右心房及房化右心室共同显示巨大的右心房腔，心房水平右向左分流和三尖瓣反流，功能性右心室腔纵径缩短。右心导管和选择性造影显示右心房腔巨大，压力增高，压力曲线a波和v波均高大。房化右心室呈房性压力曲线，腔内心电图则为右心室型，若有心房间隔缺损者心导管可从右心房进入左心房。心房水平可呈现右至左分流，右心室收缩压正常，舒张末压升高，有的病例可测到三尖瓣跨瓣压差。

4. **右心造影** 显示右心房明显扩大，功能右心室位于右室流出道。瓣膜口移至脊柱左缘，右心室下缘可显示三尖瓣瓣环切迹和房化心室与功能心室之间的另一个切迹。肺动脉总干及分支细小,心房水平因有右至左分流者而左心房提前显影。

【治疗方案与原则】

新生儿阶段 Ebstein 畸形患儿的肺动脉高压可以通过吸入一氧化氮和氧或静脉使用降低肺阻力的药物改善症状。Ebstein 畸形的患儿如果在婴儿期能存活下来,则手术可以推迟直至临床症状明显,发绀加重,或胸片提示心脏扩大、心脏超声提示心脏收缩功能退化、出现房性心律失常也应考虑外科手术。如果病情严重无法改善症状则需进行新生儿手术治疗,多采用 Starnes 术。

【预后】

新生儿伴严重症状的 Ebstein 畸形大多预后不良,手术死亡率高,部分病例需进行心脏移植才有生存可能。

十四、左心室流出道梗阻

左心室流出道(LVOT)是一个复杂的结构,包括主动脉瓣/Valsalva 窦和左心室至瓣下的纤维肌性流出口。任何主动脉根部的畸形将导致主动脉瓣功能的障碍。左心室流出道梗阻是指左心室到升主动脉不同平面的左心室排血梗阻性疾病,包括主动脉瓣狭窄、主动脉瓣上狭窄和主动脉瓣下狭窄。本病可以单独存在,但多合并其他心血管畸形。其发生率约占先天性心脏病的 3% ~ 5%。主动脉狭窄合并降落伞型二尖瓣及主动脉缩窄称为 Shone 复合征。主动脉瓣上狭窄和主动脉瓣下狭窄新生儿期多无需处理,危重的主动脉瓣狭窄为新生儿常见畸形,故此重点讨论分析。

主动脉瓣狭窄

【概述】 主动脉瓣狭窄是指主动脉发育异常所致瓣膜狭窄,最为常见,多伴有其他畸形,如室间隔缺损、动脉导管未闭、左心室发育不良和主动脉缩窄等。

【病因】 胚胎心脏的心球和流出道心管开始分隔时,两组半月瓣最初是内皮下组织的隆起,由主动脉和肺动脉螺旋状间隔进行分隔并完成发育。3 个隆起组织笼罩着主动脉和肺动脉的开口,由一层覆盖在疏松结缔组织上的内皮构成,在远端出现凹陷形成半月瓣的三个瓣窦。

【解剖学】 新生儿危重型主动脉瓣狭窄很难分清瓣叶是单瓣叶还是双瓣叶,外观上未成熟且发育不完全。瓣膜严重发育不良,升主动脉多发育不良。新生儿危重型主动脉瓣狭窄多伴有一定程度的其他左心结构发育不全,包括二尖瓣、左心室腔、左心流出道、升主动脉、主动脉弓、峡部,也可能有严重的心内膜弹力纤维增生,对左心室顺应性造成重大影响。主动脉瓣窦数目和瓣叶数可不一致,二瓣型多有三个瓣窦。左右冠状动脉仍可分别发出。严重 AVS 都有左室肥厚,心内膜纤维化,甚至有严重的心内膜弹力纤维增生。

【诊断】

1. **临床表现** 新生儿或小婴儿有严重主动脉瓣狭窄和体循环依赖动脉导管,新生儿期或婴儿期即出现明显症状,如呼吸急促、喂养困难、苍白、烦躁,体格检查可发现周围动脉搏动减弱、肢体皮肤苍白、偏冷、上下肢差异性发绀、脉压变小,心脏杂音常不明显。动脉导管关闭,病情迅速恶化,不及时治疗可因心衰而猝死,必须急诊处理。能生存到儿童期,多为轻、中度狭窄,症状并不严重。可有生长发育缓慢、头晕、乏力、活动后气促,运动后心绞痛发作甚至发生晕厥。轻者也可无任何临床症状,仅表现主动脉瓣区有喷射状收缩期杂音,向颈部传导。

2. **影像学检查** 心电图:轻者正常。典型表现为左室肥大。严重心肌缺血可见 T 波、ST 段改变及心律紊乱。X 线胸片:心影增大,肺淤血。超声心动图:可提供解剖诊断及评价心室功能、有否心内膜弹力纤维增生。通过压差可评估主动脉瓣狭窄程度,还可查出升主动脉和动脉导管的血流方向。根据左室主动脉压差,可分为轻、中、重三级。轻度狭窄压差 $<40mmHg$;中度狭窄压差为 $50\sim75mmHg$;重度 $>75mmHg$。另一分法以瓣口面积指数为指标:瓣口面积 $>0.8cm^2/m^2$ 为轻度;$0.5\sim0.8cm^2/m^2$ 为中度;$<0.4cm^2/m^2$ 为重度。心导管检查:一般不作为常规检查。

【治疗方案与原则】 对于有症状的严重主动脉瓣狭窄的

新生儿和小婴儿治疗原则为需要紧急干预,包括复苏和监护,主动脉瓣球囊扩张解除瓣膜狭窄为标准治疗方法。治疗目标是挽救生命,改善心脏功能。新生儿依赖性动脉导管闭合,将很快出现循环衰竭,必须进行急诊手术。重度狭窄的新生儿和婴儿,常需应用机械呼吸、纠正酸中毒、使用正性肌力药物和前列腺素 E_1 保持动脉导管开放。随之进行介入治疗可能是较好的选择。手术方法的选择需根据年龄、病情和病理解剖而定。若伴有左心发育不良,不能承担体循环功能,先行 Norwood 手术和以后的单心室修补,而不能行双心室修补。

【预后】 一般认为主动脉瓣为三叶时切开术效果更好。再干预比例为 25% ~ 40%。儿童切开术后 Hasaniya 报道轻中度主动脉瓣反流发生率为 17.6% 和 35.2%,随访 5 年再手术率为 47.1%。

十五、左心发育不良综合征

【概述】 左心发育不良综合征是有正常 SDN 解剖节段分型,而左心结构的发育不足以支持体循环的一种心脏畸形。左心发育不良综合征在先天性心脏病中的发生率 4% ~ 9%。

【病因】 由于左心发育不良综合征患儿的房间隔的原发隔部分通常形成异常,向左移位,因此推测这是在胚胎学上的原发性缺陷,正常的血液容量被引离左心系统,引起发育不良。也有学者推测是因为宫内严重的左心室流出道发育不良,并表现为主动脉瓣闭锁,进一步导致心脏发育和血流动力学异常。左心发育不良综合征患儿中 28% 伴有遗传基因异常或心外畸形。

【病理生理】 出生前由于左心房出口梗阻,患儿的肺血流较正常胎儿要少,右心室血流通过动脉导管进入降主动脉,或逆行进入主动脉弓和升主动脉。出生后肺血流阻力下降,右心室血向体循环分流减少,如果动脉导管开放,患儿生存取决于肺循环和体循环之间血管阻力的平衡及极高的心输出量。左心发育不良综合征患儿的肺小动脉平滑肌增生,平滑肌对吸入氧浓度和小动脉血 pH 很敏感,当新生儿在氧疗或机械通气时,会打破体肺循环间平衡,使肺血流过多。动脉导管的部分关闭也会造成肺血流量过多而体循环灌注不足,病情恶化。

【诊断】

1. **临床表现** 左心发育不良综合征患儿在出生数天内未及时诊断和干预则有死亡的危险。一般情况下出生 24～48 小时内,会有呼吸窘迫,可能有轻度发绀。

2. **影像学检查** 此时患儿应迅速进行超声心动图检查确诊,输注前列腺素 E_1、避免吸氧和避免低碳酸血症。部分患儿在确诊前发生严重的代谢性酸中毒和重度休克状态,引起多器官功能衰竭和心功能抑制,其可逆性取决于酸中毒的严重程度和持续时间。随着产前超声的发展,多数左心发育不良综合征患儿能在妊娠 16～18 周时得到产前诊断。产前超声诊断对左心发育不良综合征非常敏感,但特异度不高,并可能高估疾病严重程度。产前诊断使患儿出生后能被迅速转运到先心病治疗中心,通过超声心动图进行确诊。X 线常提示轻度肺充血和心影轻度增大,心电图提示右心室占优势,两者均无助于确诊。超声心动图能提供包括二尖瓣和主动脉瓣环直径、左心室容积、左心系统其他合并情况及主动脉弓情况等信息。

【治疗方案与原则】 左心发育不良综合征的三种治疗方案分别是单纯支持治疗、分期重建和心脏移植。左心发育不良综合征患儿的药物治疗基本原则是在所有脏器系统都处于基本正常而不是仅心肺功能正常前,不应该进行手术。新生儿出生后,肺循环阻力的下降会改变肺体循环的流量比例,而肺体循环流量之比正常对病情起着决定性的作用。应维持 $PaCO_2$ 45mmHg,避免吸氧,强调监测脉搏血氧饱和度,应保持在 75%～80% 左右。可采用混合吸入 CO_2 和 N_2 以使 FiO_2 下降至 16%～18%,以此维持适当的氧分压和二氧化碳分压,增加肺阻力,同时可给予足够的通气量以免肺泡萎陷。有效降低体循环的后负荷可起到平衡肺体循环流量比例的作用。通常应用米力农 $0.5\mu g/(kg \cdot min)$,必要时可用硝普钠进一步降低体循环阻力。只有在严重酸中毒和低氧血症情况下才有必要给予肌松剂以降低代谢和氧耗量。适当的保暖可降低体循环的阻力,增加体循环流量。当毛细血管充盈时间小于 3 秒时,表明血流动力学状态良好。通常需给予

5%白蛋白每日 10ml/kg。前列腺素 E_1 在出生后 3~4 小时开始应用。尽可能避免使用正性肌力药物,以避免引起体循环阻力增加。利尿剂如呋噻米 1mg/kg,静脉应用每天两次可排出多余水分避免肺充血水肿。足够的营养供给非常重要,可保持有效的血浆渗透压,使用静脉高营养减少坏死性小肠结肠炎的发生。产前介入治疗在 16~20 周胎龄时进行相对狭窄的主动脉瓣和房间隔缺损球囊扩张,早期介入治疗可能促进左心结构的发育,使之能承受双心室修补。出生后的介入治疗多用于生后房间隔水平的严重梗阻造成的缺氧患儿,此时需在心导管室进行急诊房隔穿刺扩大而不是 Rushkind 房隔球囊切开术。手术采用分期重建技术,重建手术的目的是在新生儿期间建立有效的混合血液循环,体肺循环流量平衡,然后在肺循环阻力降低到正常水平时再施行后续手术。

【预后】　Norwood 系列重建手术后的早期死亡率因不同的心脏中心而异。术前三尖瓣中重度反流以及术前酸中毒是导致死亡的危险因素。产前诊断有利于早期及时的治疗,因而成为提高生存率的有利因素。

十六、完全性肺静脉异位引流

【概述】

完全性肺静脉异位引流是指全部肺静脉不直接与左心房相连而是直接引流入右心房或通过冠状静脉窦、上腔静脉或下腔静脉再引流入右心房。本病占先天性心脏病的 1.5%~2.0%,可作为心脏畸形独立存在,也可能是内脏异位综合征的一个组成部分。完全性肺静脉异位引流中严重的类型是先天性心脏病整个范畴中真正需要急诊手术的几个疾病之一,且缺乏对于及其危重的新生儿的决定性的药物缓解方法。

【病因】

当来自左心房后表面的肺静脉外翻或外突结构,未能与肺芽周围的肺静脉丛正常融合时,就会发生完全性肺静脉异位引流。在肺静脉与左心房常见的连接部位,至少持续存在一个肺静脉丛与内脏静脉丛的连接,其结果就是肺静脉通过体静脉回流到心脏。

【解剖学】

持续存在的与内脏静脉丛的连接几乎可以发生于中央的主静脉与脐卵黄囊静脉系统的任何一个位置。根据肺静脉引流位置分为4个类型。Ⅰ心上型约占45%,肺静脉异位连接到心上静脉系统,包括上腔静脉和残存的左上腔静脉,或者奇静脉。肺静脉血经左上腔静脉、左头臂静脉入右上腔静脉,再回流到右心房;也有少数病人的肺静脉总干直接同右上腔静脉连接。Ⅱ型是心内型,约占25%,在心内水平连接到右心房或者冠状窦。Ⅲ型占25%,在心下水平的异位连接,最常见的是与门静脉或者门静脉分支相连。静脉总干在食管前方穿过膈肌进入腹腔,与门静脉或静脉导管相连。Ⅳ型或混合型最少见,约占5%,包括以上各种不同水平肺静脉连接发生混合病变。

【诊断】

1. **临床表现** 临床表现取决于肺静脉的梗阻程度。如果梗阻严重,出生后数小时甚至几分钟内即可出现严重发绀和呼吸窘迫,表现为心动过速和低血压。无严重梗阻时临床表现取决于肺血流量和肺动脉高压的程度。肺血流增多和肺动脉高压的患儿将出现发育停滞,呼吸急促多汗等。发绀多为轻度。

2. **影像学检查** 对于有梗阻的新生儿完全性肺静脉异位引流常有严重的低氧血症和代谢性酸中毒。胸片提示心影大小正常但有严重的肺水肿。心电图提示右心室肥大。超声心动图是诊断的可靠方法,通过对室间隔位置和三尖瓣反流评价右心室压力。一般不建议进行心导管检查,因为造影剂会引起血管渗透压增高,加重患儿肺水肿程度。

【治疗方案与原则】

完全性肺静脉异位引流没有自愈可能,诊断即是手术指征。手术时机取决于是否存在肺静脉梗阻。梗阻型的完全性肺静脉异位引流有严重的低氧血症和酸中毒,超声心动图诊断后即应急诊手术,尽快建立标准的心肺转流,如果必要术后可使用体外膜肺氧合。对于非梗阻类完全性肺静脉异位引流也可在新生儿或婴儿早期进行手术,减少发绀和长期容量负荷对心肺和其他脏器造成损害。

【预后】

目前,TAPVD 手术的死亡率大幅降低,术前严重的肺静脉梗阻和术后残余的肺静脉梗阻,以及合并的其他心脏畸形与预后有关。再手术主要原因是残余的肺静脉梗阻和心内分流。术后肺静脉狭窄的发生率为 6% ~ 11%;以心下型或混合型多见。

十七、冠状动脉异常

【概述】

冠状动脉是心脏的供血动脉,由主动脉根部左、右两侧相应的主动脉窦发出。先天性冠状动脉疾病是指冠状动脉的起源、分布、行程及终止等方面的畸形导致心肌供血或(和)血流动力学障碍的先天性心血管疾病。各种冠状动脉的变异在普通人群中的发生率为 0.2% ~ 1.2%。其中大多数属于解剖变异,并不引起心肌缺血及血流动力学改变,无特殊临床意义,而在其他先天性心脏病中,冠状动脉的变异明显增多,如法洛四联症患者中,约 5% ~ 7% 伴有冠状动脉的变异。

【解剖学】

异常起源的左冠状动脉可以发自肺动脉主干或其近端分支的任何位置,最常见的开口是位于肺动脉左后窦,其次是右后窦、肺动脉后壁及右肺动脉后壁,罕见于主肺动脉前壁者;其他更少见的有左前降支或回旋支开口于肺动脉或右肺动脉。异常起源的左冠状动脉开口以后的分布、分支及行走正常,但通常发育细小、血管壁变薄。右冠状动脉正常发自右侧主动脉窦,常常粗大,迂曲并向左冠状动脉,尤其是前降支发出数目及大小不同的侧支血管。极少数患儿中,主动脉根部可单独发出圆锥动脉并与异常的左冠状动脉形成侧支循环。患儿左心室常有扩大、室壁变薄、运动减弱。左心室前壁及心尖部可伴有局限性坏死,纤维化瘢痕;广泛的心内膜下弹力纤维增生,是多数患儿的主要病理特征;继发于左心室扩大的二尖瓣环扩大及乳头肌功能不全等,导致二尖瓣关闭不全;部分左心室严重缺血,梗死的患儿可出现左心室室壁瘤形成。

【病理生理】

主要取决于左、右冠状动脉之间侧支血管的丰富程度和肺血管阻力的变化。于胎儿期,由于肺血管阻力较高,异常起源的左冠状动脉内的血流仍呈正向灌注,尽管含氧量低,但基本能满足左心室心肌氧合的需要,胎儿及其心脏能够正常的生长、发育。出生后 1~2 周内,肺血管阻力尚未明显下降前,肺动脉压与主动脉压力相近,左室心肌仍由正向的静脉血灌注。由于新生儿的心肌细胞对低氧的耐受能力比低灌注压的耐受能力要高,因此,患儿在这段时期通常无明显临床表现。此后,随着动脉导管的关闭及肺血管平滑肌的退化,肺血管阻力及肺动脉压力均明显下降,左冠状动脉的正向血流渐渐减少,直至发生血流方向的逆转。此时,左心室心肌的供血、供氧完全依靠来自右冠状动脉的侧支血管。右冠状动脉出现代偿性扩大、增粗及迂曲。本病分为两型:A 型(婴儿型),占本病的绝大多数,左右冠状动脉间的侧支血管稀疏、细小。侧支循环血量不充分,患儿出生不久,出现严重的心肌缺血,左心室功能受损、心脏扩大及二尖瓣反流等临床表现。若未能及时外科治疗,患儿多于几周或数月内死亡。B 型(成人型),约占 10%~15%,冠状动脉呈右优势型分布,在肺血管阻力下降之前,左右冠状动脉之间建立了丰富的侧支循环,左心室心肌完全由来自右冠状动脉的侧支供血,形成功能意义上的单支冠状动脉变异样改变。

【诊断】

1. **临床表现** 多数患儿出生时表现正常,极少数患儿出生后即出现症状。以后随着肺血管阻力下降,左心室出现缺血性损害,逐渐出现临床症状体征,并进行性加重,发展成心力衰竭、心源性休克等。最具特征的临床症状是呼吸急促和呼吸困难,可同时伴有咳嗽和气喘;多数患儿喂养困难,常于进食或进食后突然出现啼哭、烦躁及面色苍白、出冷汗等,称之为"进食性心绞痛"。体检发现患儿面色苍白、体格瘦弱,严重者可有发绀。呼吸频率加快,心动过速、心脏扩大、心前区搏动增强及肝大。心脏常无明显杂音,出现二尖瓣反流的患儿,心尖区可闻及收缩期杂音。

2. **影像学检查** 胸片显示两肺淤血、肺血管影增多。心脏增大,以左心室扩大为主,部分患者左心室呈瘤样扩张。心电图改变有一定的特异性,对确定诊断及鉴别诊断很有帮助。典型的心电图表现为:心动过速,电轴左偏;前侧壁心肌缺血,Ⅰ、aVL、V5~7 导联中至少一个导联上出现深>3mm、宽>30ms 的病理性 Q 波和 QR 波形,Ⅱ、Ⅲ和 aVF 导联上无 Q 波,Ⅰ导联上S-T 段抬高,标准肢体导联的 T 波倒置等。超声心动图表现为左室扩大、室壁变薄、运动减弱,左心室功能参数普遍降低。右冠状动脉弥漫性增粗,左心室内膜广泛增生、回声增强,乳头肌活动减弱,回声增强。左室舒张末期容积明显增加达数倍之多于正常值。脉冲和彩色多普勒可探及左冠状动脉逆向流入肺动脉血流图。此外,超声心动图可以发现二尖瓣反流及程度等,已成为确诊本病的主要手段。心导管升主动脉造影可显示单支右冠状动脉发自主动脉,弥漫性增粗、迂曲。注入造影剂后,右冠状动脉显影,随后经侧支血管引起左冠状动脉显影,最后汇入肺动脉。选择性冠状动脉造影能够准确地显示侧支循环状况及左冠状动脉异常起源的位置,可以确定诊断及为制定手术方案提供依据。需要指出的是,左冠状动脉起源于肺动脉患儿就诊时,往往临床状况比较危重,有创检查的风险极大。绝大多数患儿均可通过 EKG 及有经验的超声心动图医师作出明确诊断,只有在上述无创检查均不能明确时,才慎重考虑心血管造影术。

【治疗方案与原则】

大多数患儿病情迅速恶化,外科手术是治疗本病的唯一有效方法。因而一经诊断明确,尽快手术,以尽可能地挽救缺血"冬眠"心肌。无论患者的年龄、临床表现及左-右冠状动脉之间侧支循环状况等,所有患者均应争取在明确诊断后的1~2天内接受手术治疗。左冠状动脉起源于肺动脉的手术方法基本可分类两类:姑息性手术和根治性手术。姑息性手术是早年采用的手术方法,目的在于:①通过提高肺动脉的压力或(和)肺动脉内的血氧含量以改善左冠状动脉的灌注。②减少或阻断左冠状动脉的回流,以减轻"冠状动脉窃血现象",增加冠状动脉系统的灌注。根治性手术是目前治疗本病的主要方法。

【预后】 手术死亡率已由 1980 年前的 75%~80% 下降至

现在的 0～23%。左冠状动脉开口移植术对本病进行了生理和解剖双重矫正,已成为目前最流行的手术方式。

【小结】

1. 新生儿早产儿先天性心脏病的诊断评估涵盖产前到产后,需多学科联合会诊决定。

2. 对于新生儿先天性心脏病的外科治疗死亡率目前仍高于婴儿和年长儿,手术指征需严格掌握。

3. 新生儿早产儿危重先天性心脏病需早期干预治疗,延误诊断和治疗病死率极高。

4. 新生儿早产儿先天性心脏病手术治疗以根治性手术为主,可以早期改善心脏功能,促进器官发育成熟。

5. 新生儿早产儿先天性心脏病早期治疗疗效满意,大部分先心病预后良好。

附:新生儿期心脏疾病诊治流程图

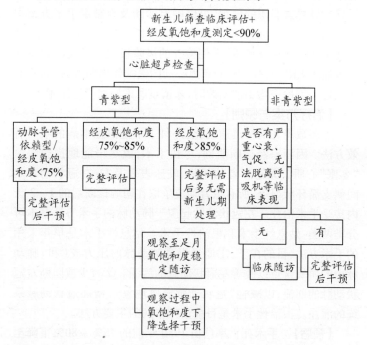

参 考 文 献

1. Zhao QM,Ma XJ,Ge XL,et al. Pulse oximetry with clinical assessment to screen for congenital heart disease in neonates in China:a prospective study. Lancet,2014,384(9945):747-754

2. Dodge-Khatami A,Mavroudis C,Mavroudis CD,et al. Past,present,and future of the arterial switch operation:historical review. Cardiol Young, 2012,22(6):724-731

3. Morgan CJ,Zappitelli M,Robertson CM,et al. Western Canadian Complex Pediatric Therapies Follow-Up Group. Risk factors for and outcomes of acute kidney injury in neonates undergoing complex cardiac surgery. J Pediatr,2013,162(1):120-127

4. Feinstein JA,Benson DW,Dubin AM,et al. Hypoplastic left heart syndrome:current considerations and expectations. J Am Coll Cardiol, 2012,59(1 Suppl):S1-S42

5. Ota N,Fujimoto Y,Murata M,et al. Improving outcomes of the surgical management of right atrial isomerism. Ann Thorac Surg,2012,93(3): 832-838

6. Axt-Fliedner R,Kawecki A,Enzensberger C,et al. Fetal and neonatal diagnosis of interrupted aortic arch:associations and outcomes. Fetal Diagn Ther,2011,30(4):299-305

7. Petrucci O,O'Brien SM,Jacobs ML,et al. Risk factors for mortality and morbidity after the neonatal Blalock-Taussig shunt procedure. Ann Thorac Surg,2011,92(2):642-651

8. Padley JR,Cole AD,Pye VE,et al. Five-year analysis of operative mortality and neonatal outcomes in congenital heart disease. Heart Lung Circ,2011,20(7):460-467

9. Seo DM,Park JJ,Yun TJ,et al. The outcome of open heart surgery for congenital heart disease in infants with low body weight less than 2500 g. Pediatr Cardiol,2011,32(5):578-584

10. Azakie A,Johnson NC,Anagnostopoulos PV,et al. Cardiac surgery in low birth weight infants:current outcomes. Interact Cardiovasc Thorac Surg,2011,12(3):409-413

11. Carotti A,Albanese SB,Filippelli S,et al. Determinants of outcome

after surgical treatment of pulmonary atresia with ventricular septal defect and major aortopulmonary collateral arteries. J Thorac Cardiovasc Surg,2010,140(5):1092-1103

12. Lin YC,Huang HR,Lien R,et al. Management of patent ductus arteriosus in term or near-term neonates with respiratory distress. Pediatr Neonatol,2010,51(3):160-165

13. Alghamdi AA,Singh SK,Hamilton BC,et al. Early extubation after pediatric cardiac surgery:systematic review,meta-analysis,and evidence-based recommendations. J Card Surg,2010,25(5):586-595

14. Bartlett RH,Gattinoni L. Current status of extracorporeal life support (ECMO) for cardiopulmonary failure. Minerva Anestesiol, 2010, 76 (7):534-540

15. Serraf A,Bensari N,Houyel L,et al. Surgical management of congenital heart defects associated with heterotaxy syndrome. Eur J Cardiothorac Surg,2010,38(6):721-727

16. Alsoufi B,Al-Halees Z,Manlhiot C,et al. Intermediate results following complex biventricular repair of left ventricular outflow tract obstruction in neonates and infants. Eur J Cardiothorac Surg, 2010, 38 (4): 431-438

17. Kansy A,Tobota Z,Maruszewski P,et al. Analysis of 14,843 neonatal congenital heart surgical procedures in the European Association for Cardiothoracic Surgery Congenital Database. Ann Thorac Surg,2010,89 (4):1255-1259

18. Kanter KR,Kogon BE,Kirshbom PM,et al. Symptomatic neonatal tetralogy of Fallot:repair or shunt? Ann Thorac Surg, 2010, 89 (3): 858-863

19. Shinkawa T,Polimenakos AC,Gomez-Fifer CA,et al. Management and long-term outcome of neonatal Ebstein anomaly. J Thorac Cardiovasc Surg,2010,139(2):354-358

20. Barron DJ,Kilby MD,Davies B,et al. Hypoplastic left heart syndrome. Lancet,2009,374(9689):551-564

21. Kaza AK,Lim HG,Dibardino DJ,et al. Long-term results of right ventricular outflow tract reconstruction in neonatal cardiac surgery:options and outcomes. J Thorac Cardiovasc Surg,2009,138(4):911-916

22. Jonas RA. Comprehensive surgical management of congenital heart disease. London:Hodder Arnold Publication,2004
23. Mavroudis C,Backer C. Pediatric Cardiac Surgery. 3rd ed. St. Louis:Mosby,2003

（陈　纲）

第六章 食管疾病

第一节 先天性食管狭窄

【概述】

先天性食管狭窄(congenital esophageal stenosis)是先天性食管腔狭窄,全段均可发生,以下 1/3 段最常见。先天性食管狭窄十分罕见,其发病率约为 1/50 000 ~ 1/25 000,根据狭窄程度,出生后或至成人出现症状。近 30 年统计手术效果明显提高,可合并其他畸形如食管闭锁、心脏畸形、肠闭锁、肛门直肠畸形等,伴有合并心脏畸形是影响预后主要原因。

【病因】

食管狭窄为隔膜样和蹼状,或长段食管腔如线状(纤维肌性狭窄)。多为胚胎第 8 周食管空化不全,或病变部位血液供应障碍引起。

【病理】

组织学分型:①气管支气管残留型:食管肌层内有异位气管软骨,呼吸道黏膜腺体,纤毛上皮甚至胃及胰腺组织。多发生于食管中下段,此型常见。②膜式狭窄:为薄膜状环形隔,全段均可发生。③节段肌肉纤维肥厚型:狭窄段长若锥状,见于食管中下段。其组织学特点为黏膜下平滑肌纤维和纤维结缔组织增生,有正常鳞状上皮覆盖。三者可同时并存。

【临床表现】

患儿通常在新生婴儿即有进行性恶心、呕吐,有反复误吸和吸入性肺炎,固体食物吞咽困难或反流。轻者至成年始就诊。应重视长期、间歇性固体食物吞咽困难史。

【诊断及鉴别诊断】

1. X 线正侧位片　排除食管旁疝等其他病变。X 线水溶性造影剂增强造影显示食管腔狭窄部位、长度和狭窄直径。需注意与膈肌病变和胃食管反流相鉴别，如反流性食管炎导致的炎性食管狭窄和食管失迟缓症等。

2. **内镜活检和 pH 监测**　排除胃食管反流继发性狭窄。

3. **CT**　可准确发现食管狭窄部位和管壁病变。

4. **超声内镜检查**　明确狭窄原因。根据食管固有膜增厚，不同的回声增强，区分纤维肌性狭窄和气管支气管狭窄。

【治疗原则与方案】

1. **食管扩张**　可有 X 线监视下的球囊扩张、食管镜指引下的探条扩张等，兼具诊断和治疗作用，对膜式狭窄和部分纤维肌性狭窄有效。但有一定的扩张后导致食管穿孔的发生率，文献报道其穿孔率约为 0.7% ~ 3.5%。穿孔需采取禁食、静脉高营养、抗生素应用和密切监护等非手术治疗，大多可以治愈，需要强调的是早期发现是影响预后的关键因素。对扩张无效者，也有应用食管支架治疗取得一定效果的报道。

扩张中显示持续"腰带"状，预示属软骨环样狭窄，应采取手术治疗。活检发现呼吸道组织，由于其高度癌变性，宜手术切除。

2. **手术治疗**　适应证：食管中下段软骨环狭窄，扩张无效且穿孔发生率高，应选择手术。

（1）术前准备：患儿应经鼻饲、胃造瘘补充营养，或用静脉高营养，纠正一般情况，肠道准备。术者应充分了解狭窄部位、范围，食管造影确定狭窄的部位对手术入路的选择十分重要。右胸切口适用于食管中段狭窄，左侧切口用于食管下段狭窄，位于食管腹腔段狭窄应采取腹部切口。

（2）步骤：狭窄段较短者（<3cm）可采用狭窄段切除食管端端吻合手术方法，是适应于食管中、下段狭窄和狭窄部位与胃食管连接部有吻合距离的标准手术方法。如狭窄段长度过长无法行端端吻合时可根据狭窄的具体情况考虑行各种相应的食管替代手术治疗。吻合口接近胃食管连接部，应加作 Nissen 胃底折叠术以抗反流。不得行单纯软骨切除缝合。术中可通过口中置入较粗的导管插入食管，因其不能通过狭窄部位从而能够清晰

明确狭窄部位的近端,结合食管造影结果能够完全切除狭窄段食管。食管远近端在无张力下行间断单层或双层吻合。术后留置胃管行胃肠减压,经胸手术则需留置胸腔引流管。

长段纤维肌性狭窄,食管切除 3cm 以上,应考虑作结肠、空肠或胃食管替代术。注意保护迷走神经和膈神经,损伤迷走神经应同时加做幽门成形术。

目前,胸腔镜微创手术治疗食管狭窄正日益成为广泛使用的手术方法。

【预后】

术后可能出现吻合口漏和狭窄、肺部和胸腔感染等并发症,应予注意。术后一般吻合口瘘大多经抗感染、营养支持及保持引流通畅等相应的对症保守治疗可自行愈合,无需手术。术后吻合口狭窄则需行食管扩张。中下段狭窄单纯切除,食管端端吻合术后易发生胃食管反流,重者需再行抗反流手术。

【小结】

1. 先天性食管狭窄临床少见。

2. 可分为气管支气管残留型、膜式狭窄和节段肌肉纤维肥厚型三型。

3. X 线水溶性造影剂增强造影显示食管腔狭窄部位、长度和狭窄直径。内镜活检和 pH 监测有助于排除胃食管反流继发性狭窄。

4. 膜式狭窄和节段肌肉纤维肥厚型可尝试扩张治疗,气管支气管残留型和前二者扩张失败者需行手术治疗。

(王 俊)

参 考 文 献

1. Babu R, Hutton KA, Spitz L. H-type tracheo-oesophageal fistula with congenital oesophageal stenosis. Pediatr Surg Int,2005,21(5):386-387

2. Garabedian C,Sfeir R,Langlois C,et al. Does prenatal diagnosis modify neonatal treatment and early outcome of children with esophagealatresia? French Network on Esophageal Atresia. Am J Obstet Gynecol,2014,pii:

S0002-9378(14)00972-7

3. Co MJ,Ghaith G,Amin M,et al. Chronic vomiting from esophageal steno-sis due to a congenital,ectopic,tracheobronchial ring within the esopha-gus: endoscopic and endoscopic ultrasound findings. Gastrointest Endosc,2014,80(6):1178-1179

第二节　食管闭锁与气管食管瘘

【概述】

先天性食管闭锁与气管食管瘘(congenital esophageal atresia and tracheoesophageal fistula, EA-TEF)是一种严重的先天性畸形,发病率为1/3000,常伴有其他畸形,从而增加了治疗的复杂性。目前,小儿外科对食管闭锁的治愈率已达90%以上;但对低体重出生儿和合并严重心脏畸形和其他先天性畸形的EA患儿的治疗,仍有待提高。

【病因】

至今尚无统一的理论来揭示食管闭锁的发病原因和机制,涉及多种因素和多基因以及复杂的基因和环境间的相互作用。目前的研究认为食管共同起源于前肠,故初级前肠的异常发育是导致食管-气管畸形的根本原因。在对正常鸡胚的研究中证实,增生中嵴的异常会导致气管食管分离障碍,从而发生气管食管畸形。然而,就其演化机制却存在着众多不同的看法。造成食管闭锁的可能原因为:胎内压过高、食管腔上皮的闭塞、食管血供异常、局部组织分化生长异常以及合胞体的概念。

【病理】

食管闭锁通常采用Gross五型分类方法:

Ⅰ型:食管上端闭锁、下端闭锁,食管与气管间无瘘管,约占6%。

Ⅱ型:食管上端与气管间形成瘘管,下端闭锁,约占2%。

Ⅲ型:食管上端闭锁,下端与气管相通形成瘘管,此型临床最常见,约占85%;对于食管两盲端间距离>2cm为Ⅲa型,食管两盲端间距离<2cm 为Ⅲb 型。

Ⅳ型:食管上、下端均与气管相通形成瘘管,约占1%。

Ⅴ型:食管无闭锁,但有气管食管瘘,形成 H 型瘘管,约占6%。

此外 50% 的患儿存在合伴畸形,且多为多发畸形,如 VACTER 综合征(V:vertebral anomaly,脊柱畸形;A:anal atresia,肛门畸形;C:cardiac anomaly,心脏畸形;T:trachea anomaly,气管畸形;E:esophageal anomaly,食管畸形;R:renal anomaly,肾脏畸形)。在合伴畸形中,危及生命或需急诊处理的畸形约占25%,如肛门闭锁、肠旋转不良、肠闭锁等,使食管闭锁的综合治疗更加复杂化。

对发展中国家而言,Waterston 根据婴儿出生体重、伴发畸形和肺炎存在与否三项指标提出的预后分级标准,仍有一定的现实意义。目前,国际公认的食管闭锁合伴心脏畸形的严重程度和低出生体重在对食管闭锁的风险评估中有着重要的意义,合伴严重的心脏畸形且出生体重小于 2000g 的食管闭锁患儿,其治愈率受到了非常显著的影响。

【临床表现】

由于食管闭锁胎儿不能吞咽羊水,故其母亲孕期中常有羊水过多史。患儿出生后口腔及咽部存在大量黏稠泡沫,并不断经口鼻向外溢出,第一次喂水或奶,吸吮一二口后,小儿即出现剧烈呛咳,水或奶从口腔、鼻孔反溢,同时有发绀及呼吸困难,甚至窒息,经负压吸引清除后可恢复,但再次喂食,又出现同样症状。伴有食管气管瘘时,由于酸性胃液经瘘管反流进入气道,导致化学性肺炎、肺不张等,继发细菌感染,出现发绀、气急、肺部湿性啰音。同时因大量气体随呼吸经瘘管进入胃肠道,导致腹部膨胀,叩诊鼓音,并由于严重腹胀引起横膈抬高,压迫肺部,加重气急等呼吸道症状,甚至导致呼吸衰竭。如系无瘘管者,气体不能经食管进入胃肠道,则呈舟状腹。

【诊断及鉴别诊断】

1. 产前诊断 可表现为上颈部盲袋症,产前 B 超发现胎儿颈部中线存在盲袋。因为胎儿患有食管闭锁不能吞咽羊水,故产生近端食管扩张现象。同时胃泡消失或仅看到小胃现象。磁共振(MRI)检查可以提高食管闭锁诊断率。

2. **产后诊断** 出生后的诊断在第一二天即可作出。如在第一次喂奶后小儿即有呛咳,随即乳汁从鼻孔或口腔溢出,伴有呼吸困难,面色发绀等,应立即想到食管闭锁的可能。辅助检查从鼻孔或口腔内插入一根细小的胃管不能顺利通过食管而受阻折回,但应注意发现导管卷曲在食管盲袋内而造成进入胃内的假象。如疑食管闭锁即做食管造影,可以充分了解盲袋的位置,扩张的程度,近端有无瘘管。方法是经胃管滴入25%水溶碘剂或空气0.5~1ml,拍摄 X 线胸片即可发现食管盲端。

CT 可以提供多平面和三维重建图像,有助于发现食管闭锁及伴发的瘘管。主要适用于那些低出生体重、有严重呼吸窘迫及长段型或伴有多发畸形的食管闭锁患儿。

【治疗原则与方案】

诊断确立后,食管端端吻合术是唯一的治疗方法。近年来,随着多学科合作参与度日益提升,食管闭锁的生存率得到了明显改善,使不伴有严重心脏畸形的食管闭锁治愈率达到90%以上,其中包括低出生体重儿和早产儿。

1. **术前准备**

(1)在转运患儿时,需注意保暖,特别注意在转运过程中尽可能减少吸入性肺部感染的发生,可将患儿置于斜坡位,每15分钟用针筒经导管吸出食管盲端及口腔咽部的分泌物,必要时予吸氧。

(2)如新生儿置于暖箱内可上体抬高 30°~40°,通过导管持续吸引食管盲端及口咽部的分泌物。因为分泌物往往非常黏稠,将导管接入常规的胃肠减压袋无法达到吸引的目的。

(3)食管重建属非紧急手术,允许必要的术前积极准备,有些肺炎十分严重的患儿甚至可以延迟 3~5 天后手术,在此阶段应用广谱抗生素、雾化治疗和吸痰等措施积极治疗肺炎。应避免气管插管,以免大量气体进入胃肠道导致消化道穿孔,加剧腹胀而导致呼吸状况恶化。

(4)补液,给予5%葡萄糖40ml/(kg·d),同时注意调整水电解质和酸碱平衡状态。对于禁食 2 天以上的新生儿,可考虑应用静脉营养支持。

(5)常规给予维生素 K 剂。

(6)尽快完善必要的检查以查明是否存在伴发畸形,如超声心动图和腹部 B 超检查等。

2. 手术

(1)采用气管插管静脉复合麻醉,由于手术操作可能对一侧肺组织造成压迫而影响患儿通气,故新生儿食管闭锁手术的麻醉要求比较高。

(2)切口采用右侧第四肋间后外侧进路,经胸腔内或胸膜外手术均可。术前心脏超声检查很重要,右位主动脉弓的发生率约为 5%,如在术前发现存在右位主动脉弓,手术入路应改为左侧剖胸入路。

(3)首先离断奇静脉,分离、缝扎并切断食管气管瘘,改善患儿的通气功能;以盲端内的胃管为导向,充分游离近端食管盲端,食管与气管紧贴,需注意避免损伤气道;远端不宜分离过多,以免影响远端血供;新生儿食管吻合技术要求非常高,吻合时要用无损伤针带细而软的可吸收线单层吻合。如果两盲端距离 >2cm,吻合有张力,可采用食管近端肌层松解法,即在闭锁近端 1cm 处环形切开食管肌层,保留黏膜和黏膜下层(Lividitis 手术),达到减张的效果。保留胃管可帮助术后早期胃肠喂养。放置胸腔持续负压引流或胸膜外引流。

(4)Ⅰ型或Ⅱ型食管闭锁往往近远端食管盲端相距超过 3.5cm。一般来说,距离超过 3cm 时一期食管吻合手术非常困难,可考虑作延期食管一期吻合术。手术在患儿出生后 8~12 周时进行,尽可能采用食管端端吻合术,吻合方法同食管Ⅰ期吻合术。如食管近远端距离过大无法行一期食管端端吻合术,则可采用食管Ⅱ期修复术或食管替代术,可采用的食管替代物有食管本身、结肠、胃、小肠,其中应用较多的是结肠代食管。

3. 术后处理 一般需在 NICU 进行严密监护和呼吸管理,保持气道通畅,定时雾化吸入、拍背、吸痰。必须注意吸痰时插管不得超过气管瘘的距离,以免损伤结扎的瘘管造成复发。术后 3 天可通过胃管进行喂养。术后 5～7 天口服亚甲蓝或口服造影剂摄片检查,以了解吻合口愈合情况。

4. **胸腔镜手术**　胸腔镜修复食管闭锁也逐渐被采纳应用。在胸腔镜下完成了瘘管的结扎和食管的吻合。这是微创技术在新生儿的应用,避免了开胸手术对皮肤、肌肉和肋骨的影响,具有视野清楚,不损伤奇静脉和迷走神经的特点。但需要一定设备条件,且手术者有相当的腹腔镜手术经验。

【并发症】

早期并发症包括吻合口漏、吻合口狭窄和食管气管瘘复发;晚期并发症包括胃食管反流、气管软化、呼吸道疾病和食管蠕动功能障碍。

1. **吻合口漏**　引起吻合口漏发生的主要原因有外科缝合技术欠缺、食管两端缺血、肌层切开延长缝合的病例(Lividitis 手术)和吻合口张力过高。术后 5～7 天左右口服亚甲蓝,若胸腔引流管内有蓝色液体流出或食管造影见造影剂外漏均可明确诊断。处理措施包括保持胸腔引流通畅,充分的营养支持和抗感染治疗,绝大多数吻合口漏均可以自愈。如果吻合口断裂或长时间不愈合,则可施行颈部食管造瘘,延期行食管替代手术。

2. **吻合口狭窄**　引起吻合口狭窄的可能原因有缝合技术欠缺(吻合口张力过大、双层缝合和应用丝线缝合)、长段型食管闭锁、吻合两端食管缺血、胃食管反流和吻合口漏等。往往在术后第 3～4 周随访时发现,轻度狭窄不予扩张,依靠食物进行被动扩张;狭窄明显,有吞咽困难和反复呼吸道感染,则需行食管扩张治疗。可采用食管球囊导管扩张狭窄的吻合口,在 X 线透视下注入造影剂行食管造影以了解狭窄的位置、程度和长度,从而选择合适规格的球囊导管。将球囊导管经口或鼻插入食管,放置在狭窄部位后球囊内加压注入水溶性造影剂以显示球囊逐渐扩张至完整。扩张完成后再次行食管造影以了解扩张后的食管情况,重点观察有无狭窄处食管破裂,如破裂则需按照吻合口漏进行相应处理。也可采用食管探条,直径 0.5～1.5cm,在胃镜辅助下进行食管扩张。每月扩张 1 次,扩张 2 次。

3. **气管食管瘘复发**　是食管闭锁术后严重和复杂的并发

症,大多由于吻合口漏和吻合局部感染导致。尽管属于术后早期并发症,也有部分病例术后数月或数年发现。临床症状与 V 型食管闭锁相似。患儿反复出现呛咳,进食流质食物时明显,反复肺部感染,严重者肺功能困难受损。确诊需要通过支气管镜检查、食管或气管造影来证实,或者通过 CT 三维重建明确。再次手术是唯一彻底解决的途径。

4. 胃食管反流　可能是由于吻合口张力引起食管腹腔段过短、食管动力学存在异常。可通过上消化道造影、24 小时食管下段 pH 监测和食管动力学测定等明确诊断。通过改变饮食结构食用稠厚食物和合适的体位(俯卧或立位)可改善症状。轻度食管炎采用奥美拉唑 $0.7 \sim 3.5 \text{mg/(kg·d)}$ 口服治疗。反流引起的反复误吸、多次肺炎、营养不能维持的患儿应早期行胃底折叠术(Nissen 或 Thal 术)。

5. 气管软化　是术后发生呼吸困难,甚至不能撤离呼吸机的主要原因,诊断需使用气管镜,发现气管口径为半圆形或椭圆形。治疗方法采用主动脉弓悬吊术。

【预后】

食管闭锁的预后与及时诊断、患儿的成熟度、出生体重、救治措施、肺部并发症、合并畸形和恰当的护理密切相关。食管闭锁存活率的提高带来了愈来愈多的并发症患儿,有报道食管闭锁手术后的并发症发生率可达 30% ~ 50%,故对并发症的认识和处理将进一步提高先天性食管闭锁患儿的生存质量。

【小结】

1. 先天性食管闭锁与气管食管瘘是一种严重的先天性畸形,临床分为五型,其中以Ⅲ型居多。合伴心脏畸形的严重程度和低出生体重在其风险评估中意义重大。

2. 临床表现为产前羊水过多,出生后口吐泡沫、发绀及呼吸困难。

3. 应用水溶性造影剂行食管造影发现近端食管呈盲袋表现即可明确诊断和分型。

4. 食管端端吻合术是唯一的治疗方法,需完善必要的术前准备,食管气管瘘结扎并离断、食管端端吻合术是常用的手术方法。重视个性化治疗方案的制定。

5. 重视术后并发症的发现和处理 早期并发症包括吻合口漏、吻合口狭窄和食管气管瘘复发;晚期并发症包括未胃食管反流、气管软化、呼吸道疾病和食管蠕动功能障碍。

参 考 文 献

1. Smith N. Oesophageal atresia and tracheo-oesophageal fistula. Early Hum Dev,2014,90(12):947-950

2. Harmon CM,Coran AG. Congenital anomalies of the esophagus//Coran AG,Adzick NS,Krummel TM,et al. Pediatric surgery. 7th ed. St. Louis:Mosby,2012:893-918

3. Dingemann C,Meyer A,Kircher G,et al. Long-term health-related quality of life after complex and/or complicated esophageal atresia in adults and children registered in a Germen patient support group. J Pediatr Surg,2014,49(4):631-638

4. Pinheiro PF,Simões e Silva AC,Pereira RM. Current knowledge on esophageal atresia. World J Gastroenterol,2012,18(28):3662-3672

5. Hayashi T,Inuzuka R,Shiozawa Y,et al. Treatment strategy and long-term prognosis for patients with esophageal atresia and congenital heart diseases. Pediatr Cardiol,2013,34(1):64-69

(王 俊)

第三节 食管重复畸形

【概述】

食管重复畸形临床少见,大多在儿童期诊断为纵隔内囊肿,它是继小肠重复畸形后占第二位的消化道重复畸形,约为10%~15%,其发生率约为0.0122%。大多食管重复畸形位于右侧后下纵隔,其2/3发生于食管的下2/3部位,1/3发生于食管的中上段。吞咽困难、恶心呕吐为其主要临床表现,有时候因呕吐物误吸而出现咳嗽、喘憋等呼吸道症状。上消化道造影是临床检查的首选方法,胃镜、胸部CT和食管内超声检查均可辅助诊断。

【病因及病理】

目前认为,食管重复畸形是胚胎发育过程中上皮增殖及空泡化过程发生紊乱而形成,其囊壁具有双层环形平滑肌,覆盖消化道的鳞状上皮或肠上皮,附着于食管旁或存在于食管腔内。临床分为三种类型,即囊肿型、管状型及憩室型,其中囊肿型多见,管状型罕见。60%的囊肿性食管重复畸形位于食管下段,与食管腔无交通。

【临床表现】

食管重复畸形患儿常常无症状,有时候检查时偶然发现囊肿,也可以由于周围组织的压迫而出现吞咽困难和胸部疼痛。其症状以呼吸系统及消化系统压迫症状多见,症状的轻重取决于囊肿生长的部位、大小、速度及压迫食管腔或气管腔的狭窄程度。食管上段重复畸形临床上可引起喘鸣和咳嗽,囊肿型重复畸形位于食管中下段则可出现吞咽困难、上腹部不适、胸部疼痛和呕吐等症状。囊肿内出血可导致贫血。较少见的症状有心律失常、胸骨后或胸背部疼痛,囊肿溃疡出血并流入食管腔内可导致咯血和血便等,也有纵隔炎症导致囊肿破裂的报告。大多无特征性体征表现,囊肿巨大时患侧胸廓可高于健侧,气管、心脏向对侧移位,病变侧叩诊浊音,呼吸音低等。

【诊断及鉴别诊断】

临床上存在气道或食管压迫症状时需考虑此诊断。正侧位胸部 X 线平片、X 线透视下动态观察、X 线食管造影检查、超声检查均有助于诊断,CT、MRI、超声内镜应用可提高食管重复畸形诊断率。术中所见和病理学检查是确诊依据。

1. 正侧位胸部 X 线平片检查

(1)囊肿型:此型在 X 线胸片上的影像常为圆形或卵圆形阴影。因受奇静脉或肺韧带压迫可变成哑铃形,边缘清且密度均匀。有时的囊肿位于心脏后方,因影像重叠故密度较高。囊肿位于右侧者紧贴食管,左侧者因胸主动脉之阻隔反而和食管的距离较远。位于食管旁长管状含液囊肿则显示纵隔增宽。

(2)管腔型:因常与消化道交通,显示腔内有气或气液面。

无论何型,侧位胸片见病变位于后纵隔。

2. X线透视下动态观察 有时可见囊肿随呼吸运动而变形。

3. X线食管造影检查 囊肿型患儿术前 X 线食管造影检查可见囊肿将食管压向前方或对侧,食管可有压迹,故食管有压迹对本病诊断很有帮助。管型重复畸形与消化道交通口大时造影剂可进入,从而显示与食管平行的另一管道影像。

4. 超声波检查 术前超声波检查可见有液平反射。B 超对诊断帮助很大。

5. CT 与 MRI 通过三维重建技术可以清晰显示食管和重复畸形的解剖结构关系,有助于进一步明确诊断,并对手术的进路和方法有着极大的帮助。尤其需注意和脊柱前脊膜膨出症、囊性畸胎瘤等其他疾病的鉴别。

【治疗原则与方案】

治疗原则:食管重复畸形一旦确诊,应早期手术。于绝大多数有症状表现的食管重复畸形病例而言,手术切除病灶是治疗的选择。对无症状的病例来说手术是可以考虑的处理措施,其术后病程短而且恢复良好。而病灶长期存在有可能发生的溃疡出血或穿孔等并发症可能导致严重后果。

多数病例可经胸将肿物完整切除。少数病灶与气管或纵隔器官相连,勉强剥离可造成损伤者,行黏膜剥离或袋形缝合术。囊肿穿破与肺交通者同时行肺切除术。合并神经管原肠囊肿者,应同时切除。

术前、术中注意事项:如有气道阻塞症状明显者,可先行囊肿穿刺抽液减压,改善通气情况。术中应注意重复畸形的多样性而导致的处理遗漏,如术中发现囊肿深入腹腔时,需探明情况,如为盲端则争取一并切除;如与肠管相通(可注入亚甲蓝溶液证实),切除有困难者,亦可先切除囊肿,延期切除腹腔重复段;同时警惕多发囊肿存在的可能,术中对可疑肿物穿刺造影,术中摄片,以免漏诊,另外部分多发囊肿包绕食管,若一次手术切除可能会影响下段食管的血液供应而导致食管缺血坏死,可行分期手术治疗;术中应注意避免胸段乳糜管的损伤。

有时高位囊肿重复畸形可引起误诊为咽后壁脓肿、咽后脓肿、咽旁脓肿、梨状窝瘘包裹等,应慎行脓肿切开术。

手术要点在于术中分清解剖关系,避免损伤周围组织,导致术后食管瘘、食管气管瘘;如损伤气管可能导致血凝块误吸致死。术中应注意连同黏膜层、肌层一并切除,预防术后产生食管假性憩室。术后给予地塞米松,减轻局部水肿压迫气管窒息,以防产生呼吸困难。如囊肿与肺粘连则可行肺叶切除。如囊肿与胸主动脉紧密粘连,甚至在动脉壁粘连处形成瘢痕则手术时不应勉强分离。为避免损伤出血,可将粘连处囊壁遗留,刮除黏膜。

囊状重复畸形的病例另外可以作为治疗的选择的方法为观察。有文献报道囊肿长期存在多年无明显增大,内超声检查也没有发现囊肿增大的表现。

【并发症】

由于术中行食管修补或吻合,或损伤食管周围组织,术后可能出现吻合口漏、食管狭窄,或形成食管气管瘘。术后一周应行食管造影检查,以排除上述并发症。必要时可行狭窄处食管扩张术,如存在食管气管瘘,则术后 3~6 个月再次手术修补。此外,对于无症状性的囊性重复畸形外科介入手术可能导致长期的并发症如胃灼热、反流性食管炎,有 1% 的比例可导致患儿死亡。

【预后】

食管重复畸形切除术后预后好。术后 1 年内仍需定期随访,食管造影以排除食管修补处可能出现的狭窄、胃食管反流等。如有相应的症状出现,则需行食管扩张或药物治疗等。

【小结】

1. 食管重复畸形临床少见,且大多无症状故无法发现。

2. 一旦出现症状,则以吞咽困难、咳嗽喘憋等为其主要临床表现。

3. 食管造影和 CT 重建有助于明确诊断。

4. 手术切除是其主要的治疗手段。

参 考 文 献

1. Sharma S,Nezakatgoo N,Sreenivasan P,et al. Foregut cystic developmental malformation:new taxonomy and classification— unifying embryopathological concepts. Indian J Pathol Microbiol,2009,52:461-472

2. Lund DP. Alimentary tract duplications//Grosfeld JL,O'Neill JA,Fonkalsrud EW,et al. Pediatric Surgery. 6th ed. Philadelphia PA:Mosby Elsevier,2006:1389-1398

3. Dahniya MH,Grexa E,Ashebu S,et al. Communicating oesophageal duplication. Australas Radiol,2004,48:69-70

（王　俊）

第四节　食管裂孔疝

【概述】

食管裂孔疝(hiatus hernia)是指部分胃通过异常宽大的食管裂孔突入到胸腔。可分为食管裂孔疝和食管旁疝,99%食管裂孔疝为滑动性疝,胃食管连接部上移,1%为食管旁疝,指部分胃或胃整体移位至胸腔。与人体其他部位疝一样也可以伴有疝囊,甚至还可以发生疝嵌闭现象。

【病因和病理】

食管裂孔疝可发生于各个年龄组,往往以食管下段病损为主。一般形成食管裂孔疝有3个主要因素,即:①膈肌的结构改变;②支持结构上有萎缩变弱;③腹腔压力增加并失去平衡。食管裂孔疝最重要的异常是裂孔本身,即膈肌食管裂孔比正常宽大,而且肌肉环薄细、无力,胃部分甚至全部疝入到横膈以上的胸腔内。新生儿裂孔疝多为先天性膈裂孔发育不全所致。贲门一般位于横膈以上,呈现各种不同病理类型。按食管裂孔疝的病变及疝入特点,一般又将其分为滑动性食管裂孔疝、食管旁疝和混合型三种。滑动性疝系先天性膈食管膜薄弱食管裂孔扩大,腹腔正压推动和胸腔负压牵引使部分胃底经裂孔进入纵隔,贲门可位于膈上,His角消失;旁疝指部分胃或胃底于食管右前方进入胸腔,并可沿横轴轻度扭转至心脏后,贲门位于膈下,His角多无改变;混合型表现为食管疝滑动,横结肠、大网膜或小肠与胃同时疝入。部分食管裂孔疝可有合并症如部分胸腔胃、先天性短食管、先天性食管狭窄、先天性食管蹼等。

【临床表现】

由于不少新生儿仅伴有小裂孔疝,症状常不典型,而通常是因为频繁呕吐就诊,或是在 X 线检查中偶然发现有裂孔疝的存在,文献报道的发病率男女之比约3:1。典型病史是自出生后出现呕吐,其中80%病例是在出生后第一周内,另约15%是 <1 个月。一般呕吐频繁,量多,多数病例呕吐物可呈咖啡色,一般不含胆汁,大出血少见。吞咽困难症状不太常见。当大量呕吐以后反而十分愿意摄入食物,吞咽中出现不适和烦躁通常提示食管有狭窄与溃疡形成。呕吐和摄入不足可引起营养不良表现。

由于持续的食管炎可以引起食管黏膜出血,从而导致贫血,贫血的程度一般与食管炎严重程度及持续时间有关。

除上述情况外,食管裂孔疝可因呕吐误吸入肺部而导致反复咳嗽和吸入性肺炎,部分严重病例呼吸道感染反复发作,甚至可因频繁发作的呼吸道症状反而忽视或掩盖了消化道症状的表现。极个别严重病例还可发生纳入胸腔的胃或肠管嵌顿性梗阻甚至组织坏死。

食管裂孔疝可以合伴其他先天性畸形如先天性幽门肥厚性狭窄等。

【诊断及鉴别诊断】

由于持续性反流导致临床症状呕吐频繁发生,且有咖啡色呕吐物表现,反复呼吸道感染发生,则要高度怀疑食管裂孔疝存在的可能。上消化道造影一般可获得明确诊断,但对比较小的食管裂孔疝,尤其是滑动性食管裂孔,则有时可能需要反复多次检查,才能发现疝入横膈以上胸腔内的胃底贲门组织。仰卧头低足高位检查,可提高检出率。食管测压和 24 小时 pH 监测食管下段的压力变化和 pH 变化,有助于诊断。消化内镜检查有时可以发现贲门和部分胃组织位于横膈上,且发现食管炎、溃疡等变化。

需要注意的是与病理性胃食管反流的鉴别,存在胃食管反流不一定存在食管裂孔疝,但如果存在食管裂孔疝,则一般都会有胃食管反流。

其他检查如腔内超声、CT 多层扫描、MRI 检查等可对诊断有一定的帮助。

【治疗原则与方案】

新生儿期多数滑动性食管裂孔疝(约占 90%)一般无需手术,可以经非手术治疗而得到缓解,多可以采用体位疗法,包括半卧坐位、少量多次喂养及增加营养等方法。同时降低腹压、防止反流并加上药物治疗,药物治疗主要包括抗酸、抗胆碱药物及镇痛解痉药等。

食管裂孔旁疝、经非手术治疗未得到缓解且伴严重症状的滑动性食管裂孔疝则往往需要外科手术加以纠治。

1. **手术适应证** 有并发症的食管裂孔疝,如出现严重的食管炎、溃疡、出血、狭窄、脏器嵌顿和膈部并发症;食管旁疝和巨大裂孔疝;经内科正规治疗无好转者等。

2. **手术目的** 将贲门复位,使腹腔段食管回复到膈下正常位,且保留一段正常腹段长度,一般随年龄而长度不一(1 ~ 3.5cm 不等),以达到能对抗腹内压力为目的;将扩大的膈肌食管裂孔缩小,主要通过缝合左右膈肌脚完成;建立并恢复抗胃食管反流机制,除了建立一定长度的腹腔段食管外,还要重建锐性的 His 角,加做 Nissen 胃底折叠术,以达到抗反流目的。必要时同时做幽门成形术。

3. **手术方法**:腹腔镜辅助下的各种食管裂孔修补和抗反流手术是公认的治疗食管裂孔疝的金标准手术。目前常用手术方法如下:

(1)Nissenz 360°包绕胃底折叠术:手术步骤分为经腹解剖食管裂孔,并充分游离食管保证足够长度的腹腔段食管,同时暴露双侧膈肌脚,以 2-0 不可吸收带垫片缝合针缝合膈肌脚,此处应避免缝合过紧导致食管裂孔出狭窄;将胃体部右后向前包绕食管一周,间断缝合三针,同时与食管前壁相固定。缝合时可在食管内置入一定直径的管道作为内支撑,以避免包绕食管并缝合后可能出现的食管狭窄。

(2)Rossetti改良360°胃底折叠术:与Nissen术式不同点在于不修补膈肌脚,仅作2cm长360°宽松式折叠。

(3)Toupet180°胃底折叠术:与Nissen术式不同点在于将胃底拉向食管后间隙,180°~270°包绕膈下食管段和胃食管连接处,胃底与左右膈肌脚分别间断缝合。

(4)Thal胃底210°~270°向前折叠术:与Nissen术式不同点在于将胃底与胃食管连接部、食管左侧缘和横膈间断缝合。继续转向食管右下和小弯侧胃食管连接部缝合,使胃底呈瓣状覆盖与膈下食管前壁,依不同年龄长度2~4cm。

【并发症】

术后存在复发可能性,文献统计的术后复发率在0.98%~4%不等。复发者大多是由于膈肌食管裂孔未能关闭到适当程度或缝合线滑脱、局部缝合组织撕裂等所致。膈肌脚发育不良且薄弱是复发的另一关键因素,因此必要时可以使用人工生物补片,以提高抗张力。复发者需再次手术,也可以在腹腔镜下行二次手术。

早期并发症主要是呼吸道方面,包括肺炎、肺不张、肺脓肿和哮喘病等,以及其他如切口感染、脓胸、膈下脓肿和腹膜炎等,当然,同样可以出现消化道粘连性梗阻可能。

晚期并发症除了疝复发和胃食管反流外,也可出现食管狭窄,临床出现呕吐、不能进食较硬固体食物情况。如果不严重可暂时观察、保守治疗,待手术局部组织水肿消除后有时可逐渐自行缓解。如果不能完全缓解,则可争取通过食管扩张术来解决。但对非常严重的食管胃连接处狭窄而上述处理不能缓解者,则可能需要再次手术以松解缝合膈肌角或折叠胃底的缝线,重新做膈肌裂孔的修补和胃底折叠。个别非常严重的瘢痕增生所致的难扩性食管狭窄,则可能需要做狭窄段食管切除、食管端端吻合、代食管手术等处理。

【预后】

食管裂孔疝修补术后的随访,除了应观察临床症状有无缓解外,一般还应做 X 线检查,特别注意有无反流,必要时还可做食管动力学测定和 pH 24 小时监测,对比术前情况,以明确术后改善情况。绝大多数患儿预后好。

【小结】

1. 食管裂孔疝是指部分胃通过异常宽大的食管裂孔突入到胸腔,可分为滑动性食管裂孔疝、食管旁疝和混合型疝。

2. 形成食管裂孔疝的 3 个主要因素:膈肌的结构改变、支持结构上有萎缩变弱、腹腔压力增加并失去平衡。

3. 频繁呕吐、呕吐咖啡色物以及反复呼吸道感染是其主要临床表现。

4. 上消化道造影和食管下段压力测定 24 小时 pH 监测是诊断的主要手段。

5. 腹腔镜下的食管裂孔修补和 Nissen 抗反流手术是目前手术治疗的金标准。

参 考 文 献

1. Savas N, Dagli U, Sahin B. The effect of hiatal hernia on gastroesophageal reflux disease and influence on proximal and distal esophageal reflux. Dig Dis Sci. 2008, 53:2380-2386

2. Khan ZA, Ahmad S, Sheikh MY. Gastro esophageal reflux: an over investigated entity in neonates and infants. J Pak Med Assoc, 2010, 60(12): 984-986

3. Kumar V, Mathai SS, Kanitkar M. Preliminary study in to the incidence of gastroesophageal reflux (GER) in high risk neonates admitted to NICU. Indian J Pediatr, 2012, 79(9):1197-1200

4. Thatch KA, Yoo EY, Arthur LG 3rd, et al. A comparison of laparoscopic and open Nissen fundoplication and gastrostomy placement in the neonatal intensive care unit population. J Pediatr Surg, 2010, 45(2): 346-349

（王　俊）

第五节 新生儿胃食管反流

【概述】

胃食管反流是因下食管括约肌(lower esophageal sphincter, LES)或防反流机制如食管下段高压区发育未臻完善,胃内容物逆流入食管,可发生无胆汁性呕吐。临床上可分为生理性或功能性反流、病理性反流或胃食管反流病(gastroesophageal reflux disease, GERD)、继发性胃食管反流,如继发于各种原因引起的胃肠功能紊乱、胃排空延迟等。GERD 一般是指胃和(或)十二指肠的内容物反流入食管所造成的病理性损害,患儿可有持续呕吐、吞咽困难、胸骨后疼痛、呕血等症状。

【病因】

胃食管连接部存在防止胃食管反流的复合性结构,包括横膈食管裂孔处的弹簧夹作用、一定长度的腹腔内食管段、膈食管韧带和贲门食管角形成的腹内食管高压带、胃食管连接处的黏膜增厚等。胃内压增高、胸内食管下段内压减低,使胃食管连接部压力梯度增大时形成反流的主要原因。

【病理】

由于食管下端括约肌功能的成熟要从妊娠末期直至出生后一周内才逐渐完成,这个解剖生理特点使新生儿及婴幼儿均可能在一定条件下发生一过性的胃食管反流,比如在平卧体位下喂奶、饮水,或迅速、大量地喂奶,以及比较剧烈的哭闹等情况下进食等。但其一般不至于造成损害,大多未经任何治疗而在半年至一年内自行缓解,因此称为生理性胃食管反流。但是如果因上述的抗反流防御机制下降而出现问题,则可发生所谓的病理性反流,导致一系列危害,即胃食管反流病,可发生反流性食管炎、食管狭窄,甚至食管短缩、Barrett 食管等。

【临床表现】

小儿胃食管反流病临床表现轻重不一,与反流的强度、持续的时间、有无并发症以及小儿的年龄有关,一般有以下四种表现:

1. **呕吐** 表现为长期的反复呕吐,并逐渐加重,从而导致营养不良和生长发育迟缓。

2. **食管黏膜损害** 反流物质含有大量的攻击因子刺激食管,引起食管黏膜损害,可发生反流性食管炎而出现呕血或吐咖啡样物,此类患儿多见贫血。

3. **食管以外的刺激症状** 因呼吸道反复吸入反流物而出现呛咳、哮喘、支气管炎等症状和发生吸入性肺炎等。在新生儿,胃食管反流甚至可引起突然窒息至死亡。

4. **反流引起的并发症**

(1)食管狭窄:长期反复的胃食管反流可导致反复性食管炎,食管镜检查可见黏膜充血、水肿、糜烂、溃疡、纤维组织增生,进而瘢痕形成,导致食管狭窄甚至短缩。

(2)出血和穿孔:反流性食管炎由于黏膜充血糜烂、出血,长期可引起患儿不同程度的缺铁性贫血。少数严重病例由于食管溃疡可发生较大量出血,甚至穿孔。

(3)Barrett 食管:是慢性胃食管反流的严重并发症,食管下段鳞状上皮区被破坏,出现柱状上皮区,再由再生性更强的邻接区或腺导管柱状上皮所取代,即形成 Barrett 上皮。

【诊断及鉴别诊断】

临床上小儿 GERD 的表现轻重程度不一,开始有时不易鉴别是 GERD 还是生理性反流,因此,准确地判定反流及其性质十分重要。

1. **临床表现** 从患儿生长曲线和原发症状看,表现为瘦小、反复吸入性呛咳、反复呼吸道疾病症状如喘鸣、呼吸暂停、反复肺炎发作,易激惹、吞咽困难等。

2. **辅助检查**

(1)X 线检查:胸片排除肺和纵隔肿物,消化道造影检查观察食管、胃、十二指肠等,排除食管气管瘘、食管裂孔疝、胃出口梗阻性疾病等。同时可观察胃食管反流的程度。

(2)胃食管测压、胃食管 pH 监测:可观察食管基础压力、胃与食管压力梯度、食管不同部位的压力变化、LESP 改变等;24小时 pH 监测科观察反流次数和出现的时间、持续时间、总反流百分数等。

(3)内镜检查:可直接观察食管下段括约肌的位置和张力,是否存在食管裂孔疝,食管黏膜是否存在腐蚀性食管炎和程度、溃疡和食管狭窄等。

鉴于客观检查方法可能存在某些局限性,目前主张联合应用上述两种或三种以上方法进行检测,以提高诊断的准确性。常用上消化道造影、食管测压、动态 pH 监测和食管内镜检查结合来确诊小儿 GERD。当然,还要注意某些时候幽门梗阻、胃排空异常(蠕动功能障碍)等疾病也可能导致出现胃食管反流的临床表现,消化道造影检查也可注意观察胃远端的情况,以免漏诊、误诊。

【治疗原则与方案】

1. 内科治疗原则

(1)一般治疗:包括体位疗法和调整饮食喂养。床头抬高30°~45°,前倾30°俯卧,使食管胃连接处处于最高位,此体位发生胃食管反流的频率最低。右侧卧位或上半身抬高,有利于胃排空,减少反流。但呕吐症状重或呼吸困难者需十分小心。饮食调整包括喂养采用黏稠、糊状食物,少量多餐,睡前不进任何饮料,必要时可经鼻胃管、鼻空肠管进食,甚至肠道外营养,以改善患儿营养状况、为早期手术创造条件。

(2)药物治疗:包括促胃肠动力药物、H_2 受体阻滞剂、黏膜覆盖剂和制酸剂等药物,一般联合应用效果较好。促胃肠动力药物(吗丁啉等)增加 LES 张力,促进胃排空;H_2 受体阻滞剂(奥美拉唑等);黏膜覆盖剂(思密达等)在腐烂或溃疡面形成保护膜,促进愈合;制酸剂(氢氧化铝等)中和胃酸,缓解症状。

虽然药物疗法能够较明显地控制 GERD 的症状,治疗反流性食管炎,但由于未去除病因,故停药后容易复发。如果存在有胃食管反流器质性病变,如先天性膈疝和食管裂孔疝等或反复药物治疗无效者,则应考虑适时手术治疗。

2. 外科治疗 经积极正规体位、饮食和药物治疗 6~8 周,症状无改善,或存在先天性结构畸形患儿,需考虑手术治疗。

(1)手术指征:经系统内科治疗无效或停药后很快复发者;

因先天性食管裂孔疝导致反流者;有严重的反流并发症,如食管炎合并出血、溃疡、狭窄等;因反流导致呼吸道反复感染、窒息等;客观检查证实为病理性反流者(如动态 pH 监测);碱性胃食管反流。

(2)手术目的:通过胃底贲门部的解剖重建,恢复其正常的关闭能力,提高 LES 静息压力;通过胃底折叠环绕食管远端或胃底固定术来维持足够长度的腹段食管,阻止反流发生;重建的贲门部在吞咽时应能松弛以确保食物正常通过。

(3)手术方式:以 Nissen 胃底折叠手术最为代表,即360°全胃底折叠术(total fundoplication)。典型 Nissen 手术取左肋下切口,目前常采用腹腔镜下实施 Nissen 抗反流手术已经成为此手术的金标准。手术步骤分为经腹解剖食管裂孔,并充分游离食管保证足够长度的腹腔段食管,同时暴露双侧膈肌脚,以 2-0 不可吸收带垫片缝合针缝合膈肌脚,此处应避免缝合过紧导致食管裂孔出狭窄;将胃体部右后向前包绕食管一周,间断缝合三针,同时与食管前壁固定。缝合时可在食管内置入一定直径管道作为内支撑,以避免包绕食管并缝合后可能出现食管狭窄。

(4)术后疗效的判定标准:GERD 症状及并发症完全消除;能够打嗝,排出胃内多余气体;必要时可呕吐;GERD 的客观检查,如 24 小时动态 pH 监测和胃食管动力学检查等恢复或接近正常范围。

【预后】

Nissen 胃底折叠术手术疗效确切满意,临床治愈率高。据一些文献报道 Nissen 手术对 GERD 的治愈率可达88%,90% ~ 96%患者术后症状缓解。

【小结】

1. 新生儿胃食管反流临床上可分为生理性或功能性反流、病理性反流或胃食管反流病和继发性胃食管反流。临床三大主要症状为呕吐、食管炎和吸入综合征。

2. 消化道造影检查和胃食管测压、胃食管 pH 监测是诊断该病的常用有效的检查方法。

3. 内科治疗以体位疗法、调整饮食喂养和联合药物治疗相结合为主。

4. 腹腔镜下实施 Nissen 胃底折叠抗反流手术已经成治疗此症的金标准。

参 考 文 献

1. Orlando RC. Pathogenesis of gastroesophageal reflux disease. Am J Med Sci,2003,326:274

2. Ostile D, Holcomb GW. Laparoscopic fundoplication and gastrostomy. Semin Pediatr Surg,2002,11:196

3. Richards R,Foster JP,Psaila K. Continuous versus bolus intragastric tube feeding for preterm and low birth weight infants with gastro- oesophageal reflux disease. Cochrane Database Syst Rev,2014,7:CD009719

4. Malcolm WF,Cotten CM. Metoclopramide,H_2 blockers,and proton pump inhibitors:pharmacotherapy for gastroesophageal reflux in neonates. Clin Perinatol,2012,39(1):99-109

（王　俊）

第六节　新生儿食管穿孔

【概述】

在所有的消化道穿孔中,食管穿孔是最危险和致死性的。小儿食管穿孔有其特点:①常常由医源性原因所致;②大多发生于颈段食管;③通常不是由恶性疾病引起的。这些特点决定了小儿食管穿孔可采用非手术治疗策略。虽然部分小儿食管穿孔有明确的外科手术指征,但在患儿整体情况临床稳定的前提下尽可能减少创伤的治疗是首选的治疗方案。食管穿孔少见,确切的发生率不详,一些文献资料显示发生在食管扩张过程中的食管穿孔约占 0.4%~1.2%,大多发生于胸腔段食管。小儿中食管化学性灼伤导致的狭窄是食管穿孔的重要因素。

【病因】

食管壁很薄且没有外膜层,很容易造成医源性穿孔,约占食管穿孔的 60%~70%。大多发生于各种原因引起的食管狭窄应用探条或球囊扩张食管时,如严重的食管反流和食管闭锁食管重建术后的食管狭窄、先天性食管狭窄和贲门失迟缓等疾病,也有内镜硬化剂治疗后和食管取异物时发生的报道。放置鼻胃管、气管插管、气道吸引管也可能引起新生儿食管穿孔,大多发生于咽食管连接部此一食管的狭窄部位,新生儿颈部过伸时可加重这一部位狭窄。其他医源性导致食管穿孔的原因有做抗反流手术时解剖食管、Heller's 手术食管肌层切开、取异物等。

食管穿孔后一旦延误治疗可导致纵隔内的严重感染,继而胸膜腔严重感染,可导致败血症、休克甚至死亡。病情快速进展是由于食管周围缺乏结缔组织,不能抵御穿孔引起的感染,纵隔内的免疫系统缺乏应答。胸膜腔内负压可导致消化道内的消化酶和细菌扩散,引起进一步污染和败血症的可能。

【临床表现】

食管穿孔临床表现为胸痛、发热、呼吸急促、心率过快等。新生儿可表现为流口水、口腔分泌物增加、进食出现异常和呼吸急促等。Mackler 三联症(胸痛、皮下气肿、呕吐)是食管自发性穿孔的表现。但是如果没有三联症也不能排除食管穿孔。颈部和胸部皮下捻发音可能代表近端食管穿孔,呼吸音降低预示气胸和胸腔渗出。纵隔的严重感染可以导致自发性食管穿孔,病情可以迅速进展并可导致感染性休克。因此任何无明显原因的严重纵隔感染或积脓需提高警惕,注意潜在的食管穿孔发生。

【诊断及鉴别诊断】

食管穿孔的早期诊断和处理有助于改善预后,降低死亡率。胸部平片有助于发现纵隔气肿、颈部皮下积气、胸腔积液和气胸等。需要注意的是假阴性和假阳性结果也有报告,如支气管痉挛相关的纵隔气肿等。因此,对于食管穿孔后的 X 线平片的诊断,尤其是损伤后几个小时之内的早期诊断,其敏感性并不足够高。

急诊的食管造影是诊断食管穿孔的金标准,对治疗计划的指导非常重要。选择水溶性造影剂如泛影葡胺和碘海醇等,它能够迅速被吸收。钡剂可能会引起继发性的胸膜炎、纵隔感染和纵隔纤维化等。但是如果应用水溶性造影剂没有发现食管穿孔的话,可以用稀钡造影来进一步证实,因为它的高密度和腔外组织更容易黏附,使得穿孔更容易被发现。

食管造影显示食管穿孔的两个主要方面:精确的定位、纵隔内受影响的程度。颈段食管起始于环状软骨终止与胸腔入口,在新生儿中此部位穿孔食管造影显示为咽后部的囊袋如假性憩室,好像食管闭锁的盲袋样。胸腔段食管近端的损伤可能影响到左侧胸腔,而远端食管损伤则可能影响右侧胸腔。

食管穿孔的内镜检查评估尚未有明确的结论,缺乏大宗的研究报告。但是对于钡剂造影高度怀疑食管穿孔的情况,可以选择纤维食管镜检查。需要注意的是纤维食管镜检查过程中的注气可能会导致穿孔部位食管壁的撕拉从而加重食管的透壁损伤。

CT检查有助于进一步深入了解纵隔和胸膜腔的病变情况和程度。

【治疗原则与方案】

新生儿食管穿孔的治疗需要根据每一个患儿的不同临床表现和特点制定个性化的治疗方案。

1. **保守治疗** 对于医源性食管穿孔的新生儿临床病情稳定,可选择保守治疗,包括营养支持(可选用放置幽门后营养管行营养支持,避免静脉营养)、广谱抗生素应用(针对革兰阳性、革兰阴性和厌氧菌,不做预防性抗真菌药物使用)、药物抑制胃酸分泌(H_2受体拮抗剂和质子泵抑制剂)、禁食、穿孔部位的引流,以加快食管愈合。需要强调的是确保足够的引流,较大口径鼻胃管在造影引导下放置合适的部位,以达到充分的引流和胃部减压。同时在穿孔的近端经鼻放置引流管已引流顺行流入的唾液。如果需要的话放置胸腔引流或纵隔引流。

2. **手术治疗**

(1)胸腔段食管穿孔:如果患儿临床病情不稳定是需及时施行手术。根据术中发现选择合适的手术方法。通过食管造影以决定开胸手术的部位,一旦进胸后,需做大范围引流、纵隔和胸膜腔广泛冲洗。如果穿孔小难以发现的话,食管近端注入亚甲蓝以定位穿孔部位,或插入食管扩张探条以扩张食管,或置入纤维内镜通过透照法可直接发现穿孔部位。如果在穿孔后 24 小时内手术进入,可施行食管修补术,间断缝合 1~2 层,同时应用自体带蒂的健康组织转移覆盖,加强缝合面的修补。覆盖组织可选用肋间肌、心包、胸膜等。万一由于炎症水肿明显而导致穿孔部位难以发现或是食管撕裂严重且范围广而无法行修补手术,必须行纵隔和胸腔的广泛引流。

另一个可供选择的方法是节段性切除穿孔部位的食管 1~2 厘米,从临床上讲,这可能是最好的选择。但可能出现因为术后感染、胃食管反流、局部缺血等因素导致吻合口并发症。因此,需考虑在食管节段性切除和吻合后加做抗反流手术已减少术后吻合口并发症的风险。

(2)颈段和腹腔段食管:颈段食管穿孔大多保守治疗能够治愈,因为大多为非致命性损伤,颈部切开引流非常有效。如果有外科手术指征的话,通过颈部的横行切口可以有效地显露颈动脉鞘、食管和气管组织,注意喉返神经的保护。穿孔处间断缝合后,需用局部肌肉组织覆盖以有效保护,局部放置引流。

腹腔段食管近胃食管连接部处的穿孔探查需要手术,行左侧肋缘下切口或是腹部正中切口的剖腹探查术。根据损伤的程度选择穿孔修补,较少的病例需要行食管节段性切除。缝合处用 Nissen 或是 Thal 方法覆盖加强。也有腹腔镜手术修补的报告。

【预后】

病人术后需放置中心静脉管和胃空肠营养管有利于恢复,术后 7~10 天性食管造影检查,应用广谱抗生素直到穿孔愈合。同时应用 H_2 受体拮抗剂和质子泵抑制剂以减少胃酸反流所可能造成的潜在伤害。直到食管漏完全治愈后才能移除胃管,经口进食。如果食管漏持续几周以上不愈,可能预示食管远端或胃出口梗阻。非手术治疗的远期并发症是食管狭窄,大多可以通过食管扩张解决这个问题。

【小结】

1. 食管穿孔是非常危险和致死性的,早期及时诊断尤为重要。感染是致死的主要原因。

2. 急诊的食管造影是诊断食管穿孔的金标准,达到精确定位和评估纵隔内受影响程度的目的。

3. 需根据具体情况选择保守治疗或手术治疗。

参 考 文 献

1. Sherif GS. Neonatal Esophageal Perforation. Journal of Pediatric Surgery, 2004,39(8):1296-1298

2. Martinez L, Rivas S, Hernandez F, et al Aggressive conservative treatment of esophageal perforations in children. J Pediatr Surg,2003,38: 685-689

3. Eroglu A,Turkyilmaz A,Aydin Y,et al. Current management of esophageal perforation:20 years experience. Dis Esophagus,2009,22:374-380

4. Kimberley KL,Ganesh R,Anton CK. Laparoscopic repair of esophageal perforation due to Boerhaave syndrome. Surg Laparosc Endosc Percutan Tech,2011,21:e203-e205

（王 俊）

第七章　胃肠道疾病

第一节　幽门闭锁、幽门前瓣膜

一、幽门闭锁

【概述】

先天性幽门闭锁(congenital pyloric atresia)是消化道畸形中极少见的一种畸形,仅占消化道闭锁性疾病的1%,多见于早产儿,常伴有大疱性表皮松解症,可能与常染色体隐性遗传有关。早期症状易被忽视,易漏诊。

【病因】

目前尚不清楚,多数学者认为该病的病因与小肠闭锁与肠狭窄的病因相似,是因胚胎期前肠发育过程中,管腔再通化障碍所致。也有人认为血管发育畸形、梗死致胃坏死形成闭锁;近年也有人通过胎儿镜活检发现,胎儿在宫内患有大疱表皮松解症,可能使幽门部黏膜受累形成瘢痕致幽门闭锁。该病有家族性发病倾向,可能与常染色体隐性遗传有关。Puri 等曾报道一家 3 个兄弟姐妹患幽门闭锁。

【病理】

按病理分为三型:

1. **隔膜型** 此型比较常见,外观正常,隔膜薄而柔软,由两侧黏膜及少许纤维组织构成,分别被胃黏膜和十二指肠黏膜覆盖,不含平滑肌。可为完全性隔膜闭锁,或中央部位有小孔。

2. **实质型** 幽门纵轴部分闭锁,呈实质。

3. **盲端型** 幽门发育不全,近远端两端完全离断,呈盲端,个别中间有发育不全的纤维素索条相连。

【临床表现】

患儿临床症状出现时间因幽门闭锁程度而异。完全闭锁者，典型的临床表现是在生后喂水或喂奶后即出现喷射性呕吐，呕吐物为奶液或奶块，不含胆汁，生后排出少量胎粪或无胎粪排出。上腹部饱满，进食后可见胃型及蠕动波，但触不到橄榄样包块，下腹部平坦。进行性呕吐丢失大量胃液后，病儿可有不同程度脱水及电解质紊乱、贫血，多数患儿有消瘦、体重减轻。如为不完全性闭锁，临床症状则间歇性发作。

【诊断】

患儿生后即出现进行性喷射性呕吐，呕吐物为胃内容物，上腹部胀，可见胃型及蠕动波，但触不到包块者，应怀疑幽门闭锁，早期行 X 线及纤维胃镜检查，对诊断本病有重要意义。超声对幽门闭锁的诊断有一定的价值，超声表现为幽门肌层正常和幽门管腔缺如。

【鉴别诊断】

1. **幽门痉挛**　多在生后即出现呕吐，为间歇性、不规则的呕吐，呕吐程度轻，无喷射性呕吐，全身营养状况不受影响，也无水、电解质紊乱。X 线检查仅有轻度幽门梗阻的改变。用镇静剂及阿托品治疗效果好。

2. **肥厚性幽门梗阻**　多于生后 2～3 周出现进行性加重的呕吐，呕吐物为奶汁或乳凝块，不含胆汁，可见胃型及蠕动波，于右上腹部可触及橄榄样肿块。

3. **十二指肠闭锁与狭窄**　婴儿生后不久出现频繁呕吐，呕吐物含胆汁，应考虑到十二指肠梗阻。X 线腹部平片对诊断十二指肠闭锁与狭窄有很大价值，十二指肠闭锁者立位片可显示典型的双气泡征。

【治疗原则及方案】

手术是治疗幽门闭锁最有效的方法。盲端型闭锁应行胃十二指肠端端吻合或端侧吻合术，效果良好；实质型闭锁的手术方式取决于幽门闭锁的长度：短段型可行幽门成形术；长段型可行胃十二指肠端端吻合术；隔膜型闭锁可切除隔膜作幽门成形术。

【预后】

预后较好,一般不影响生长发育及智力发育。

【小结】

1. 先天性幽门闭锁临床较为罕见,容易误诊。

2. 若患儿出生后有频繁呕吐,不含胆汁,未排胎便或量很少,腹部平片见胃内有孤立气泡,肠腔内无气体,应考虑到幽门闭锁。

3. 无论何种幽门闭锁均应手术治疗。

附:幽门闭锁诊断流程图

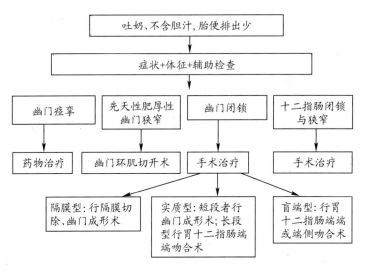

二、先天性幽门前瓣膜

【概述】

幽门前瓣膜症是消化道畸形中较少见的一种疾病,属于幽门闭锁与狭窄的一种类型,发病率约 1/10 万,男女比例为 5:3,是引起新生儿或小婴儿幽门梗阻的原因之一。

【病因】

幽门狭窄其病因目前尚无统一意见,有学者认为系胚胎 8

周前内胚层发育中断导致幽门断裂、闭锁;8 周后内胚层过长联接后形成隔膜;亦有学者认为系胚胎 5~7 周消化道发育过程中空化异常或胎儿在宫内患大疱性表皮松解症累及幽门部黏膜后形成瘢痕所致;亦有报道本病有家族性发病倾向,可能与染色体隐性遗传有关。

【病理】

根据瓣膜的位置不同,可分为两型:幽门部瓣膜(Ⅰ型)和胃窦部瓣膜(Ⅱ型),每型又可分为实质性闭锁和瓣膜性闭锁,瓣膜型闭锁又有完全闭锁和中央有孔隔膜型闭锁。

【临床表现】

幽门前瓣膜症主要发生于婴幼儿,临床表现为间歇性呕吐,呕吐物为不含胆汁的胃内容物,呕吐出现的早晚与隔膜是否有孔及孔径的大小有关。完全闭锁型表现为幽门完全性梗阻,出生后即开始呕吐;瓣膜孔小,出现症状较早,瓣膜孔较大,早期食物能通过瓣膜孔而无症状,随着生长发育和进食量及有渣食物的增加才逐渐出现梗阻症状,瓣膜炎症水肿也会加重幽门梗阻症状。

【诊断】

查体可见上腹部饱满,存在胃蠕动波及振水音,腹部立位平片可发现单泡征,肠腔内无气或少量气体;上消化道造影可见造影剂通过膜孔呈钝的圆柱形,与肥厚性幽门狭窄的鸟嘴征不同;若小孔水肿明显,可能较难观察到造影剂通过隔膜开口情况。总之,幽门前瓣膜术前诊断较为困难。应在充分认识幽门前瓣膜的临床特点基础上,密切结合腹部 B 超、X 线钡餐表现以及纤维内镜情况,全面综合分析。

【鉴别诊断】

在婴儿期主要与幽门肥厚狭窄相鉴别,学龄儿童要与胃炎、胃十二指肠溃疡等相鉴别。

1. **肥厚性幽门狭窄** 患儿有典型呕吐病史,即生后 2~3 周出现呕吐,进行性加重,呈喷射状,呕吐物不含胆汁,上腹可及橄榄形包块或术中可见幽门肿块,目前一般通过病史采集和 B 超检查可诊断。

2. **胃炎** 患儿发病急骤,轻者仅有食欲缺乏、腹痛、恶心、呕吐,严重者可出现呕血、黑便、脱水、电解质及酸碱平衡紊乱;慢性胃炎,常见症状为反复发作、无规律性的腹痛,多位于上腹部、脐周。根据病史、体检、临床表现、胃镜和病理学检查,基本可以确诊。

3. **消化性溃疡** 主要表现为反复发作脐周及上腹部胀痛、烧灼感,饥饿时或夜间多发,可持续数分钟至几小时。目前,上消化道内镜检查是公认诊断溃疡病准确率最高的方法。

【治疗原则与方案】

入院后先行胃肠减压,温盐水洗胃,纠正水电解质酸碱平衡紊乱。根治有两种途径:一为隔膜切除再加幽门成形术;二为胃镜下隔膜切除。

瓣膜位于幽门管内,以瓣膜切除加幽门成形术较佳;瓣膜位于幽门窦部,单纯行瓣膜切除,这样更符合正常生理结构,避免了幽门窦部机械泵功能受损,影响排空功能。

【预后】

手术方式操作简单且符合生理,术后并发症少,预后效果良好,对生长发育影响小。

【小结】

1. 幽门前瓣膜临床上比较罕见。

2. 出生后症状出现时间因闭锁程度而定,完全闭锁者出生后喂奶即有呕吐,无或极少胎便,膜式闭锁中央有孔,隔膜型与孔径的大小及食物的性状有关,逐渐出现梗阻症状。

3. 幽门前瓣膜需手术治疗,预后较好。

附:先天性幽门前瓣膜诊断流程图

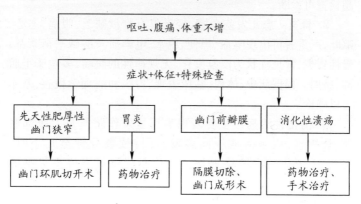

参 考 文 献

1. Knouff S, Klein A, Kaminski M. Pyloric atresia in the neonate. Neonatal Netw, 2014, 33(6): 329-335

2. Ilce Z, Erdogan E, Kara C, et al. Pyloric atresia: 15-year review from a single institution. J Pediatr Surg, 2003, 38(11): 1581-1584

3. Al-Salem AH, Abdulla MR, Kothari MR, et al. Congenital pyloric atresia, presentation, management, and outcome: a report of 20 cases. J Pediatr Surg, 2014, 49(7): 1078-1082

4. Ksia A, Zitouni H, Zrig A. Pyloric atresia: a report of ten patients. Afr J Paediatr Surg, 2013, 10(2): 192-194

5. Okoye BO, Parikh DH, Buick RG, et al. Pyloric atresia: five new cases, a new association, and a review of the literature with guidelines. J Pediatr Surg, 2000, 35(8): 1242-1245

6. Yu DC, Voss SD, Patrick J, et al. In utero diagnosis of congenital pyloric atresia in a single twin using MRI and ultrasound. Journal of Pediatric surgery 2009, 44, (11): 21-24

7. 李正, 王慧贞, 吉士俊. 实用小儿外科学. 北京: 人民卫生出版社, 2001: 634-642

8. 张素桂, 盖志敏. 小儿胃肠病诊断与治疗. 北京: 人民卫生出版社, 2004: 169-175

9. 郑珊. 实用新生儿外科学. 北京:人民卫生出版社,2013:394-396

10. 吴主强,丁山,等. 幽门前瓣膜症的临床与影像诊断. 实用放射学杂志,2012,28(7):1145-1146

11. 何来昌,曾献军,等. 幽门前瓣膜症的诊断分析. 放射学实践,2008,23(9):1007-1008

12. 武彦秋,王燕,胥东梅,等. 先天性幽门闭锁1例. 中国误诊学杂志,2013,13:3045

（任红霞）

第二节　肥厚性幽门狭窄

【概述】

肥厚性幽门狭窄(hypertrophic pyloric stenosis),是婴儿常见外科疾病之一,占消化道畸形的第三位,我国大约1000~3000新生儿中有1例,发病在生后2~5周达到高峰,男性患儿居多,多为第一胎足月儿,未成熟儿较少见,有家族史倾向。

【病因】

引起患儿幽门肥厚性狭窄的病因至今仍不清楚,曾有很多学说,归纳如下:

1. **神经因素**　近年发现该病的幽门肥厚层神经丛和神经节细胞有明显改变,包括细胞形态、成熟程度及分布。故有人认为肌间神经丛发育不全是肥厚性幽门狭窄的基本原因,但也有相反意见。

2. **消化道激素紊乱**　近年免疫组织化学研究提示在幽门环肌层中其脑啡肽、P物质及血管活性肠多肽(VIP)等肽能神经纤维明显减少甚或缺如,同时还发现患儿的血清胃泌素含量明显增高,这些消化道激素紊乱可能是造成幽门肌松弛障碍并持续痉挛的重要因素,而幽门肥厚则为幽门持续痉挛所形成的继发性改变。

3. **遗传因素**　目前认为是一种多基因遗传,遗传基因在某些环境因素作用下,发生突变而出现幽门狭窄征象,双亲有幽门狭窄史的子女发病率可高达6.9%。

【病理】

主要病理改变为幽门环行肌纤维异常增生、肥厚,纵形肌纤维数量无明显增多,仅轻度增厚,整个幽门呈橄榄状肿块,质坚硬,表面光滑。由于血管受压,色泽略呈苍白。肌层平均增厚2倍,而在近幽门窦部和近十二指肠始端除肌层略厚外,其他各层均正常。小儿病程越久,肿块越大。一般肿块长度2~3.5cm,直径1~1.5cm,肌层厚0.4~0.7cm(正常幽门肌厚度为0.3cm)。

【临床表现】

主要表现为高位消化道不全梗阻症状。

1. **呕吐**　为早期的主要症状,多于生后2~3周发生呕吐,初为溢奶,而后逐渐加重为喷射状呕吐,呕吐物为奶汁或乳凝块并含酸味不含胆汁,吐后食欲强。另外可有咖啡色液体或鲜血吐出。

2. **营养不良**　由于长期呕吐,可出现消瘦,皮肤松弛有皱纹,皮下脂肪少,我国目前因该病入院患儿中50%以上合并不同程度营养不良。由于摄入量不足、脱水,患儿排尿量明显减少,粪便干燥呈弹丸状,称饥饿性粪便。

3. **黄疸**　发生率为2%~8%,以间接胆红素升高为主,其原因不清,有人认为与胃扩张使腹压增高、门静脉和腔静脉受到压迫。血流量减少、肝动脉血液代偿增加。未经处理的间接胆红素重回血循环有关。也有人认为可能是由于反复呕吐,热量摄入不足导致肝脏的葡萄糖醛转移酶活性低下所致。一旦手术解除幽门梗阻后,黄疸迅速在3~5天内消退。

4. **腹部体征**　体检时可见上腹部较膨隆,而下腹部则平坦柔软,约95%的患儿上腹部可见蠕动波,起自左肋下向右上腹移动后消失,一般在喂奶时或饮食后易看到。右上腹肋缘下腹直肌外缘处可触及橄榄样幽门肿块,约1~2cm大小,在呕吐后胃排空时或腹肌松弛时则检出率更高。

【诊断】

1. **临床表现**　根据患儿典型呕吐史,即生后2~3周出现呕吐,进行性加重,呈喷射状,呕吐物不含胆汁,即应疑为先天性肥厚性幽门狭窄。

2. **体格检查**　上腹部可见胃蠕动波并能触及橄榄样肿块。

3. **特殊检查**

（1）X 线检查：直立位腹部平片可见典型的单泡征,钡餐检查见胃腔扩大,胃蠕动增强,胃排空时间延长,幽门管呈线性狭窄并延长达 1～3.5cm。

（2）超声：B 超检查同样有重要价值,B 超具有简便、无创伤、易接受的优点,为诊断的首选方法。主要测量幽门肌层的厚度、幽门直径和幽门管长度。诊断标准为幽门肌肥厚≥4mm,幽门管内径＜3mm,幽门管长度＞15mm。

【鉴别诊断】

婴儿呕吐有各种病因,应与下列各种疾病相鉴别：

1. **幽门痉挛**　多在生后即出现呕吐,为间歇性、不规则的呕吐;呕吐次数不定,吐出量也较少;呕吐程度较轻,无喷射状呕吐。因此,病儿虽可有轻度消瘦,但无严重脱水和营养不良。少数病儿偶可见胃蠕动波,但扪不到肿块。X 线检查仅有轻度幽门梗阻的改变,无典型幽门狭窄的影像。用镇静药及阿托品等效果良好,可使症状消失。

2. **幽门前瓣膜**　是一种较少见先天性消化道畸形。完全瓣膜于生后即出现完全梗阻症状。有孔瓣膜出现症状的时间不同,一般多在新生儿期发病。其主要症状为呕吐,多发生于喂奶后,常呈喷射性,呕吐物为奶液,无胆汁,并常见胃蠕动波,临床上与幽门狭窄很相似,较难鉴别。但幽门前瓣膜的患儿在右上腹部无肥厚的幽门肿块,另外钡餐 X 线除见幽门腔狭窄外,无肥厚性幽门狭窄的特有 X 线检查。用解痉剂治疗无效,必须手术切除隔膜。

3. **幽门闭锁**　多见于早产儿,生后即有频繁呕吐,不含胆汁,一般无胎便排出,上腹饱满,并常见胃蠕动波,但右上腹无橄榄样肿块。

4. **胃扭转**　多于生后有溢奶或呕吐,也可在数周内出现呕吐。呕吐物为奶液,不含胆汁,一般是在喂奶后,特别是在移动病儿时呕吐更明显,腹部无阳性体征。钡餐 X 线检查可以确定诊断。

5. **喂养不当** 也常引起呕吐,无阳性体征,经调整喂养方法,呕吐很快好转,即可排除。

【治疗原则与方案】

诊断明确后,应积极做术前准备,尽早施行手术治疗。幽门环肌切开术为标准的手术,其操作简便,效果佳,术后胃肠功能恢复快。

随着微创外科的发展,腹腔镜手术治疗小儿先天性肥厚性幽门狭窄已普及。三孔法、两孔法、单部位手术已有较多报道。腹腔镜手术具有创伤小、痛苦少、恢复快等优点。

现提倡术后6小时即可喂水,如无呕吐可喂奶。术后早期积极喂养有利恢复,减少住院时间。

【预后】

及早诊断治疗,未合并其他器官畸形时,手术治疗的近远期疗效均良好。诊断治疗不及时,可合并营养不良及肺部感染,严重者可导致死亡。

【小结】

1. 先天性肥厚性幽门狭窄是新生儿期常见疾病。

2. 表现为幽门肌肥厚致幽门管狭长,胃流出道梗阻,早期诊断、及时手术是本病治愈的关键。

3. 幽门环肌切开术方法简便,效果佳,死亡率几乎为零。

4. 腹腔镜手术微创、美观,疗效肯定。

参 考 文 献

1. Taylor ND,Cass DT,Holland AJ. Infantile hypertrophic pyloric stenosis: has anything changed? J Paediatr Child Health,2013,49(1):33-37

2. Mc Vay MR,Copeland DR,McMahon LE,et al. Surgeon-performed ultrasound for diagnosis of pyloric stenosis is accuratel,reproducible,and clinically valuable. J Pediatr Surg,2009,44:169-172

3. Krogh C,Fischer TK,Skotte L,et al. Amilial aggregation and heritability of pyloric stenosis. JAMA,2010,303:2393-2399

4. Walker K,Halliday R,Holland AJ,et al. Early developmental outcome of infants with infantile hypertrophic pyloric stenosis. J Pediatr Surg,2010,

45(12):2369-2372

5. O'Neill JA,Grosfeld JL. 小儿外科原则. 吴晔明,译. 第 2 版,北京:北京大学医学出版社,2006:495,497

6. George W. Holcomb III J,Patrick Murphy,et al. Ostlie ASHCRAFT'S Pediatric Surgery. London New York Oxford Philadelphia St Louis Sydney Toronto,2014,403-408

7. 施诚仁,金先庆,李仲智. 小儿外科学. 北京:人民卫生出版社,2009:270-272

8. 薛辛东,杜立忠. 儿科学. 北京:人民卫生出版社,2008:255-256

9. 伍兴,邢福忠,等. 腹腔镜与开腹手术治疗先天性肥厚性幽门狭窄的比较. 临床小儿外科杂志,2013,12(6):483-485

10. 陈兰萍,任红霞,等. 两孔法腹腔镜下幽门环肌切开术 270 例. 临床小儿外科杂志,2008,7(3):7-9

11. 任红霞,陈兰萍,陈淑芸,等. 两孔法腹腔镜治疗先天性肥厚性狭窄. 中国微创外科杂志,2005,5(9):706

（任红霞）

第三节　胃壁肌层缺损与新生儿胃穿孔

【概述】

先天性胃壁肌层缺损较少见,是新生儿自发性胃穿孔最常见病因。Herbur 在 1943 年首次描述本病。本病常在胃穿孔后就诊,病程进展快,高达 45% 的死亡率。本病主要见于新生儿早期,且多发生于早产儿。如能得到早期诊断和及时正确的治疗,很多胃穿孔的新生儿可得以生存。

【病因】

确切病因尚不清楚,可能与以下学说有关:

1. **胃壁肌层发育缺陷**　胚胎早期在胃壁肌层发育形成过程中,来自中胚层的环肌最早发生,始于食管下端,渐向胃底及胃大弯部伸展,至胚胎第 9 周时出现斜肌,最后形成纵肌,在此过程中,如有发育障碍或心血管异常即可形成胃壁肌层缺损。

2. **胃壁局部缺血**　在围生期呼吸障碍,低体温和低氧血症时,婴儿体内可产生局部选择性缺血现象,保证某些重要器官如脑、心的血液供应,使胃、肠的血液供应明显减少,胃肠道发生坏死穿孔的危险性增加。

3. **胃内压增高** 是促使穿孔的主要因素。如因生长抑素及胃泌素增高,胃动素下降,影响蠕动,患儿胃内容物通过延迟;哺乳、吸吮及哭闹时吞下空气均可使胃内压上升,最后导致胃壁肌层缺损处破裂。

【病理】

胃壁肌层缺损部位均在胃壁大弯侧,缺损的范围大小不一,缺损处仅由黏膜、黏膜下层及浆膜层构成。黏膜呈粉红色或灰色,边缘不规则,在与正常胃壁交界处肌层中断,无炎症反应。穿孔的直径大小不一,大者自贲门至胃窦部,小者仅 1cm 左右。胃穿孔后大量气体和胃内容物进入腹腔,则引起继发性腹膜炎的病理改变。

【临床表现】

生后一般情况尚好,穿孔前无明显前驱症状,胎便正常排出。穿孔常发生在生后 1 周内,多数在 3～5 天。穿孔发生后,起病急,突然出现急腹症征象。表现为拒奶、呕吐、哭声低弱、精神萎靡,随后出现进行性腹胀,发绀和呼吸困难,或面色苍白,四肢花纹等休克表现。腹部呈球形膨隆,腹壁静脉怒张,压痛明显,肝浊音界消失,重者移动性浊音阳性,肠鸣音消失。

【诊断】

胃壁肌层发育不良在未穿孔前做出诊断是不容易的。新生儿胃穿孔的诊断并不困难,生后 3～5 天突然出现持续性进行性腹胀,伴呕吐、呼吸困难和发绀,肝浊音界和肠鸣音消失,X 线腹平片显示气腹、胃泡影消失,应高度怀疑本病。腹腔穿刺可帮助诊断,且能减轻腹胀。

【鉴别诊断】

1. **胎粪性腹膜炎** 常伴发肠道穿孔,腹腔内游离气体不多,腹部 X 线平片气腹较轻,胃泡影显示正常,平片上见到钙化灶,可确诊。

2. **自发性气腹** 可表现为腹胀,腹部立位 X 片提示膈下游离气体,但全身情况好,无腹膜炎体征。

【治疗原则与方案】

剖腹探查、胃壁修补术是公认的最有效治疗方案。一经诊断胃穿孔,应立即做好术前准备,术前准备时间最长不超过 4 小时。积极处理腹膜炎及中毒性休克是提高治愈率的关键,故术前正确补液,改善循环,入院后及早插胃管,持续胃肠减压,同时进行腹腔穿刺,使呼吸困难和发绀得到改善。

手术方法多行穿孔缝合术或胃壁修补术,一般不做胃造瘘术,只有在修补或局部血运不理想的情况下才考虑造瘘。术中可用大量温盐水冲洗腹腔,冲洗后可放置腹腔引流管。术后如休克已改善,可按常规补液,持续胃肠减压。但部分病例术后中毒性休克可持续发展,导致肾衰竭、呼吸衰竭及 DIC 而死亡,故术后应继续积极防治休克。

【预后】

病死率高达45% ～50%。胃穿孔的预后取决于发病至手术的时间、术前全身情况及胃壁缺损的范围等因素。若能在 6 小时内做出诊断并积极手术,存活率较高。存活患儿的远期预后好,对生长发育影响小。

【小结】

1. 先天性胃壁肌层缺损是新生儿自发性胃穿孔最常见病因。

2. 先天性胃壁肌层缺损病因不清,有胃壁肌层发育缺陷、胃壁局部缺血、胃内压增高等因素。

3. 生后 3 ～5 天突然出现持续性、进行性腹胀,伴呕吐、呼吸困难和发绀,肝浊音界和肠鸣音消失,X 线腹平片显示气腹、胃泡影消失,应高度怀疑本病。

4. 早期给予禁食、胃肠减压,减轻腹膜炎的程度,可以极大的提高生存率。

5. 剖腹探查、胃壁修补术是有效的治疗方案。

参 考 文 献

1. Terui K,Iwai J,Yamada S,et al. Etiology of neonatal gastric perforation:

a review of 20 years' experience. Pediatric surgery international,2012,28
(1):9-14

2. Sakellaris G,Partalis N,Dede O,et al. Gastrointestinal perforations in neonatal period:experience over 10 years. Pediatric emergency care, 2012,28(9):886-888

3. Lin cM,Lee HC,Kao HA,et al. Neonatal gastric perforation:report of 15 case8 and ewofthe literature. Pediatr Neonatol,2008,49:65-70

4. Asabe K,Oka Y,Kai H,et al. Neonatal gastrointestinal perforation. Turk J Pediatr,2009,51:264-270

5. Duran R,Inan M,Vatansever U,et al. Etiology of neonatal gastric perforations:review of 10 years' experience. Pediatrics international official journal of the Japan Pediatric Society,2007,49(5):626-630

6. 郑珊. 实用新生儿外科学. 北京:人民卫生出版社,2013:400-403

7. 何吉哲,金先庆. 新生儿胃穿孔. 医药前沿,2013,19:354-355

8. 汪海阳.新生儿胃穿孔的诊治体会. 中国卫生产业,2013,10(36): 167-168

9. 刘培运,景登攀,赵丹.先天性胃壁肌层缺损并穿孔诊治体会. 中国 实用医药,2014,09:94

10. 张建军,李金勇,姚浙江.先天性胃壁缺损致胃壁破裂15例诊治分 析. 中华胃肠外科,2012,15(11):1205

（任红霞）

第四节　胃　扭　转

【概述】

胃扭转(gastric volvulus)是各种原因引起的胃的部分或全部发生旋转导致胃内梗阻。正常胃的位置是由胃膈韧带、胃脾韧带、胃肝韧带、胃结肠韧带和十二指肠腹膜后韧带五条韧带固定,如果这些韧带出现先天异常或膈肌出现某些发育异常,就会导致胃扭转发生。

胃扭转是一种少见疾病,1866年Berti首次在尸解中发现胃扭转病例,之后陆续有报道。Cameron收集1914～1971年间共有胃扭转报告206例。其中小于10岁仅5例。可见新生儿胃扭转更为少见。国内尚无精确的统计数字报道。年龄越小,发病率越高。

【病因】

1. 固定胃的韧带和与胃延续的器官过短、松弛、伸长或发育不良　①胃外的膈肌发育缺损,如食管裂孔疝或膈膨升症,或膈肌张力改变。②胃脾韧带、胃结肠韧带过长。③胃自身病变,如葫芦胃、胃溃疡等。

2. 饮食后动力因素　新生儿与婴儿食后多处仰卧位,此时胃底多被奶汁等食物充盈和扩张向后、向底方向移动,同时幽门窦被向上拉,从而导致器官轴型与网膜轴型混合扭转。

【病理】

1. 系膜轴型(横轴型)　以胃大、小弯的中点作连线为轴心发生扭转。自左向右旋转时胃体位于胃窦之前,自右向左时胃窦位于胃体之前。系膜轴型扭转造成胃前后对折,使胃形成两个小腔。此型较多见。

2. 器官轴型(纵轴型)　以贲门至幽门的连线(胃的纵轴)为轴心发生扭转,造成胃大弯在上、胃小弯在下,贲门和胃底的位置基本无变化,横结肠也随大弯而向上移位。此类型较少见。

3. 混合型　以上两种类型同时存在,称混合型。在慢性胃扭转病儿中较多见。

【临床表现】

胃扭转的临床表现主要取决于扭转和梗阻的程度。

1. 急性胃扭转　临床少见,症状严重,胃扭转角度 > 180°。主要是阵发性上腹痛和腹膨隆,无胆汁性呕吐。触诊有局限压痛、腹肌紧张,下腹平坦、柔软。

2. 慢性胃扭转　新生儿多见,常为不完全性胃扭转。临床表现不典型,表现为上腹饱胀、嗳气、恶心,进食后可有一过性疼痛和呕吐,吐后食欲良好。查体无明显阳性体征,可见上腹膨胀,无腹肌紧张。但有时可突然演变为急性梗阻。

3. 完全性扭转　鼻胃管不能置入,干呕。

【诊断】

本病诊断并不困难,临床表现以呕吐为首发症状,少部分出现上腹部胀,无特异性表现;确诊要依靠上消化道造影,根据 X 线征象分不同扭转类型。

器官轴型的胃扭转 X 线特点为:①食管黏膜与胃黏膜交叉现象;②胃大弯位于胃小弯之上,胃外型呈大虾状;③幽门窦部位置高于十二指肠球部;④双胃泡液面;⑤胃管在胃内盘转。系膜轴型的胃扭转 X 线造影显示:①胃黏膜十字交叉,排列紊乱;②胃体呈球状变形;③胃影可见 2 个液面;④胃体与胃窦前后重叠,贲门幽门间距离缩短;⑤胃底向右下,胃窦移向左上,胃食管前庭段拉长,呈对虾状环绕。系膜轴型较易发展为急性胃扭转,症状严重。

近年来开展的胃镜检查也是诊断胃扭转较可靠的方法。

对新生儿不明原因呕吐,伴上腹饱胀或插胃管困难,首先考虑胃扭转可能,尽早行上消化道碘剂造影以明确诊断,并予合理喂养。

【鉴别诊断】

1. **幽门痉挛** 多在生后即出现呕吐,为间歇性、不规则的呕吐,呕吐程度轻,无喷射性呕吐。镇静剂及阿托品治疗效果良好。

2. **肥厚性幽门狭窄** 生后 2～3 周出现进行性加重的呕吐,呈喷射性,呕吐物不含胆汁,右上腹部触及橄榄样包块可确诊。

3. **急性胃扩张** 患儿有暴饮暴食及手术史,出现上腹部膨胀、频繁呕吐,结合腹部平片有胃扩张的巨大液平,从胃管抽出大量胃液后症状缓解可诊断。

4. **急性胰腺炎** 有腹痛、呕吐、上腹肌紧张等,血、尿淀粉酶增高科鉴别。

【治疗原则与方案】

应按不同发病年龄采用不同处理方法。

1. **新生儿特发性胃扭转** 多采用体位疗法,喂奶前尽量防止患儿哭吵,以免吞入空气,喂奶时将患儿上半身抬高并向右侧卧位,喂奶后不要搬动,保持原位,拍背数次,将胃内积气排出。新生儿胃扭转有自愈的可能,一般在 4～6 个月症状可逐渐消失,胃扭转自行复位。

2. **较大儿童的慢性胃扭转**　可采用稠厚饮食,配合体位疗法和体位按摩,胃扭转可自行复位。近年也有报道采用胃镜进行复位,方法是胃镜通过贲门后先充气扩张胃体腔,然后循腔进镜,依胃扭转的类型采用不同方法进行复位。

3. **急性胃扭转**　一般应急诊手术,防止胃壁坏死、穿孔,这是降低死亡率的关键。手术方法是整复扭转,并行胃固定术。手术原则是整复扭转的胃,并查清病因予以矫治。

【预后】

新生儿特发性胃扭转预后较好,经过体位和饮食疗法绝大部分可治愈。急性胃扭转预后决定于诊断时间,诊断越及时预后越好,主要死因是诊断不及时导致胃壁坏死穿孔。慢性胃扭转应寻找病因,根据病因治疗,一般预后良好。

【小结】

1. 胃扭转在小儿的发生率较低,属于临床少见疾病,多表现为生后吐奶或溢奶。

2. 小儿慢性胃扭转有自愈倾向,尤其是新生儿,一般在4～6个月后症状可自行消失,胃扭转可自行复位。

3. 对于病程较长、年龄偏大,且经保守治疗反复发作者,可手术治疗。

附:胃扭转诊断流程图

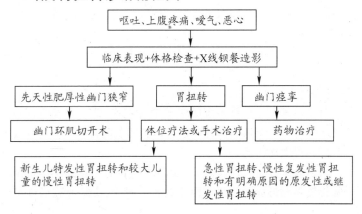

参 考 文 献

1. Duman L, Savas MC, Büyükyavuz BI, et al. Early diagnostic clues in neonatal chronic gastric volvulus. Jpn J Radiol, 2013, 31(6):401-404

2. Oh SK, Han BK, Levin TL, et al. Gastric volvulus in children: the twists and turns of an unusual entity. Pediatr Radiol, 2008, 38(3):297-304

3. Cribbs RK, Gow KW, Wulkan ML. Gastric volvulus in infants and children. Pediatrics, 2008, 122(3):e752-e762

4. Jeffrey J, Runge Phillip, et al. Laparoscopic-assisted and laparoscopic prophylactic gastropexy: indications and techniques. Compendium, 2009, 31(2):2

5. 施诚仁, 金先庆, 李仲智. 小儿外科学. 北京: 人民卫生出版社, 2009: 269-270

6. 冯杰雄, 魏明发. 小儿外科疾病诊疗指南. 北京: 科学出版社, 2013: 146-150

7. 王果. 外科手术难点及对策. 北京: 人民卫生出版社, 2006: 250-251

8. 瑞萍, 胡亚美, 江载芳. 诸福棠实用儿科学. 第6版. 北京: 人民卫生出版社, 2006: 1257-1258

9. 王红梅. 慢性胃扭转12例误诊分析. 中国现代药物应用, 2014, 17: 52-53

10. 刘传荣, 骆福裕, 郭俊, 等. 体位疗法治疗新生儿特发性胃扭转临床观察. 中国基层医药, 2014, 21(02):249-250

（任红霞）

第五节　胃 造 口 术

【概述】

胃造口术是一种最传统的腹部手术方式,就是在胃前壁与腹壁之间建立一个通向体外的通道作为病人的营养供给途径或暂时性的胃引流措施。

胃造口术分暂时性及永久性两类。暂时性胃造口的内壁由胃浆膜层内翻形成的。瘘口内需放置一导管,拔除此管后即可自行愈合。永久性胃造口的内壁由胃黏膜构成。黏膜管道直接开口于皮肤,无需长期留置导管,可较长时间维持。

【适应证】

(1)需长时间肠道灌注喂养的患儿;

(2)需长时间胃肠减压的患儿;

(3)需前两者方法结合的患儿。

胃造瘘术在新生儿疾病中的应用:

1)食管疾病:①难以一期修复且没有气管食管瘘的食道闭锁;②术后恢复过程中出现存在任何妨碍患儿喂养的异常情况;③食道吻合口并发症。

2)先天性十二指肠梗阻:如果预期胃肠减压的时间较长,可经胃造口术置入一营养管,使其通过吻合口进入近端空肠。

3)大型腹壁缺损:胃造口可以给需要长期持续灌注喂养的腹壁缺损伴发肠闭锁的患儿提供肠内营养支持。

4)短肠综合征:婴幼儿如果丧失超过50%的小肠,胃肠道的生理功能就会发生巨大的改变。肠道要经历一个非常漫长的适应过程,所以非常有必要通过胃造口放置营养管给予长期持续肠内灌注喂养。

5)非外科疾病:存在吞咽困难并需要行胃造口术的内科疾病患儿逐渐增多。

【胃造口的优点及缺点】

1. **优点** 直接在胃中放置管道,给外科医生提供围术期引流空气及液体的有效通道,同时提供一个长期可靠的营养通路。通常情况下,在术后短时间内,鼻胃管的引流效果较胃造瘘更好,但胃造口可以避免鼻胃或口胃管的反复插管及繁琐的固定和护理。虽然目前的鼻胃管耐受性越来越好,但胃造口术对患儿经口喂养的干扰明显少于鼻胃管。

2. **缺点** 患儿需要接受一次手术打击,而此手术过程通常并不简单,特别是对于那些伴有先天异常的患儿。胃造口干扰了胃的排空,同时增加了胃食管反流的发生率。和鼻胃管一样,胃造口增加了胃的细菌定植。胃造口和其他放置在患儿体内的管道一样,可以导致一系列潜在的早期或晚期并发症。

【手术方法】

传统胃造口术的手术方法有:①荷包式胃造口术,是最简单的一种暂时胃造口术;②隧道式胃造口术,切口及显露手术野的步骤与荷包式胃造口术相同;③管式胃造口术,这是常用的一种永久性胃造口术;④活瓣管式胃造口术,在管式胃造口的基础上加以改进,于胃瓣管的基底部制造一个活瓣防止胃内容物的外溢;⑤经皮内镜胃造口术,是在纤维胃镜广泛应用后发展起来的一项新技术。在内镜的指引下,穿刺置管完成胃造口而不需要剖腹手术,是一种操作容易、造口管保留时间长、针对性强的微创手术。该技术为建立长期的肠内营养通道提供了一种安全、有效、非手术途径,目前已经得到了广泛的临床应用。

1. **术前准备**　严重营养不良者,术前应适当静脉输液或输血,纠正水及电解质紊乱、补充营养、改善全身情况。术前应预防行使用抗生素。

2. **麻醉、体位**　静脉全麻或气管插管全麻,取仰卧位。

3. **步骤**　荷包式胃造口术的手术步骤如下:平卧位,取左上腹经腹直肌切口或上腹中线切口,切开皮肤、皮下组织及腹直肌前鞘,纵向分开腹直肌,切开腹直肌后鞘及腹膜后进腹。将肝脏左叶向上拉开,根据血管分布及大网膜仔细辨认,在胃体前壁用无损伤缝针和3-0丝线做2个同心圆的荷包缝合。切开胃壁,插入16~18号蕈状管,扎紧荷包线。将导尿管在切口左侧另戳口引出。紧贴荷包缝线将两侧分别经胃壁缝1针丝线,穿过腹膜和肌层,将胃固定在腹壁上应无张力。最后将导管固定缝合于皮肤,按层缝合切口。

【术后处理】

1. **暂时性胃造口的术后处理**　若胃造口是以胃肠减压为目的,术后即可接持续负压吸引减压。应注意保持导管的通畅,每日用生理盐水冲洗导管。胃肠道蠕动功能恢复后即停止减压,将导管夹住并开始进流质饮食。一般在手术后7~10天即可拔除导管、拔管后伤口在2~3天即会愈合。若胃造口是以灌注营养为目的,则手术后2～3天内导管应开放引流,待肠蠕动功能恢复后开始灌注食物,灌注速度不宜过快,食物灌注完毕,用开水冲洗导管腔,以免导管堵塞。

2. **永久性胃造口术的术后处理** 术后2～3天内导管应开放引流,待肠蠕动功能恢复后即可开始灌注食物,7～10天伤口愈合后将导管拔除,以后每次灌注食物时再将导管重新插入胃腔。

【并发症处理】

经皮内镜胃造口术的并发症主要包括吸入性肺炎、切口感染、裂开、穿孔和导管异位、周围皮肤糜烂等,其中以吸入性肺炎最为常见,发生率约为10%～22%。

1. **伤口感染、裂开** 易发生于导管经切口拖出者。若将导管经另外戳口引出则发生感染及裂开的机会甚小。

2. **不慎导管脱出后,应立即插入** 暂时性胃造口术后若2天内导管脱出,再插入导管时要特别小心,插入时有阻塞感时不要盲目插入,否则有可能在插管时使胃壁从腹壁上斯脱,这种情况下应立即再手术插管。

3. **导管周围皮肤糜烂** 胃液沿导管四周溢出所致,多见于维持时间较长的。

【小结】

1. 对吞咽困难、食道病变需长期肠内营养的患儿,通过胃造口术实施肠内营养可明显改善患儿的营养状况,与长期留置鼻胃管相比更有利。

2. 经皮内镜胃造口术与传统的胃造口术相比,具有创伤小、恢复快、并发症少等优点。

参 考 文 献

1. Lomberg J, Lagergren J, Martin L, et a1. Complications after percutaneous endoscopic gastrostomy in a prospective study. Scand J Gastroenterol, 2012, 47:737-742

2. Guo ZJ, Shi LH, Wang WH, et al. Comparation of the complications between percutaneous endoscopic gastrostomy and nasogastric tube

insertion. Int J Dig Dis,2011,31(6):371-372

3. Croshaw RL, Nottingham JM. Laparoscopic-assisted percutaneous endoscopic gastrostomy:its role in providing enteric access when percutaneous endoscopic gastrostomy is not possible. Am Surg,2006,71(12):1222-1224

4. ErmisF,Ozel M,Oncu K,et a1. Indications,complications and long-term follow-up of patients undergoing percutaneous endoscopic gastrostomy:a retrospective study. Wien Klin Wochenschr,2012,124:148-153

5. 陈大伟,丁克保,郭凯,等. 微创胃造口术的临床应用. 中国微创外科杂志,2011,11(8):736-737

6. 陈彩芳,陈艳鸿,黄鹤. 经皮内镜下胃造口术和鼻胃管给予肠内营养的效果比较. 热带医学杂志,2014,14(4):504-506

7. 江志伟,黎介涛,李宁. 经皮内镜下胃造口术. Journal of Abdominal Surgery,2005,01:12-14

（任红霞）

第六节　先天性肠闭锁与肠狭窄

一、十二指肠闭锁与狭窄

【概述】

十二指肠闭锁与狭窄是胚胎原发育异常所致。是新生儿期高位肠梗阻常见病因之一,发病率为 1/10 000 ~ 1/5000 活产儿。

【病因】

目前尚不明确。通常认为因胚胎期肠管管腔空化再贯通异常造成。可以合并染色体异常或其他系统的发育异常,提示可能为多发发育异常的肠道表现。

【病理】

十二指肠闭锁可分为 3 型(图7-1)。Ⅰ型:最常见,肠管连续,腔内有隔膜,中央无孔,隔膜可以不脱垂或向远端脱垂,呈"风袋型"。Ⅱ型:闭锁的两断端为一纤维索带连接。Ⅲ型:闭锁两断端分离,伴有肠系膜缺损。据报道,Ⅰ型发病率约为92%,Ⅱ型2%,Ⅲ型7%。

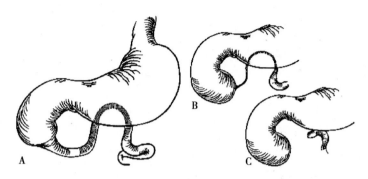

图7-1　十二指肠闭锁分型
A:Ⅰ型闭锁;B:Ⅱ型闭锁;C:Ⅲ型闭锁

十二指肠狭窄发病率约占闭锁的一半,狭窄亦可分3型。Ⅰ型:肠腔内隔膜中央有孔;Ⅱ型:"风袋型"隔膜中央有孔;Ⅲ型:肠管管状狭窄。

【临床表现】

1. **产前诊断/病史**　产前超声发现胎儿"双泡征"和羊水过多是胎儿十二指肠梗阻的常见表现。据报道,17%～75%的十二指肠闭锁或狭窄胎儿母亲存在羊水过多,是十二指肠梗阻胎儿最常见的超声表现。超声发现的胎儿"双泡征",是由于胎儿胃及十二指肠球部同时扩张形成。十二指肠梗阻胎儿容易发生早产和低出生体重。

2. **出生后症状与体征**　50%的十二指肠梗阻患儿为早产、低出生体重。呕吐为最常见的症状,通常在出生后第一天出现。大多数患儿呕吐物含有胆汁。胃肠减压可引流出大量含胆汁胃液。由于是高位梗阻,通常不会出现全腹部膨隆,而可表现为上腹部膨隆。部分患儿生后24小时解胎粪,然后出现便秘。如果没有及时诊断或者没有足够补充丢失的水电解质,将很快出现进行性体重减轻、脱水及电解质紊乱,以低血钾和(或)低血氯性碱中毒为主。十二指肠不完全性梗阻情况下,症状出现可延迟。

3. **合并畸形**　可以合并染色体异常、先天性心脏病、泌尿系发育异常或其他消化道畸形(如食道闭锁、肠旋转不良、环状胰腺、直肠肛门畸形等)。

【诊断与鉴别诊断】

1. **产前诊断与病史**　胎儿"双泡征"及羊水过多。

2. **出生后临床症状**　胆汁性呕吐,上腹部膨隆,可有正常胎粪排出。

3. **影像学检查**　腹部平片显示扩张的胃及十二指肠,以及特征性"双泡征",完全性梗阻时十二指肠远端肠道无气体充盈;不完全梗阻时远端小肠可见部分、少量气体充盈。有时十二指肠不完全性梗阻腹部平片无异常,需要行上消化道造影检查,以明确不完全性肠梗阻原因。如造影检查显示十二指肠狭窄段伴有近端扩张、或扩张段后是急剧缩小的远端,常提示为有孔型隔膜闭锁。

4. **鉴别诊断**　临床上十二指肠梗阻最重要的鉴别诊断是肠旋转不良或中肠扭转造成的肠梗阻。肠旋转不良腹部平片较少表现为"双泡征",且远端肠管充气多;多数患儿钡餐造影检查表现为小肠呈螺旋圈样扭转。环状胰腺腹部平片通常很难与十二指肠闭锁或狭窄区分,有时可通过钡餐检查鉴别。对于合并便秘或唐氏综合征的患儿,需进行直肠黏膜活检,以除外巨结肠。十二指肠前门静脉临床上少见,且症状不典型;其很少造成十二指肠梗阻,往往与其他的肠道畸形并发存在。十二指肠前门静脉很难在术前做出诊断。

【治疗】

1. **术前准备**　除常规术前血生化等检查,术前评估还包括脊柱正侧位片、心脏、肾脏超声检查,排除是否合并其他各种先天畸形。必要时染色体检查。

生后早期应经鼻放置胃肠减压、静脉液体复苏。持续呕吐会导致低钾、低氯代谢性碱中毒,因此需行电解质检查,并纠正电解质紊乱。同时,放置经鼻胃管可除外食道闭锁,仔细检查肛门除外各种形式的肛门闭锁。

早产儿或低出生体重十二指肠梗阻患儿,应注意保暖,并避免低血糖发生。对于极低出生体重儿、合并呼吸窘迫综合征或严重先天心脏畸形等的十二指肠梗阻患儿,需要心肺复苏或机械通气等相关特殊准备。

2. **手术**　手术是唯一有效治疗手段。

开放性手术十二指肠与十二指肠吻合是治疗十二指肠闭锁和狭窄的主要方法。包括菱形吻合(近端横向切口、远端纵向切口)和侧侧吻合。目前腹腔镜手术也已成为治疗十二指肠梗阻的手术入径之一。术中必须明确十二指肠闭锁的类型及有无环状胰腺引起的梗阻。术中尽可能放置空肠营养管,以利术后肠内营养。

3. **术后护理**　根据患儿体重和成熟度是否放置暖箱;术后禁食,静脉营养支持或空肠营养管肠内营养(术后 24 ~ 48 小时开始)。开始经口喂养的时间主要取决于胃肠减压管引流量的减少情况,可能为数天或 1 ~ 2 周甚至更长。一旦胃肠减压管引流量减少,便可拔除空肠营养管,开始经口喂养。

【预后】

十二指肠闭锁和与狭窄术后并发症发生率相对较低,远期效果良好。目前十二指肠闭锁与狭窄的死亡率已降至 5% ~ 10%,且多数死亡与心脏畸形相关,死亡的其他相关因素还包括早产和极低出生体重。

二、先天性肠闭锁和狭窄

【概述】

肠闭锁是指先天因素导致的肠管连续性中断,是新生儿肠梗阻的常见病因。肠闭锁发病率约为 1/(1500 ~ 3000) 到 1/(330 ~ 400);回肠闭锁最常见,其次为十二指肠、空肠,结肠闭锁罕见。肠闭锁比十二指肠闭锁较少合并唐氏综合征。肠狭窄以十二指肠最多见,空、回肠次之。

【病因】

目前认为肠闭锁的发生与胚胎发育过程中血管事件有关。宫内肠系膜血管供血发生异常(如肠扭转、肠套叠或者阻断某一部分肠管的血供)可以成功制备肠闭锁动物模型。胎儿发育后期肠系膜血管事件发生的局部特性可以进一步解释肠闭锁较少伴发腹腔外脏器异常(发生率低于10%)。Ⅲb及Ⅳ型多发肠闭锁可能有基因遗传基础。

【病理】

肠闭锁分型(图7-2):

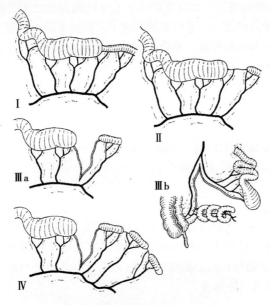

图7-2 肠闭锁常见分型示意图

Ⅰ型:膜状闭锁,小肠长度正常。

Ⅱ型:闭锁两断端为纤维索带连接,小肠长度基本正常。

Ⅲa型:闭锁两断端分离,小肠长度通常缩短。

Ⅲb型:肠管形如苹果皮、圣诞树畸形,伴有不同程度的空肠缺如。

Ⅳ型多发肠闭锁,小肠长度通常会缩短。

肠狭窄分为隔膜型狭窄和短段管状狭窄。

【临床表现】

1. **产前诊断/病史** 肠闭锁胎儿孕期常表现为羊水过多,

产前 B 超检查常可发现多个肠管扩张、肠腔内充满液体,有时还可出现胎儿腹围增加。多数于孕晚期发现。

2. **出生后症状与体征**　肠闭锁或严重肠狭窄的新生儿表现为肠梗阻,出生第一、二天开始出现胆汁性呕吐。通常梗阻位置越高,呕吐出现越早、越频繁。相反,低位肠梗阻呕吐出现时间相对晚。梗阻常可伴有腹胀,远端回肠闭锁表现为全腹膨隆,近端高位小肠闭锁则腹胀局限在上腹部,胃肠减压可明显缓解。延误诊断可导致肠穿孔,严重腹胀可伴有呼吸窘迫。便秘通常为不完全性,可排出少量正常颜色的胎粪,更常见的是灰绿色黏液样胎粪。Ⅲb 型肠闭锁合并肠缺血,可表现为便血。

【诊断与鉴别诊断】

1. **产前诊断/病史**　羊水过多,肠管扩张。

2. **出生后呕吐、腹胀、排便异常**。

3. **辅助检查**　腹部正侧位 X 片提示多个扩张肠襻及气液平面。梗阻部位越低,肠管扩张越明显、气液平面越多。孤立、宽大肠襻及气液平更倾向于肠闭锁诊断。如果腹部平片提示完全性肠梗阻,应行钡剂灌肠检查除外结肠闭锁,区分小肠还是结肠扩张,判断是否存在小结肠征象,并观察盲肠位置除外肠旋转不良。小肠闭锁患儿的结肠呈典型的失用性小结肠表现。

需要与小肠闭锁鉴别的疾病包括:中肠扭转、胎粪性腹膜炎、肠重复畸形、内疝、粘连性肠梗阻、产伤、早产、跨胎盘屏障药物的损伤。

【治疗】

1. **术前准备**　胃肠减压,液体管理,维持体液平衡,补足丢失/额外丢失的液体,纠正血动力学及电解质紊乱,预防性应用抗生素。

肠闭锁患儿术前准备数小时后,应尽早手术干预,尤其是对诊断延迟的新生儿。术前应关注低体温、缺氧、低血容量、低血糖以低凝血酶原血症。避免不适当拖延手术,防止肠穿孔发生、水电解质紊乱及增加感染风险。脱水患儿应给予更充分能量补充。

2. 手术原则　明确闭锁类型及可能病因,远端小肠开放造瘘,切除近端扩张、缺血肠管,尽量避免过多切除远端肠管,远端肠管注入生理盐水明确是否通畅,测量残留肠管长度,端-端单层间断缝合。除非存在弥漫性腹膜炎等导致一期吻合不安全的情况,一般不推荐常规作肠造瘘术。

3. 术后处理　胃肠减压,抗生素,胃肠外营养,早期逐步肠内营养-母乳、个体化或混合喂养。术后胃肠减压 4～5 天。高位空肠闭锁适当延长胃肠减压时间。直到患儿胃肠减压引流物不含胆汁、腹部不胀、排出胎粪后方可给予经口喂养。对于留置跨吻合口营养管的患儿,术后 24 小时开始从营养管持续喂养。逐步给予高能量饮食,并在耐受范围内逐步加量。等待近端肠功能恢复后可给予经口喂养。

【预后】

小肠闭锁存活率可达 90% 以上。影响死亡率的因素有:闭锁分型、肠坏死伴腹膜炎、吻合口瘘、遗漏远端肠闭锁未行处理,短肠综合征伴发静脉营养相关性肝炎、脓毒症以及 HIV 感染。

【小结】

1. 肠闭锁常见产前超声提示胎儿肠管扩张、伴或不伴羊水过多,肠梗阻部位越高,产前诊断率越高。

2. 颗粒状、油灰样粪便是胎儿早期发生完全性肠闭锁的典型胎粪表现,不完全性肠梗阻或胎儿晚期发生肠闭锁可有少量绿色胎粪。

3. 产前诊断肠梗阻胎儿出生后需要禁食检查,肠闭锁新生儿主要表现为腹胀、呕吐,梗阻部位高,呕吐早而腹胀不严重,梗阻部位低,腹胀严重而呕吐晚。

4. 肠闭锁需要手术治疗,手术以恢复肠道连续性为主要目的,并保留肠道消化吸收功能。

5. 肠闭锁多数预后良好,合并短肠综合征、严重感染可能影响预后。

附:肠闭锁诊断流程图

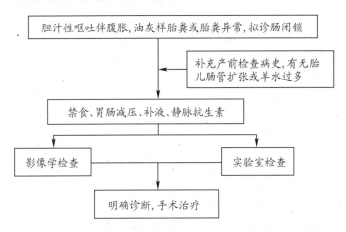

参 考 文 献

1. Milind Kulkarni. Duodenal and small intestinal atresia. Surgery (Oxford), 2010,28(1):33-37

2. Jun Wang,Lei Du,Wei Cai,et al. Prolonged feeding difficulties after surgical correction of intestinal atresia:a 13-year experience. J Pediatr Surg,2014,49(11):1593-1597

3. Celli J. Genetics of gastrointestinal atresias. Eur J Med Genet,2014,57 (8):424-439

4. Tariq Ibrahim Altokhais. Duodenal atresia with apple-peel jujenoilial deformity:case report and review of the literature. J Pediatr Surg Case Rep,2014,2(3):156-158

5. Wang X,Yuan C,Xiang Li X,et al. The clinical significance of pathological studies of congenital intestinal atresia. J Pediatr Surg, 2013, 48 (10):2084-2091

6. Alshehri A, Emil S, Laberge JM et al. Outcomes of early versus late intestinal operations in patients with gastroschisis and intestinal atresia: Results from a prospective national database. J Pediatr Surg, 2013, 48 (10):2022-2026

7. Romão RL,Ozgediz D,de Silva N,et al. Preserving bowel length with a

transluminal stent in neonates with multiple intestinal anastomoses: a case series and review of the literature. Journal of Pediatric Surgery, 2011,46(7):1368-1372

8. Rich B,Bott M,Spigland N. Multiple intestinal atresias with apple peel syndrome successfully treated with primary repair. J Pediatr Surg Case Rep,2013,1(7):157-159

9. 郑珊. 实用新生儿外科. 北京：人民卫生出版社,2013:407-424

（沈 淳）

第七节 肠旋转不良

【概述】

肠旋转不良是指肠管在胚胎发育过程中以肠系膜上动脉为轴心的旋转运动发生异常或不完全,导致肠道位置发生变异和肠系膜附着不全。发病率约1:6000 出生婴儿。55%的肠旋转不良症状出现在生后1周内,1月内出现症状占80%。该病可引发肠梗阻和(或)肠扭转。中肠扭转是最严重并发症。

【病因】

胚胎发育中,中肠迁移、返回腹腔过程中的发育停顿或异常,导致肠道解剖位置异常,形成肠旋转不良。具体机制尚不明确。

【病理】

常见三个病理表现：

1. 索带压迫十二指肠。

2. 中肠扭转。

3. 空肠上段膜状索带与粘连造成十二指肠及空肠上段梗阻。

胚胎期肠旋转不良可分为以下几个类型：

1. **中肠未旋转**(图 7-3A) 中肠在退回腹腔时未发生旋转,仍保持着原始的位置,小肠与结肠均悬挂于共同的肠系膜上,肠系膜根部在脊柱前方呈矢状面排列,常伴发脐膨出及腹裂畸形。

2. **肠旋转不完全**(图7-3B)　肠袢旋转90°后停止,小肠悬挂于腹腔右侧,盲肠和近端结肠位于腹腔左侧,阑尾位于左下腹,为常见旋转异常。最严重并发症中肠扭转伴坏死(图7-3C)。

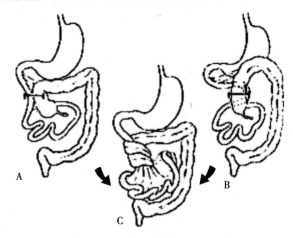

图7-3　肠扭转不良

A:中肠未旋转,系膜附着狭窄;B:肠旋转不完全;C:中肠扭转

3. **肠旋转异常Ⅰ型**　肠袢旋转180°后停止。

4. **肠旋转异常Ⅱ型**　如反向旋转或混合旋转。

5. **总肠系膜**　升结肠系膜未附着于腹后壁是中肠旋转不良的合并异常,它也可以是正常肠旋转的单独异常。

【临床表现】

可存在不同的临床表现,新生儿期以胆汁性呕吐多见,儿童以慢性肠梗阻/慢性中肠扭转为主要表现,部分患儿无临床症状。

1. **新生儿期**　78%的肠旋转不良在新生儿期表现为急性肠梗阻。典型的症状是出生后有正常胎粪排出,生后3～5天突然发生大量胆汁性呕吐,伴排便减少。肠旋转不良可因系膜缩窄导致根部发生扭转而出现血便,大量血便提示中肠扭转且发生肠绞窄,病情危急。如发展至肠坏死和穿孔时,患儿一般存在明显脱水,电解质紊乱,发绀,四肢发凉,皮肤花纹等中毒性休克表现。腹胀,腹壁静脉扩张,腹壁皮肤发红,有指压痕,肠鸣音消失等。

2. **儿童期**　①慢性肠梗阻为主要表现:间隙性腹痛伴呕吐,

伴或不伴有腹胀,可看到胃蠕动波,呕吐后症状减轻,但症状反复出现。在慢性肠梗阻表现患儿中,中肠扭转不是常见现象。②慢性中肠扭转为主要表现:往往因中肠扭转导致淋巴和静脉回流受阻和肠系膜淋巴结肿大,甚至导致淋巴管或乳糜管破裂而出现乳糜腹。这种情况以 1~2 岁以上的患儿多见。长期不完全性梗阻的存在,导致吸收障碍,随后导致不同程度的蛋白质热量营养不良。因此,反复的腹部疼痛和营养不良成为慢性中肠扭转的主要症状。

3. **无症状肠旋转不良** 因急腹症探查手术中发现的无症状肠旋转不良,应在手术恢复后行上消化道造影以进一步评价。对胃肠道检查中意外发现的无症状肠旋转不良,应结合考虑发生并发症的危险性,如 2 岁以内的无症状肠旋转不良婴儿,应该建议手术纠治,因为该年龄段发生肠扭转的危险性很高。

【诊断及鉴别诊断】

1. **临床表现** 新生儿期生后 3~5 天胆汁性呕吐、正常胎粪排出、呕吐后排便减少、一般腹部无阳性体征,中肠扭转合并肠绞窄时出现血便、腹膜炎体征,严重者出现发热、水电解质紊乱等重度症状;儿童期以慢性肠梗阻/慢性肠扭转为表现,伴有体重下降和生长发育障碍。

2. **X 线检查** 典型的腹部平片显示为胃和十二指肠扩大,小肠内仅有少量气体甚至完全无气体。表现为"双泡征"或"三泡征",与十二指肠狭窄或闭锁很难鉴别。

3. **上消化道造影** 上消化道造影检查主要用于病程较长,症状间歇性发作的婴儿和儿童,对钡剂灌肠显示盲肠位置正常的患儿更有必要。上消化道造影可显示十二指肠梗阻部位及形态,往往可以看到胃和十二指肠扩大,造影剂滞留或通过缓慢;十二指肠空肠祥于右侧腹部垂直下行,或呈螺旋状走形。对于新生儿,由于存在吸入性肺炎的风险,尽量不作钡餐造影,选择水溶性造影剂。有学者提出新生儿病例只要明确十二指肠梗阻,即应手术探查。

4. **钡剂灌肠** 是诊断肠旋转不良重要依据。盲肠位置异常对肠旋转不良诊断具有决定性意义。盲肠、升结肠可位于左、右上腹或中上腹部,或大部分结肠在左侧腹部互相重叠。但是盲肠位置正常不排除肠旋转不良,少数病例盲肠、升结肠十分游离,过多钡剂灌入后由于重力和体位因素,可使盲肠位于右下腹位置。

5. **超声**　一种无创的检查方法,也可用于肠旋转不良诊断。主要判断肠系膜上动脉(SMA)和肠系膜上静脉(SMV)位置关系是否正常。正常情况下 SMV 位于 SMA 右侧,在肠旋转不良情况下,SMV 位于 SMA 左侧。在发生中肠扭转时,SMV 和肠系膜包绕 SMA,在彩色多普勒中呈漩涡样改变。但超声诊断肠旋转不良有接近 20% 的不可靠性。

6. **增强 CT**　诊断原理同超声,有辐射,但图像更清晰。CT连续摄片可以明确显示肠系膜上动脉和肠系膜上静脉的扭转过程以及肠系膜根部形成的团块。

【治疗方案与原则】

新生儿期无症状者可继续观察。梗阻症状或急性腹痛发作是手术指征,均应早期手术治疗。肠道出血或腹膜炎体征提示发生扭转,必须急诊处理,术前准备不超过 2～3 小时。

1. **术前准备**　包括建立静脉通路,尽快静脉输注胶体液或 5% 人血白蛋白 20ml/kg;然后给予含有 5% ～10% 葡萄糖和 0.45% NaCl 的溶液 10ml/(kg·h),直至开始麻醉。留置胃管,胃肠减压,给予一剂广谱抗生素,术前采血留取血液标本,进行交叉配血并检查电解质、凝血功能等。

2. **手术治疗**　Ladd 手术治疗效果良好。

(1)开放性手术:剖腹探查取右上腹横切口;处理中肠扭转,肠系膜根部通常为顺时针扭转,故以逆时针方向复位;松解十二指肠前腹膜索带,使盲、结肠彻底游离,将全部结肠推至腹腔左侧;松解、分离十二指肠空肠曲及空肠起始部所有粘连;扩展小肠系膜根部附着点,松解后的十二指肠空肠曲及空肠起始部,沿脊柱右侧垂直而下,分离肠系膜根部及系膜间的粘连物,尽量扩展肠系膜根部的附着部,使其延伸至 5cm 宽,注意保护肠系膜上动静脉;阑尾内翻切除,肠旋转不良术中,一般情况允许下按常规切除阑尾;理顺肠管,小肠纳入腹腔右侧,盲肠和全部结肠置腹腔左侧。检查有无合并畸形,仔细检查自胃、幽门、十二指肠直至直肠,发现合并畸形应予以手术处理或详细记录待日后纠治。

（2）腹腔镜下手术：开放性置入脐部操作孔，置入 5mm 的 30°目镜，左右中上腹部各置入 3mm 或 5mm 操作孔，必要时上腹部/剑突下放置拉钩牵开肝脏，患儿头高脚低、右侧倾斜，充分暴露十二指肠。肠扭转不是腹腔镜手术的禁忌证，但肠坏死是开腹手术的指征。用 3mm 电钩、锐性分离十二指肠与结肠索带与粘连，分离系膜根部，使其由窄变宽，注意保护肠系膜血管。腹腔镜下操作与开腹手术方法相同。考虑到需要在腹腔镜下切除阑尾，故术中需要放置 5mm 操作孔。

3. 术后监护及处理　新生儿术后被转送至重症监护室，密切监护。置于暖箱中，维持液体量 80 ~ 100ml/（kg · d），同时补充胃管内的液体丢失。给予维生素 B_1，维生素 C，有利于伤口愈合。尿量一般应到达 40 ~ 50ml/（kg · d），尿比重 1.005 ~ 1.015。体重稳定提示补液恰当，密切监测血糖、电解质、胆红素水平以避免低血糖、酸中毒及核黄疸。

术后持续胃肠减压，直至肠功能恢复后给少量糖水，无呕吐再给等量牛奶，以后逐渐增加奶量。因肠扭转术后发生腹胀或肠麻痹，需较长时间禁食者应给予 7 ~ 10 天 TPN 治疗，给予广谱抗生素防止肺部和全身性感染。

4. 术后并发症及处理　①术后肠梗阻：手术中粘连面剥离较广，创面渗血容易造成再粘连。因此术中松解粘连时当使用锐性分离并妥善止血。②遗漏合并的消化道畸形：比较容易被忽略的疾病如肥厚性幽门狭窄、十二指肠内隔膜狭窄、先天性膈疝、先天性巨结肠等。因此术中应逐一检查全消化道，并对存在的畸形施以正确的手术或详细记载以便日后治疗。③伴发乳糜腹的处理：肠旋转不良是小儿乳糜腹的常见病因之一，尤其以非新生儿病例多见。反复发作的肠扭转，使汇集于肠系膜根部的淋巴管发生阻塞，淋巴管内压力增高，淋巴液漏入腹腔内形成乳糜腹。多数病例 Ladd 手术后乳糜腹自愈。

【预后】

手术疗效良好。手术相关死亡率在 3% ~9%。中肠扭转、小肠坏死、早产儿和合并其他畸形死亡率增加。有时遗留间歇性腹痛，有顽固的消化吸收障碍，引起贫血、低蛋白质血症。

肠旋转不良术后胃肠道功能紊乱是常见现象。粘连性肠梗阻在开放性手术较腹腔镜手术多见,50%的粘连性肠梗阻需要再住院,25%需要再手术。肠扭转复发在开放性手术中复发率小于0.5%,但在腹腔镜手术中,肠扭转复发率可高达19%。肠系膜根部分离不够、系膜分离后宽度不够、术后肠管间粘连少是增加肠扭转复发率的高危因素。

【小结】

1. 肠旋转不良虽为小肠高位梗阻,但产前检查多无阳性体征;生后3~5天大量胆汁性呕吐、胎粪排出正常是新生儿肠旋转不良的常见症状。

2. 上消化道造影观察十二指肠框结构及空肠起始部走向、钡剂灌肠观察阑尾及回盲部位置、超声检查和腹部增强CT观察肠系膜上动静脉位置均是诊断肠旋转不良的常见方法。

3. 肠旋转不良无症状可观察;有梗阻症状或急性腹痛发作是手术指征,宜早期手术治疗;消化道出血或腹膜炎体征提示发生扭转,必须急诊处理,术前准备不宜超过2~3小时。

4. 开放性或腹腔镜下Ladd术治疗肠旋转不良,手术疗效良好,预后好。

5. 肠扭转是肠旋转不良最严重并发症,肠旋转不良合并无法挽救的中肠坏死患儿预后不良。

附:肠旋转不良诊治流程图

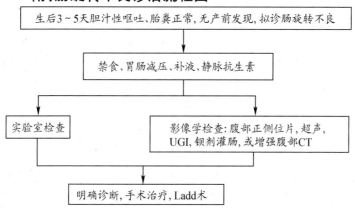

生后3~5天胆汁性呕吐、胎粪正常,无产前发现,拟诊肠旋转不良

禁食、胃肠减压、补液、静脉抗生素

实验室检查

影像学检查:腹部正侧位片,超声,UGI,钡剂灌肠,或增强腹部CT

明确诊断,手术治疗,Ladd术

参考文献

1. Ballesteros Gómiz E, Torremadé Ayats A, Durán Feliubadaló C, et al. Intestinal malrotation-volvulus: imaging findings. Radiologia, 2015, 57(1):9-21

2. Kulaylat AN, Hollenbeak CS, Engbrecht BW, et al. The impact of children's hospital designation on outcomes in children with malrotation. J Pediatr Surg, 2015, 50(3):417-422

3. Chesley PM, Melzer L, Bradford MC, et al. Association of anorectal malformation and intestinal malrotation. Am J Surg, 2015, 209(5):907-912

4. Singh S, Das A, Chawla AS, et al. A rare presentation of midgut malrotation as an acute intestinal obstruction in an adult: Two case reports and literature review. Int J Surg Case Rep, 2013, 4(1):72-75

5. Millar AJ, Rode H, Cywes S. Malrotation and volvulus in infancy and childhood. Semin Pediatr Surg, 2003, 12(4):229-236

6. 郑珊. 实用新生儿外科. 北京:人民卫生出版社, 2013:424-428

（沈　淳）

第八节　环状胰腺

【概述】

环状胰腺(annular pancreas)指胰腺组织在十二指肠呈环状或钳状压迫的先天性畸形,发病率为1/6000,是先天性十二指肠梗阻原因之一,约占十二指肠梗阻性疾病的10%～30%。

【病因】

1. 炎症使胚胎期背侧始基的头部和腹侧始基的胰腺组织增生肥大,并从十二指肠的两侧围绕肠壁融合成环形。

2. 腹侧始基右叶尖端固定于十二指肠壁,在十二指肠向右旋转时,始基右叶被牵曳绕过十二指肠右侧面,与背侧始基融合而形成环状胰腺。

3. 腹侧始基左叶存留,两叶始基环绕十二指肠的前面和后面而形成环状胰腺。

4. 潜在胰芽融合停滞,在稍晚时期同一平面腺体再进行环形融合,形成环状胰腺。

【病理】

由于呕吐和摄入障碍,使得患儿容易出现水电解质紊乱和酸碱平衡紊乱。有时环状胰腺压迫胆总管下端引起胆道梗阻,使肝内胆汁淤积,发生黄疸;梗阻位于壶腹部近端时,胆汁和十二指肠内碱性液量减少,削弱了对胃酸的中和作用,致胃、十二指肠黏膜受胃酸侵蚀而发生消化性溃疡及溃疡出血。

【临床表现】

主要表现为上消化道完全性或不完全性梗阻。梗阻有时在胎儿期即可发现羊水过多,肠管表现不同程度的扩张;出生后压迫症状明显者表现为呕吐,胆汁性或非胆汁性;通常有正常胎粪排出;但每次量较少且胎粪黏稠。腹部平坦或仅表现为上腹部膨隆,可见胃型。不完全性梗阻者有时可推迟至婴儿期、儿童期甚至成年再出现症状,呕吐出现晚,呈间隙性,呕吐含有陈旧性食物酸臭味;可合并营养不良和生长发育滞后。

【诊断及鉴别诊断】

1. **临床表现**　孕期羊水过多、出生后胆汁性呕吐或咖啡样呕吐物、正常胎粪排出。

2. 可出现脱水或电解质紊乱,体重下降、消瘦。

3. **X线**　最直观,腹部正侧位片清晰显示肠腔积液和积气的情况,大多呈现"双泡征",以胃泡、十二指肠球后扩张为主。

4. **上消化道造影**　水溶性或稀钡造影可显示梗阻部位,通常病变位于十二指肠降部。

5. 常见环状胰腺、十二指肠闭锁或狭窄和肠旋转不良,少见十二指肠前门静脉,其临床表现十分相似,经常术前无法做出确切诊断,而需在手术中得以明确。有时上述畸形可以合并存在,需要特别重视的是肠旋转不良,一旦发生中肠扭转伴肠坏死,延误诊断和治疗将导致极为严重后果,甚至死亡,因此不宜因为鉴别诊断而拖延治疗时间。

【治疗方案与原则】

具有临床症状、诊断明确者,手术是唯一治疗方法。

1. **术前准备**　放置胃肠减压,接持续性低负压吸引,引出胃液,避免吸入性肺炎或窒息;以及术前常规血生化检查;脱水者迅速补充液体;纠正酸碱失衡和电解质紊乱;合并肺部感染经静脉输注抗生素;补充维生素 K 和维生素 C,预防术后出血。慢性十二指肠梗阻患者,还应纠正营养不良和慢性脱水。术前数日每天补给氨基酸和脂肪乳剂。低蛋白血症者输 1~2 次白蛋白,改善全身情况。手术前两日给流质饮食,术前日晚用生理盐水洗胃,并给适量抗生素预防感染。

2. **手术治疗**　常规选用十二指肠－十二指肠菱形吻合术,是国内外目前最常用的手术方法。将近端扩张的十二指肠游离后做横行切口打开肠管,远端肠管沿纵轴纵行切开肠管,做菱形吻合。缝合后吻合口呈菱形开放,吻合口通畅。手术操作简便,恢复十二指肠连贯性,符合肠道生理。手术中需要探查全部肠管是否通畅,肠系膜解剖情况是否存在异常,以及是否存在合并畸形。在肠管打开后需要插入合适尺寸的胃管,从中注入生理盐水,检查所有肠管充盈情况,排除可能合并的肠闭锁或肠狭窄。

3. **术后护理**　术后放置胃肠减压管,抽吸胃内容物,避免胃肠道扩张,保持吻合口无张力,有利于愈合;同时减轻十二指肠扩张程度,有利于肠蠕动恢复;观察胃肠减压吸引出胃内容物量和颜色,判断胃肠道功能恢复情况,确定拔除胃肠减压管和经口喂养时机。补充液体和电解质,给予静脉营养,补充胃肠减压丢失量;开始喂养,一般需术后数日,有时需 2 周甚至更长时间;进食后注意循序渐进喂养,新生儿先试喂少量糖水,无不良反应再喂奶,逐渐增加食量,切忌操之过急。

4. **术后并发症**　主要并发症与吻合口相关,包括吻合口狭窄、吻合口漏等。吻合口狭窄较常见;十二指肠吻合口切口太小,吻合时切口边缘组织内翻过多,吻合口呈直线形而非菱形等均可造成吻合口狭窄。手术后因吻合口狭窄导致十二指肠梗阻症状继续存在,往往需再次手术。吻合口漏可表现发热、腹膜炎等症状;多因缝合过稀或过密吻合技术欠佳所致;单层吻合时缝针穿过黏膜太深,缝合线结扎太紧影响吻合口血运,肠壁两切缘对合不良及吻合口有张力等均可导致吻合口漏发生。术前严重低蛋白血症也是吻合口愈合不良原因之一。一旦发生吻合口漏应立即置胃肠减压,开腹置双套管腹腔引流,必要时经胃造口、置管十二指肠腔内引流和空肠造口放置营养管滴注营养液,加强支持疗法或 TPN 治疗。

【预后】

环状胰腺手术预后良好,治愈率高达 95% 以上。

【小结】

1. 环状胰腺是新生儿常见十二指肠高位梗阻疾病之一,多为不完性梗阻,多数有正常胎粪排出,产前可表现为胎儿"双泡征"和羊水过多。

2. 腹部平片和上消化道造影是常用检查方法,病变位于十二指肠降部,有时超声检查见胰头部结构显示混乱,亦可提示环状胰腺。

3. 十二指肠菱形侧侧吻合是环状胰腺常见手术治疗方法,多数预后良好。

附:环状胰腺诊治流程图

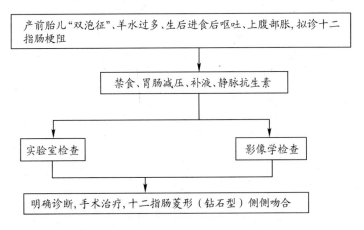

参 考 文 献

1. Abbas PI, Naik-Mathuria BJ, Akinkuotu AC, et al. Routine gastrostomy tube placement in children:does preoperative screening upper gastroin-

testinal contrast study alter the operative plan? J Pediatr Surg,2015,5 (5):715-717

2. Ragunathan K,Chahal P. Annular pancreas:culprit or innocent bystander? Clin Res Hepatol Gastroenterol,2015,39(3):e33-e34

3. Etienne D,John A,Menias CO,et al. Annular pancreas:a review of its molecular embryology, genetic basis and clinical considerations. Ann Anat,2012,194(5):422-428

4. Urushihara N,Fukumoto K,Fukuzawa H,et al. Recurrent pancreatitis caused by pancreatobiliary anomalies in children with annular pancreas. J Pediatr Surg,2010,45(4):741-746

5. Applebaum H,Sydorak R. Duodenal Atresia and Stenosis—Annular Pancreas. Pediatric Surgery, 7th ed. Elsevier Saunders, USA, 2012; 1051-1057

（沈 淳）

第九节 消化道重复畸形

【概述】

消化道重复畸形是一种少见病,常表现为一些囊状或管型结构附着于消化道系膜侧。可发生于消化道的任何部位,包括口腔和肛门。"消化道重复畸形"这一概念的提出主要是指出现在消化道系膜侧的先天畸形,且这些畸形与原有肠管有着相同的血供。尽管如此,仍有学者认为大部分的重复畸形还应称作"肠源性囊肿",因为病变中很少一部分真正会有消化道"重复"。

【病因】

胚胎学上,重复畸形按部位可分为前肠、中肠以及后肠重复畸形。前肠重复畸形包括咽、呼吸道、食道、胃和十二指肠的第一部分及第二部分近端。中肠重复畸形包括有十二指肠第二部分远端、空肠、回肠、盲肠、阑尾、升结肠以及横结肠近端三分之二。后肠重复畸形包括横结肠远端三分之一、降结肠、乙状结肠、直肠、肛门以及泌尿系统。以往有病例研究发现所有肠重复畸形中39%是前肠重复畸形,另外61%的重复畸形为中肠和后肠畸形。

有学者提出消化道重复畸形只是消化道憩室的一种。消化道憩室回肠多发部位与消化道重复畸形回肠多发部位非常一致。该理论可以解释一些没有合并脊柱畸形的消化道重复,但它无法解释消化道重复畸形中出现的黏膜变异,尤其是常见的异位胃黏膜。胚胎期原始肠腔实心期后的消化道管腔再通异常(孕周6~7周)是导致肠重复畸形的另一原因。

【病理】

消化道重复段和其他成熟肠道一样,有着相同的黏膜组成和血供,但与其他肠管并不连续。常常为孤立性病变,囊型比管型多见,大小不固定。重复肠管有肌层且常常被覆上皮组织,上皮组织显微镜下观察类似与其相连的正常肠管。有时病变肠管也会被覆异位上皮组织,例如,舌基底部发现结肠上皮组织,或肛门附近的窦道内发现胃上皮组织。

重复肠管内含有胃上皮组织,其出现消化性溃疡、穿孔、出血的几率将上升。重复肠管内异位胃黏膜的存在更能提示是重复畸形。另外在胃、回肠和结肠的重复肠管内发现异位胰腺组织。重复肠管内容物差异很大,重复肠管和相邻正常肠道相通,其内容物就和相邻肠道相同;如两者之间没有开口或通道,更多情况下重复肠管为内含有黏液或乳糜的囊肿。同一病人可出现多个重复畸形病灶,且合并其他畸形(如脊柱畸形、脊髓脊膜膨出、肛门闭锁、肠旋转不良、尿生殖道畸形、多脾综合征、十二指肠闭锁等)的几率也增加。重复畸形并未发现有遗传倾向。恶性肿瘤是小肠重复畸形的罕见并发症。有报道在成年人中发现来源于小肠和结肠重复畸形囊肿的腺癌。

【临床表现】

1. **食道重复畸形** 占前肠重复畸形19%。大部分为壁内、非交通性囊肿,且多发生在食管右侧。出现严重呼吸道压迫症状时,就诊时间早;通常很少出现明显临床症状,故首诊时间较晚。10%~20%食道重复畸形可为多发病变。

2. **胸腹部重复畸形** 比较罕见,占全部消化道重复畸形

4%。病变往往同食管分开,右侧多于左侧,但有可能和其他重要器官相连,例如主动脉、奇静脉、气管支气管等。它们一般位于后纵隔,并且穿过横膈,与胃、十二指肠或小肠相通。易合并脊柱畸形、出现脊髓受压和神经症状。

3. **胃重复畸形** 占全部消化道重复畸形9%。多见于女性,发病率是男性2倍;多见于胃大弯处;多数病变呈闭合的囊肿或管状结构;少数与正常胃之间有蒂相连。3%胃重复畸形合并其他畸形;最常见合并畸形是合并其他部位囊肿,以合并食管囊肿最常见。也可合并胰腺重复畸形。60%胃重复畸形在生后第一年得到诊断,其中40%在新生儿期因上腹部扪及囊性肿块及呕吐和体重下降而就诊。胃出口梗阻是较常见症状。较少出现消化性溃疡;重复囊肿和正常胃相通时,可出现吐血和(或)黑便。胃重复性囊肿很少合并恶性肿瘤。

4. **十二指肠重复畸形** 占全部消化道重复畸形4%。通常情况位于十二指肠背部且不与肠管相通。多因部分性或完全性十二指肠梗阻伴呕吐以及上腹部肿块而就诊。10%~15%病例十二指肠重复畸形含有胃黏膜成分,可出现呕血或穿孔。特殊位置的十二指肠重复畸形可导致胆道梗阻甚至胰腺炎。

5. **小肠重复畸形** 占全部消化道重复畸形45%;大部分表现为末端回肠囊肿型重复畸形。空肠和回肠的重复囊肿一般在肠系膜侧,且多数与相邻的肠管共用肌层,但不与其管腔相通。部分囊肿压迫邻近肠管可导致肠梗阻,或作为诱因发生肠套叠甚至肠扭转。管状重复畸形同囊肿型在许多方面比较类似,但多数管状重复畸形可与正常肠管的管腔相通,也可能含有胃黏膜成分,或发现胰腺成分。管状重复畸形长度可以是几厘米,也可累及小肠全长。重复畸形与正常管腔之间的窦道开口可在小肠头侧(近端);也可在小肠尾侧(远端);部分病例交通开口可出现在小肠多个不同地方(图7-4)。出血是小肠管状重复畸形的常见症状,严重者可导致穿孔。

6. **结肠重复畸形** 最为罕见。多数婴儿期诊断。好发于女婴。分为Ⅰ型肠系膜侧囊肿,Ⅱ型憩室,Ⅲ型管状重复畸形,

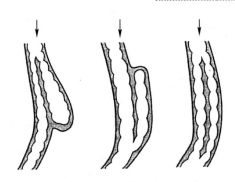

图7-4 不同类型的小肠重复畸形

其中Ⅲ型最为常见;Ⅰ型和Ⅱ型所占比例不大。Ⅲ型可合并下尿路重复畸形。完全性结肠重复畸形新生儿期很少出现症状;可因肛门重复畸形或者会阴部发现正常孔道以外异常开口而就诊。异常开口可以是一个或两个,表现为直肠阴道瘘或直肠尿道瘘。

7. **直肠重复畸形** 占全部消化道重复畸形5%。新生儿期可出现肛周瘘管,或是弥漫至肛周的会阴肿胀。囊肿大小、有无压迫症状、有无可见瘘管、是否感染、是否含有胃黏膜成分、是否发生溃疡或恶变决定临床表现。重复囊肿一般位于直肠后间隙,内含无色黏液,合并感染的发生率约20%~45%。目前没有直肠与尿道瘘的相关报道。有关恶变的报道多在40岁以上病人中发生。

【诊断与鉴别诊断】

1. **临床表现** 重复畸形因所在部位、类型、大小、是否与邻近组织相通不同临床症状有所差异,多数病例在婴儿期因并发症就诊,囊肿压迫导致消化道梗阻是最常见临床症状。

2. **X平片以及消化道造影** 食道重复畸形时胸部平片可发现食管附近有含气或液体囊肿,但并不能仅依此作为确诊依据。食道造影可明确食道是否受压,管腔之间是否相通等。胃重复畸形时消化道造影提示胃大弯处受压;或造影剂排空后重复囊肿内有造影剂残留。十二指肠重复畸形X片显示非透亮影取代了右侧腹部正常小肠位置;造影显示十二指肠向上推移,因压迫十二指肠腔表现"鸟嘴征";有时造影剂进入囊腔,从而

251

确认囊肿与正常肠管之间存在交通。小肠重复畸形时腹部 X 平片可显示囊肿导致的非特异性肠管气体影移位，或显示肠梗阻或穿孔征象。消化道造影可显示正常肠管移位，重复畸形与正常管腔有较大窦道开口时可显示部分瘘管及重复肠管。钡剂灌肠有助于鉴别结肠重复畸形与正常结肠之间是否存在通道。

3. **超声检查**　有助于鉴别肠系膜囊肿和重复性囊肿，还可了解是否存在其他多发病变。超声检查对胃重复畸形的诊断很有帮助。超声检查在十二指肠重复畸形是可以发现肝下囊性肿块以及经典的黏膜层与肌层双层征象。

4. **放射性核素检查**　放射性锝 99 扫描（^{99M}Tc）可以在消化道出血的病人中发现有无异位胃黏膜的存在。多运用于怀疑小肠重复畸形时，结肠重复畸形运用较少，因为小肠重复畸形肠管含有异位胃黏膜或胰腺组织；而结肠重复畸形管腔内多数只含结肠黏膜成分。

5. **CT 和 MRI（磁共振）检查**　排除是否合并尿生殖道或腰骶部脊柱畸形。

【治疗方案与原则】

诊断明确，因常出现相关并发症，需手术治疗。因重复畸形部位、类型不同，可选择不同手术方法。

1. **食管重复畸形**　病变和正常食管黏膜层不相通时，开放性手术切除病变相对简单。颈段食道重复采用锁骨上切口，术中注意避免损伤迷走神经、膈神经以及胸导管。胸内重复畸形采用标准后外侧开胸切开或者通过胸腔镜进行切除，术后可放置胸腔引流管。

2. **胸腹部重复畸形**　手术相对复杂，可采用两次手术分别切除胸腔内和腹腔内病变，也可以联合胸腔镜和腹腔镜进行一次手术操作。胸腔病变往往因为肿块压迫肺或呼吸道而引起症状，而腹腔内病变往往无症状。胸部病灶含有胃黏膜成分，可出现消化性溃疡，进而糜烂穿孔浸入肺实质，出现咯血症状。一旦出现咯血并发症，需要肺叶切除。

3. **胃重复畸形**　手术切除囊肿型重复畸形，同时可能需要楔形切除一部分与囊肿相邻的胃组织。管状重复畸形的通常解决办法是切除大部分重复畸形,剥离剩余部分黏膜,尽可能保留胃组织。也有文献描述沿着胃大弯利用直线吻合器分离共用胃壁的方法。儿童应尽量避免行胃部分切除术,为避免远期并发症,切除儿童胃组织应少于 25% ~ 30% 。

4. **十二指肠重复畸形**　囊肿内含有异位胃黏膜时需要通过手术与正常十二指肠分离并予以切除,切除后的十二指肠缺损需双层缝合关闭。术中胆管造影有利于确认囊肿与胆道以及胰管的关系。病变范围比较广泛或者术前评估切除囊肿将损伤胆道系统,建议行囊肿十二指肠引流术;或者切除部分囊肿,剥离残余囊肿黏膜,残留与十二指肠或是胰腺紧密相连的囊壁。

5. **小肠重复畸形**　切除囊肿型重复畸形及附带相连肠管,采用单层缝合技术行肠管端端吻合,并关闭肠系膜裂口。管状重复畸形病变段短,可以采用和囊肿型相同方式处理。病变段长的重复畸形需要进行个体化治疗。如多个切口分段剥离重复畸形段的黏膜层,或分离最靠近小肠肠壁的两侧系膜血管,切除重复畸形肠管的全部黏膜层和绝大部分肌层,保留连接着两侧系膜血管的少量肌层,锁边缝合,既切除重复畸形肠管黏膜和明显缩小管腔,又保留正常肠管血供,以治疗长段型重复畸形。

6. **结肠重复畸形**　如无并发症,很少需要新生儿期手术干预。囊肿型和大部分管型重复畸形可手术切除。累及全结肠的重复畸形,处理原则将两个结肠管腔均引流至同一肛门开口。如一个结肠管腔已有开口于会阴,则只需将重复结肠与伴随结肠吻合相通,完成引流即可。重复结肠与伴随结肠的吻合可利用直线吻合器进行。如两段结肠都未开口于会阴,则需要经骶肛门成形术。出现并发症时,新生儿期处理以引流双结肠为目的,可行结肠造瘘。

7. **直肠重复畸形**　囊肿型治疗为手术切除或肠壁开窗术。根据解剖位置不同,手术入路可选择经肛门或经骶部进行。如果是较长段的重复畸形或者是复杂的囊肿,可通过较长的后矢状入路切口以获得足够的手术视野的暴露。如果合并其他重复畸形,首要原则是切除全部重复畸形的黏膜层,留肌层于原位。

【预后】

手术治疗效果良好,治愈率可达95%以上。

【小结】

1. 消化道重复畸形可发生于消化道的任何部位。部分产前诊断的腹腔囊性占位,生后手术证实为肠重复畸形。

2. 因消化道重复畸形的部位、类型、大小、是否与邻近组织相通而临床症状不同,多数病例在婴儿期因并发症就诊,囊肿压迫导致消化道梗阻是最常见临床症状。

3. 消化道重复畸形常因出现相关并发症而需手术治疗。消化道重复畸形因部位、类型不同,可选择不同手术方法。

4. 总体手术治疗效果良好。

附:消化道重复畸形诊治流程图

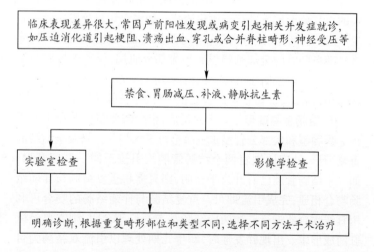

参 考 文 献

1. 郑珊. 实用新生儿外科. 北京:人民卫生出版社,2013:429-435

2. Sengar M,Gupta CR,Jain V,et al. Colorectal duplication with prostatorectal fistula. J Pediatr Surg,2013,48(4):869-872

3. Chang HC,Huang SC,Wu RC,et al. Duodenal duplication cyst:A rare cause of geriatric gastrointestinal bleeding. J Chin Med Assoc,2011,74

(5):233-236

4. Kisa P,Kakembo N,Ozgediz D,et al. Colonic duplication with recto- ure-
    thral fistula: elusive diagnosis and successful treatment in a resource-
    limited setting. J Pediatr Surg Case Rep,2014,2(6):305-308

5. Knod JL,Garrison AP,Frischer JS,et al. Foregut duplication cyst associ-
    ated with esophageal atresia and tracheoesophageal fistula:q case report
    and literature review. J Pediatr Surg,2013,48(5):e5- e7

6. Sefa T,Mikail C,Anil S,et al. Duodenal duplication cyst extending into
    the posterior mediastinum. Int J Surg Case Rep,2015,10:252-255

7. Romeo E,Torroni F,Foschia F,et al. Surgery or endoscopy to treat duo-
    denal duplications in children. J Pediatr Surg,2011,46(5):874-878

（沈　淳）

第十节　新生儿坏死性小肠结肠炎

【概述】

坏死性小肠结肠炎(necrotizing enterocolitis,NEC)是新生儿
重症监护室(neonatal intensive care unit,NICU)中最常见的消化
道疾病,在早产儿中发病率约为 1% ~5%。诊断 NEC 患儿中
50%需要手术干预,术后死亡率在 20% ~50%之间;而全小肠
累及 NEC 死亡率可高达 100%。

【病因】

NEC 发病与许多因素有关,包括早产、缺氧、肠道喂养开始
时间、先天性心脏病以及细菌感染。许多炎症介质都被认为可
能与 NEC 发病有关,包括 IL-1、IL-6、IL-18、TNF-α、血小板活化
因子、内皮素-1、血栓素以及氧自由基。肠道屏障不成熟、肠道
细菌异常定植、过度肠道喂养是 NEC 发生重要因素之一。最近
的一些临床研究发现,服用益生菌,可以降低 NEC 的发病。

【病理】

NEC 疾病特征即肠道炎症伴有黏膜坏死,最后导致肠道屏
障破坏;严重 NEC 发生肠壁全层坏死伴发肠穿孔、腹膜炎、脓毒
败血症或死亡。病变肠段的组织学检查可发现上皮细胞松解、

水肿、黏膜下积气;严重的病例可发现全层坏死,伴或不伴穿孔。NEC 患儿即使恢复以后也有可能出现肠狭窄导致肠梗阻、广泛肠切除导致短肠综合征、肠动力障碍以及肠外营养相关性胆汁淤积等并发症。

【临床表现】

表现出一系列胃肠道或全身症状,包括喂养不耐受、腹胀、便血、组织缺氧、呼吸暂停、呼吸窘迫以及低灌注状态。NEC 出现症状的时间并不固定。一般来讲,对于早产儿,NEC 倾向在晚些时候发生;对于足月儿,则更容易早期出现 NEC 症状。

【诊断与鉴别诊断】

1. **临床表现**　食欲缺乏、呕吐、便血、腹胀;严重者感染性休克。

2. **实验室检查**　NEC 异常实验室检查结果包括血小板减少,白细胞增多或减少,代谢性酸中毒,呼吸过度,以及低氧血症。虽然白细胞计数可能在发病之初升高,但白细胞减少也常有发生,约37%的严重 NEC 患儿 WBC 低于 1.5×10^9。血小板减少也很常见,严重的血小板减少($<100 \times 10^9$)常常提示预后不良。C 反应蛋白(CRP)非特异性升高,有助于和其他腹部异常如肠梗阻进行鉴别。持续性 CRP 升高常常提示并发症的发生,例如脓肿、肠道狭窄或者提示需要手术干预。50%的患儿可出现菌血症。

3. **影像学检查**　(1)腹部 X 线平片:一旦怀疑 NEC,就需要进行腹部平片检查,包括前后正位片和水平侧卧位片。X 平片检查可发现肠壁积气、门静脉气体或肠穿孔发现腹腔内游离气体。NEC 特异性 X 平片表现是肠壁积气。肠管扩张、充气是 NEC 早期非特异性表现,间隔数小时随访出现固定的肠袢,肠管不随位置和时间改变,常常提示肠壁发生全层坏死。30%的早产儿 NEC 表现门静脉积气,主要是由于肠壁积气经静脉吸收所致。胎龄越大门静脉积气出现几率越大。

(2)造影检查:没有证据表明 NEC 诊断初期需要造影检查。但对曾经有 NEC 病史,后出现肠梗阻征象的患儿,应怀疑肠狭窄,首选水溶性造影剂进行灌肠检查和上消化道造影检查,通过造影检查评估肠道有无狭窄。

（3）超声检查：腹部超声检查在评估可疑 NEC 病例和确诊 NEC 方面具有较强优势。超声不仅可以提示肠壁增厚，还可提示肠腔内液体积聚，其敏感性高于腹部平片。超声也可评估肠腔气体存在形式，是肠壁内积气或腹腔内游离气体、或门静脉积气。但超声检查结果敏感性和准确性依赖操作者本身经验，目前还不能成为诊断标准或完全取代 X 片在 NEC 诊断中的地位。

NEC 需要鉴别诊断的疾病包括感染性小肠结肠炎（包括病毒性和细菌性）、牛乳过敏、脓毒血症以及肠梗阻，如先天性巨结肠、肠套叠、肠扭转、胎粪性肠梗阻及肠闭锁等疾病。

局灶性肠穿孔（focal intestinal perforation，FIP），是常见于极低出生体重儿的一种疾病，因与 NEC 病理特征不同，一般被认为是不同于 NEC 的一项独立疾病。FIP 发生可能与患儿体内既有 COX 抑制剂又有类固醇激素有关，造成远端回肠的黏膜血运调节机制受阻而发生。FIP 病变常常局限，且很少发生严重肠狭窄；常常发生于合并有慢性肺部疾病以及有症状的动脉导管未闭的极低体重早产儿。

【治疗原则与方案】

1. **内科治疗**　一旦怀疑或确诊 NEC，治疗上首先应进行肠道休息，禁食并放置鼻胃管进行胃肠减压，应用广谱抗生素。大多数患儿因脓毒症而出现低血容量症，积极液体复苏十分重要。根据病情的严重程度，患儿可能会需要呼吸机通气支持或升压药物的血流动力学支持。恰当的液体复苏可以纠正酸中毒，相应血制品输注，可以纠正凝血功能异常以及血小板减少。

随访腹部平片监测疾病进展情况，复查实验室检查，密切观察临床症状与实验室检查结果变化。不需要手术干预 NEC 患儿，内科治疗必须持续 7 天，直至停止肠道休息和抗生素治疗。常见抗生素治疗方案包括氨苄西林加上庆大霉素，或三代头孢（头孢噻肟）加甲硝唑，或克林霉素、哌拉西林-他唑巴坦合剂。

有时需要加用万古霉素以覆盖葡萄球菌感染。

2. **外科治疗**　NEC 发生肠全层坏死及出现穿孔时需要手术治疗。广泛性肠坏死可以不伴穿孔或在腹平片上不出现游离气体,但因广泛性腹膜炎和血流动力学不稳定,也需要外科手术干预。

体重 < 1000g、血流动力学不稳定同时伴有穿孔的 NEC 患儿可先进行腹腔引流术(peritoneal drainage,PD)作为临时处理,再行剖腹手术以根治。

体重 > 1500g、血流动力学相对稳定、发生穿孔的 NEC 患儿,最好的外科处理方式是开腹手术切除坏死肠段。病变可能限制在小肠的某一小段或好几段,坏死也可广泛累及大部分消化道。手术目标是尽可能限制小肠手术切除范围,尽可能保留多的有活力的肠管以避免短肠综合征。

极低体重儿小肠造瘘术后并发症多,因此病变仅发生在节段性肠管、局灶性或孤立性肠穿孔的极低体重儿 NEC 病例,条件允许下,切除病变肠管一期缝合,可能更有利于术后恢复。

多数 NEC 肠坏死、肠穿孔患儿选择肠造瘘术。婴儿对肠造瘘术耐受性非常好,且与一期吻合术比较,肠造瘘术存活率更高。

全肠道或广泛型 NEC,不同作者提出不同手术方法。包括坏死肠段切除同时多处造瘘,近端分流同时(或)不二次探查,以及"clip and drop-back"技术,即"钳夹与放回"技术。多处造瘘手术方法曾广泛用于多节段小肠坏死病例,但其可能导致有活力肠管的丧失。第一次手术就积极切除那些外表看上去无活力的肠管,将有可能丧失一些边缘型肠管节段。因此,许多作者提倡对存在多节段坏死以及有可疑活力肠管节段的患儿行近端分流加二次探查术。单独行近端分流术可以缩小肠管切除范围而不增加死亡率与致残率。"clip and drop-back"技术选择在首次开腹手术中切除所有丧失活力肠管但不行吻合,在 48 ~ 72 小时后二次探查。由于广泛型 NEC 病例很少,其理想的治疗方式仍有争议。

3. **并发症处理** 急性期：NEC 感染性并发症包括脓毒血症、脑膜炎、腹膜炎，偶尔也有腹腔内脓肿形成。产生的炎症反应可以导致凝血功能障碍或弥漫性血管内凝血、呼吸或心血管功能缺陷以及代谢性并发症，例如低血糖和酸中毒。因此，每一个怀疑或确诊 NEC 的患儿都应该密切监视并积极复苏。

慢性期：包括肠狭窄和短肠综合征。大于 30% 的 NEC 患儿可发生肠狭窄，以及 10% 外科治疗 NEC 患儿发生短肠综合征。肠狭窄可发生于受累肠管的任何部位，但最常见的部位还是结肠。任何部位的肠狭窄都需要外科切除。当 NEC 病变肠管切除后剩余的功能性肠管不能充分吸收液体以及营养物质时，可发生短肠综合征。短肠综合征或肠功能衰竭病例因需要肠外营养，而增加静脉注射相关性感染或脓毒血症、胆汁淤积性肝病以及肝衰竭的危险。短肠综合征患儿可通过外科手术延长小肠长度，达到一定的治疗效果，其中部分需要小肠移植。

【预后】

NEC 存活患儿中，特别是极低出生体重儿，神经系统发育迟滞的危险增加。特别是接受外科干预的 NEC 患儿几率更高，可能与病情更严重有关。

【小结】

1. NEC 病因为多因素，其主要侵犯肠道屏障不成熟的早产儿，尤其是合并出现其他危险因素，如缺氧、过度肠道喂养以及肠道菌群定植异常。

2. 诊断主要依据经典的放射学检查以及实验室检查。

3. 轻度的 NEC 可以通过肠道休息以及抗生素使用来进行治疗。

4. 一旦出现肠道穿孔必须进行外科干预治疗。节段性肠管坏死的首选治疗方案为病变肠管切除同时造瘘，随后进行二次手术吻合。

5. NEC 存活患儿可能出现的远期并发症包括肠狭窄和短肠综合征以及神经系统发育迟滞。

附:新生儿坏死性小肠结肠炎诊治流程图

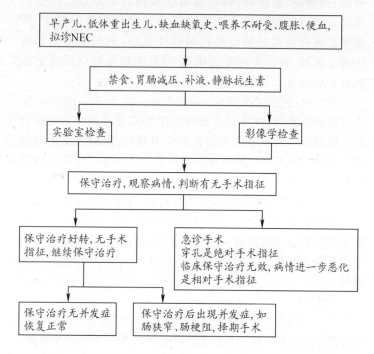

早产儿、低体重出生儿、缺血缺氧史、喂养不耐受、腹胀、便血,拟诊NEC

禁食、胃肠减压、补液、静脉抗生素

实验室检查　　　　影像学检查

保守治疗,观察病情,判断有无手术指征

保守治疗好转,无手术指征,继续保守治疗

急诊手术
穿孔是绝对手术指征
临床保守治疗无效,病情进一步恶化是相对手术指征

保守治疗无并发症恢复正常

保守治疗后出现并发症,如肠狭窄、肠梗阻,择期手术

参 考 文 献

1. Jiang ZD, Wang C, Chen C. Neonatal necrotizing enterocolitis adversely affects neural conduction of the rostral brainstem in preterm babies. Clin Neurophysiol,2014,125(11):2277-2285

2. Abrahamsson TR, Rautava S, Moore AM, et al. The time for a confirmative necrotizing enterocolitis probiotics prevention trial in the extremely low birth weight infant in North America is now! J Pediatr,2014,165 (2):389-394

3. Hammers AL, Sanchez-Ramos L, Kaunitz AM. Antenatal exposure to indomethacin increases the risk of severe intraventricular hemorrhage, necrotizing enterocolitis, and periventricular leukomalacia:a systematic review with meta-analysis. Am J Obstet Gynecol,2015,212(4):505

4. Tanner SM, Berryhill TF, Ellenburg JL, et al. Pathogenesis of necrotizing

enterocolitis:modeling the innate immune response. Am J Pathol,2015, 185(1):4-16

5. Hull MA, Fisher JG, Gutierrez IM, et al. Mortality and management of surgical necrotizing enterocolitis in very low birth weight neonates:a prospective cohort study. J Am Coll Surg. 2014,218(6):1148-1155

6. Jobe AH. What to feed very preterm infants to avoid necrotizing enterocolitis. J Pediatr,2015,166(3):507-510

7. Loren Berman, R. Lawrence Moss. Necrotizing enterocolitis:An update. Seminars in Fetal and Neonatal Medicine,2011,16(3),145-150

8. Raval MV,Moss RL. Current concepts in the surgical approach to necrotizingenterocolitis. Pathophysiology,2014,21(1):105-110

9. Sola JE,Tepas JJ 3rd,Koniaris LG. Peritoneal drainage versus laparotomy for necrotizing enterocolitis and intestinal perforation:a meta-analysis. J Surg Res,2010,161(1):95-100

10. Martin CR,Dammann O,Allred EN,et al. Neurodevelopment of extremely preterm infants who had necrotizing enterocolitis with or without late bacteremia. J Pediatr,2010,157(5):751-756

11. 郑珊. 实用新生儿外科. 北京:人民卫生出版社,2013:435-441

（沈　淳）

第十一节　胎粪性腹膜炎

【概述】

胎粪性腹膜炎(meconium peritonitis,MP)是胎儿期发生肠道穿孔造成肠内容物进入腹腔而引起的无菌性化学性腹膜炎。在出生后短期内出现腹膜炎和(或)肠梗阻症状,为新生儿时期严重急腹症之一,病情重、发展快;该病发病率近30余年来呈下降趋势,无明显性别差异,多发生于未成熟儿,近年来该病的存活率随着产前诊断及治疗水平的提高不断升高,可达80%以上。

【病因】

胎粪性腹膜炎是因胎儿期肠穿孔引起,引起胎儿期肠穿孔的病因与以下因素相关：

1. 先天性肠梗阻导致肠穿孔　较常见,占50%,如肠闭锁、肠狭窄、肠套叠、肠扭转、内疝,其中以肠闭锁最为多见,在欧美胎粪性肠梗阻(meconium ileus)伴有胰腺纤维囊性变,较为常见。

2. 肠壁局部血运障碍导致坏死、穿孔　如肠系膜血管梗死、胎儿坏死性小肠结肠炎、肠壁肌层缺损等。

3. 继发性肠穿孔　如胎儿阑尾炎、憩室炎、肠重复畸形、溃疡穿孔及宫内病毒感染等。

【病理】

胎粪性腹膜炎是一种发生在子宫内无菌性腹膜炎,大多不危及胎儿生命,妊娠可继续正常进行。但因导致胎儿肠穿孔的肠梗阻,或穿孔愈合后形成的肠狭窄,肠粘连可影响胎儿羊水循环,孕妇可发生羊水过多。

在正常情况下,妊娠4个月时,胎儿肠道内已形成胎粪聚集在回肠末端,5个月时到达直肠,此时或以后发生肠穿孔时则可引起胎粪溢出肠外,含有消化酶的无菌胎粪溢入腹腔引起强烈的化学反应;大量纤维素渗出,造成腹膜广泛粘连,将穿孔堵塞,腹腔渗液及坏死组织可大部分被吸收,随后因胰酶的产生及作用,肠腔内胎粪得以溶解而肠道通畅。但堆积在穿孔周围的胎粪中的钙盐与腹膜炎性渗出液发生化学反应而沉淀形成钙化斑,这是本病的特征性表现。如果肠穿孔并未封住,或在长期溢漏后才封住,则可有膜状组织包裹部分肠袢,形成假性囊肿。若继续溢漏,囊腔可逐渐增大,充满于腹腔。如果肠穿孔至分娩后仍然开放,生后病儿肠道进气、进水或奶导致细菌进入肠道内则会形成泛发性腹膜炎及气腹,并迅速演变为细菌性腹膜炎。

病理分型：

1. 纤维粘连型(肠梗阻型)　出生时肠穿孔已愈合,存在粘连与钙化导致部分或大部分肠管互相粘连成团,成角,形成粘连性肠梗阻。该型多有合并肠管其他畸形如肠闭锁。

2. 胎粪性假性囊肿型(局限型包裹性液气腹)　出生时肠穿孔尚未愈合,但被纤维素粘连包裹着形成假性囊肿,内有液体和气体,周围肠襻可粘连成团和并构成囊肿的一部分,如假性囊肿破溃可致弥漫性腹膜炎。

3. **弥漫性腹膜炎型**(游离气腹型)　出生时肠穿孔仍存在,未能被粘连所包裹,新生儿吞咽的气体、奶汁及胃肠道内分泌物进入腹腔,迅速发生细菌性腹膜炎及大量腹水;腹腔内可见弥漫性钙化斑及纤维素性粘连钙化斑块可在腹腔任何部位;腹膜鞘状突未闭者可有阴囊或阴唇水肿,甚至钙化斑块。

4. **肠粘连-可能伴发肠梗阻型**　出生时肠穿孔早已愈合,但遗留有钙化性粘连于腹腔,但无肠梗阻症状亦无腹膜炎症状。部分病例可以终身无症状,亦可迟发肠梗阻症状。

胎粪性腹膜炎多有合并肠管畸形及异常,如肠闭锁、肠狭窄、肠扭转及肠内疝等。腹腔内形成纤维素性粘连程度不一,钙化形式程度不一,有斑块状、点状样的钙化;亦有斑块状、点状样皂化,后者硬度及难分离程度明显减弱。

【临床表现】

因胎粪性腹膜炎胎儿可伴有肠管梗阻,影响胎儿羊水正常循环,孕妇可发生羊水过多。患儿多为未成熟儿,绝大多数在新生儿期发病,且发病亦多在生后不久;临床表现与胎粪性腹膜炎的病理类型有关,临床上可分为两种类型。

1. **腹膜炎型**　其临床表现为新生儿腹膜炎。其表现程度与肠穿孔的部位及大小、肠穿孔是否被包裹,腹腔感染程度有关。如出生时肠穿孔未被包裹,新生儿吞咽的气体、液体及胃肠道内分泌物进入腹腔,迅速发生泛发性细菌性腹膜炎。主要表现为发热、高度腹胀、严重呕吐,可能有少量胎粪或没有胎粪排出。呕吐多为生后不久或开奶后出现,呕吐可吐胆汁样或粪样物,有时有陈旧性血液。因生后肠管持续进气可出现“张力性气腹”:乏氧、呼吸困难,发绀,腹胀如球;含菌的肠内容进入腹腔后迅速引起细菌性腹膜炎;腹壁触痛,腹壁发红、发亮及水肿等。患儿表现反应低下,体温下降;腹部叩诊呈鼓音及移动性浊音,听诊肠鸣音减弱或消失,腹膜鞘状突未闭者,可有阴囊或阴唇水肿;严重者呈中毒性休克状态。如肠穿孔被完全包裹形成假性囊肿且囊肿与肠腔相通时则表现为腹壁局限性隆起,伴有局部发红及触痛。当肠管粘连钙化较重成团较大时在腹部可触及包块,多位于右下腹。

2. **肠梗阻型** 出生时肠穿孔已闭合,但因肠粘连与钙化或伴有其他肠畸形如肠闭锁、肠狭窄或肠扭转等,则出现完全性或不完全性机械性肠梗阻症状如呕吐,腹胀,不排便等。本型多在新生儿期发病,亦可见于婴幼儿时期,随年龄增长而逐渐减少,因随着时间延长肠粘连钙化被逐渐吸收,肠粘连减轻,发生肠梗阻的机会减小。

【诊断与鉴别诊断】

胎粪性腹膜炎可在产前做出诊断,产前诊断主要采用超声。产后诊断除了临床表现外,还包括 X 线摄片,超声、CT 及 MRI。

（一）腹部 X 线摄片

X 线检查简便易行,可显示腹腔钙化及有无肠梗阻,由于密度分辨力低,其腹腔钙化斑显示力低,不能准确判断钙化斑的具体部位,亦不能清晰显示少量腹腔积液及肠腔内胎粪的钙化,如果未见钙化影,也不能否定胎粪性腹膜炎诊断。根据不同病理类型,腹部 X 线平片显示不同影像。

1. **腹膜炎型** 弥漫性腹膜炎型:腹部平片显示巨大液气平面横贯全腹,膈下大量积气,肝脏下垂,全腹部不透明,仅见少量肠道气体,钙化斑块可在腹腔任何部位,腹膜鞘状突未闭者,阴囊处甚至有钙化斑块。钙化可散在亦可集中,形状不一、可呈团块状、斑块状、细条状或小点状。

胎粪性假性囊肿型(局限型包裹性液气腹):腹部平片膈下无游离气体,局限气液腹呈囊肿状,囊肿可呈圆形或不规则形,有时可见钙化斑块影分布在假性囊肿壁上或腹腔其他部位,部分肠管被假性囊肿包裹或肠管完全被挤压在囊肿壁外。肠管大多充气,可有液气平面。

2. **肠梗阻型** 因肠粘连肠梗阻程度不同在腹部平片上可呈现不同影像:①肠粘连致肠某处形成梗阻,梗阻以上肠管扩张,有阶梯状液平面,梗阻附近可见钙化影;②因肠管粘连成团,腹平片有气液平但不呈阶梯状,粘连成团的肠管处有分布不规则的气影并常有较多的钙化影,其钙化影像往往较明显,成团或成片或散沙状,多位于右下腹,在体表往往可及较硬包块。③肠管广泛粘连导致肠梗阻较重时,气液平面大小不等,分布不规律,肠形不规则,肠张力低下。④当出现肠绞窄时,可见特殊形态的肠襻。

3. 单纯钙化型 占少数,腹平片腹部有钙化影,但无明显肠梗阻征象。

4. 腹平片无钙化,发病时间较晚,多在手术中发现。

(二)胎粪性腹膜炎的超声征象

胎粪性腹膜炎的超声诊断标准为腹腔内钙化灶(需排除肠内胎粪增强回声、肝胆肾内结石或钙化、肿瘤等),伴或不伴腹水、假性囊肿、肠管扩张等 1 个或多个超声声像。

超声以操作简便、价格低廉、重复性好及无辐射为其优点,可清晰显示腹腔内液体及钙化,尤其适用于胎儿期。超声在胎儿 20 周龄后即可根据肠腔扩张、腹腔积液及钙斑的存在而提示胎粪性腹膜炎,为临床早期对胎儿进行宫内干预以改善其预后提供重要依据。胎粪性腹膜炎早期常表现为腹腔积液及肠管扩张,若积液包裹则可见假性囊肿。腹腔积液为产前超声胎粪性腹膜炎的最常见表现。随着胎粪的钙化,腹腔内则可见结节状高回声灶伴声影。腹腔内钙化斑为其特征性表现,多位于壁腹膜及腹内脏器的边缘。少数病例由于腹腔内液体吸收,残留胎粪引起肠管粘连,可仅表现为肠管扩张。在婴儿出生前多因伴有肠梗阻而阻碍胎儿吞咽羊水的循环,超声可见孕妇羊水过多。

患儿生后超声表现如果胎粪性腹膜炎由肠闭锁穿孔引起,穿孔前可显示典型的肠梗阻声像图表现,如肠管扩张、肠蠕动活跃等。一旦穿孔,则原先扩张的肠管消失,腹腔内出现游离液性暗区。

非肠梗阻穿孔所致的胎粪性腹膜炎,有时也能出现腹水征。以后游离腹水逐渐减少,或变得稠厚,腹水暗区内出现细小密集光点及条索状光带,与周围肠管、大网膜粘连在一起形成一不规则强回声包块,内部可出现钙化灶回声。

另一种情况是游离腹水逐步形成包裹性积液,声像图表现为一囊肿样结构,与周围的肠曲被固定在一起。同时盆腹腔内、肠曲表面、肝脏表面甚至是膈肌表面可有散在钙化斑点显示。钙化灶在超声下呈现为点状或线状强回声不伴后方声影。

（三）CT 或 MRI

CT 可清晰显示腹腔内液体,判定有无肠梗阻及梗阻部位;由于其密度分辨力高,因此可清晰显示腹腔内钙化斑的数目、形态及部位;同时可显示肠腔内胎粪的钙化,其诊断价值明显优于X 线平片。

MRI 可明确肠管扩张的部位,区分正常肠管、扩张肠管及梗阻后肠管,可清晰显示胰腺囊性纤维化及胎粪性假性囊肿,可根据其信号变化与其他类型的胎儿腹腔积液及囊肿鉴别;其缺点为检查时间长、价格昂贵及不能显示腹腔内钙化。

鉴别诊断:腹膜炎型胎粪性腹膜炎主要应与以下疾病鉴别。①新生儿胃破裂:患儿生后 3~5 天发病,突然腹胀,面色苍白、呼吸困难、体温不升、心率快、四肢花纹病情恶化快。腹部平片见贯穿全腹的大气液平,胃泡消失,肝脏与脾脏被腹腔内气体挤向下方及中部,呈"马鞍征",肠管无气液平之梗阻征象。②新生儿坏死性小肠结肠炎:多见于未成熟儿,多于生后 7~10 天发病临床症状多表现为发热、呕吐、腹胀、腥臭样血便。腹部平片主要征象为肠管扩张、肠壁积气,门静脉积气等。除了疾病本身特点外,影像主要依腹腔有无钙化影为主要鉴别点。

肠梗阻型胎粪性腹膜炎主要与其他新生儿肠梗阻疾病相鉴别:如肠闭锁、肠扭转、其他原因引起的粘连性肠梗阻。症状及体征很相似,主要区别在于影像的区别,胎粪性腹膜炎腹平片见肠腔充气不均,肠袢大小不一,气液平大小不等,分布不规律,钙化影是其特点。

有假性囊肿的胎粪性腹膜炎主要与腹部囊性肿物相鉴别如卵巢囊肿,肠系膜囊肿等,区别点在于假性囊肿内可有气体,囊壁不规则,囊壁可有钙化分布,囊内透声性差,不是一个单纯性囊肿。

【治疗原则与方案】

1. **非手术治疗** 适于无腹膜炎、不完全肠梗阻及腹胀不明显者,按粘连性肠梗阻处理,但因患儿多为未成熟儿,注意保温、液体离子的调整、支持疗法及应用抗生素,密切观察病情,注意腹部变化;病情减轻,肠梗阻缓解可继续保守治疗直到可过渡到正常进食。有部分轻型病例是可以通过保守治疗治愈的。如果在保守治疗病情不缓解,肠梗阻加重或有肠坏死可能须及时手术治疗。

2. **手术治疗**　手术指征:完全性肠梗阻、有泛发性腹膜炎体征,腹壁已有局限或弥漫性蜂窝组织炎;腹腔内大量游离气体伴腹水中含胎粪且全身情况急剧恶化者,疑有绞窄肠梗阻者,腹腔内可及较大囊肿或包块者,合并有肠闭锁、肠扭转等先天肠畸形等,非手术治疗不缓解病例者。

手术原则:以清除腹腔内感染物质和积液,切除坏死肠管,解决肠穿孔及肠梗阻为原则,尽量保住肠管长度,因胎粪性腹膜炎肠粘连钙化处多为胎儿期肠穿孔愈合钙化部位,如果没有明显的肠梗阻不必强行分开,强行分开会导致肠破损致无法单纯修补,以致切除过多的肠管,或导致局部渗血严重术后再次形成肠粘连。

术前准备:胃肠减压、抗炎、补液、纠正离子紊乱,液气腹严重影响呼吸者行腹腔穿刺减压。

麻醉:气管插管吸入性全身麻醉。

切口:脐上2cm横行切口。

体位:仰卧。

肠穿孔病例,如能找到肠穿孔部位,根据具体情况行修补或肠切除肠吻合。如找不到,解决肠梗阻部位后行腹腔冲洗引流术。

粘连性肠梗阻者,解决梗阻部位即可,不必行广泛分离及松解,如未能找到梗阻部位,或无法松解肠管,可行短路吻合。如梗阻部位较低者且无法分离肠管可行肠造瘘。如果肠管粘连成团致梗阻且较局限者,如情况允许及估计肠管长度所剩充分的情况下可行局部肠管切除,亦可根据病变与全身情况行肠造瘘术。

有合并其他肠畸形如肠闭锁、肠扭转者术中一并根治。对于弥漫性细菌性腹膜炎,肠管炎症及水肿严重不宜行肠切除肠吻合,除腹腔冲洗及引流外,可根据肠管情况行肠造瘘,造瘘的形式依具体肠管情况来选择。

术后处理:继续胃肠减压、抗炎、补液、营养支持,胃肠功能完全恢复后方可经口进食,有肠造瘘者,根据病情一般在3个月左右闭瘘。

【预后】

胎粪性腹膜炎的死亡率取决于病理类型,弥漫性腹膜炎型死亡率高于其他类型,近年来的总体存活率可达80%以上。经临床治愈后,一般并无症状。但因腹腔内仍遗有广泛粘连存在,亦有少数病例经常或偶有粘连性肠梗阻的症状出现,多数病例均可随年龄的增加而获治愈。腹腔内钙化影像,亦随年龄的增长而逐渐吸收,钙化影将不断变小、变淡以致最后全部消失。

附:胎粪性腹膜炎诊治流程图

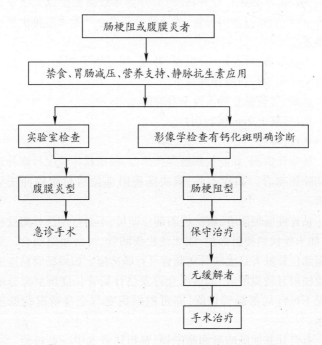

【小结】

1. 胎粪性腹膜炎,多在新生儿期发病,临床表现多样性,有腹膜炎型,有肠梗阻型,甚至表现为腹部肿物型。

2. 诊断依据放射学检查显示钙化斑为其特点。

3. 生后出现症状者经保守治疗无缓解者或出现腹膜炎者应手术治疗,治疗的原则应除去坏死组织,除去原发病及解除梗阻,不影响肠管通畅的钙化粘连不必刻意分离,粘连成团者无法分离者可行局部切除。

4. 预后一般较好。肠管缺失较多者则影响营养吸收。

参 考 文 献

1. Jeanty C, Bircher A, Turner C. Prenatal diagnosis of meconium periorchitis and review of the literature. J Ultrasound Med, 2009, 28 (12): 1729-1734

2. Wax JR, Pinette MG, Cartin A, et al. Prenatal sonographic diagnosis of meconium periorchitis. J Ultrasound Med, 2007, 26(3):415-417

3. Carlyle BE, Borowitz DS, Glick PL. A review of pathophysiology and management of fetuses and neonates with meconium ileus for the pediatric surgeon. Journal of Pediatric Surgery, 2012, 47:772-781

4. Uchida K, Koike Y, Matsushita K, et al. Meconium peritonitis: prenatal diagnosis of a rare entity and postnatal management. Intractable Rare Dis Res, 2015, 4(2):93-97

5. Douglas D. Meconium pseudocyst. Pediatr Radiol, 2010, 40 (Suppl 1):105

6. Miyake H, Urushihara N, Fukumoto K, et al. Primary anastomosis for meconium peritonitis: first choice of treatment. J Pediatr Surg, 2011, 46 (12):2327-2331

（黄　英）

第十二节　胎粪性肠梗阻

【概述】

胎粪性肠梗阻(meconium ileus)是由于极度黏稠的胎便阻

塞肠腔而引起的肠梗阻,其梗阻部位在回肠。在我国是新生儿期肠梗阻中较少见的一种疾病;多发生在白种人,黄种人及黑种人少见,无明显性别差异。

【病因】

本病是因回肠远端积聚较多极为黏稠及干燥的胎粪所致肠梗阻,目前认为其发病机制有两种:

一是因为有一部分胎粪性肠梗阻(10%左右)合并囊性纤维化病(cystic fibrosis,CF),囊性纤维化病是一种常染色体隐性遗传疾病,其缺陷是外分泌腺功能障碍,胰腺的分泌液异常不能消化蛋白等物质致粪便凝结,而肠腺分泌液黏稠使胎粪堵塞肠道。二是由于该病胎粪中异常蛋白增高,可能是由于小肠分解蛋白酶活性降低或羊水含有异常蛋白所致。

【病理】

患儿肠梗阻部位的胎粪极其黏稠,呈黑棕色,油灰样或灰白色堆积在回肠中远端,致使该处肠管扩张,肠壁增厚,有的胎粪较干燥成颗粒状,结肠内无胎便呈幼稚状态,外观与全结肠型无神经节细胞症相似,可有移行段,由于胎粪累积形成巨大的肠襻可续发肠扭转、肠穿孔、肠坏死、腹膜炎。

肠壁病理检查见肠黏膜腺体细胞呈杯状,肌间神经节细胞正常。合并有囊性纤维化病者可有胰腺囊性变,胰腺腺管扩张,上皮细胞变平。

【临床表现】

临床分为单纯型及复杂型:

1. **单纯型**　占大多数(约80%),多在生后数日内发病,常见生后2~4天发病,生后无胎粪排出,腹胀、呕吐,为胆汁性呕吐。可进行性加重,腹部可呈一致性腹胀,一些病例在右下腹部可及粪块样物较坚实。肛诊无胎便引出。

2. **复杂型**　占少数(约20%)除胎粪性肠梗阻外,可合并有肠扭转、肠闭锁、胎粪性腹膜炎、假性囊肿或肠穿孔。该类型发病较早,可生后出现呕吐,呕吐物为大量暗绿色混浊液,可因肠穿孔出现高度腹胀,腹壁红肿、腹壁发亮、腹壁静脉曲张,部分病例出生后立即出现呼吸困难。

【诊断与鉴别诊断】

本病在临床表现上与肠闭锁及全结肠型无神经节细胞症相似,临床上在术前明确诊断率较低,除了临床特点外一些辅助检查可帮助诊断。

1. **超声** 胎粪性肠梗阻在产前中孕期以后小肠扩张,小肠内集聚胎粪处回声明显增强,回声强度可与骨回声相似。生后腹部超声梗阻以上的肠管扩张,扩张的肠管内表现为回声增强。

2. **放射学检查** 腹部立位平片显示有肠梗阻表现,梗阻近端的肠管有不同程度扩张;侧位片显示结肠细窄或直肠内无气体,肠内容物有泥浆样或水样感;可见大小不等肠段阴影,部分病例在右下腹可见"肥皂泡样"或"毛玻璃样"影或钙化斑点。

钡灌肠:结肠造影为幼稚结肠,但结肠的形状及位置显示正常,结肠内可无胎粪,造影剂如果能进入扩张的小肠内,由于胎粪占位而显示团块状充盈缺损则有诊断意义。肠闭锁虽有幼稚结肠,但结肠造影时造影剂是无法越过闭锁部位而进入扩张的肠管内的,对于全结肠型无神经节细胞症患儿,虽有可能将造影剂注入到扩张的小肠内,但其幼稚的结肠形态及位置呈异常状态,表现为结肠僵硬及"问号征",直肠壶腹消失。24～72小时仍有结肠内钡剂残留。

3. **病理学检查** 病变的小肠壁杯状细胞增生、隐窝或管腔内分泌物积聚,肠神经节细胞正常。

4. **实验室检查** 胰蛋白酶活性试验,合并有囊性纤维化病时,胎粪及十二指肠液中胰白酶活性阴性。无囊性纤维性变胎粪性肠梗阻者,胰白酶活性阳性。

5. **鉴别诊断** 需与新生儿肠梗阻的各种疾病相鉴别:临床症状基本相似均有呕吐、腹胀及不排胎粪,主要有回肠闭锁、全结肠型无神经节细胞症。回肠闭锁可有典型的阶梯状液平,闭锁末端可显示一较大气液平面,经肛肠造影时无法将造影剂经结肠注入到扩张的小肠内。超声检查时回肠远端内聚积的胎粪没有胎粪性肠梗阻病例超声回声增强;全结肠型无神经节细胞症的结肠造影有与胎粪性肠梗阻不同的影像,其表现为结肠僵硬蠕动差以及结肠呈"问号征",24小时钡剂残留,胎粪性肠梗阻多数 24 小时后钡剂无残留,还可以结合肛门直肠测压。

【治疗原则与方案】

治疗包括非手术疗法和手术疗法。

1. **非手术疗法** 适于单纯型胎粪性肠梗阻,用灌肠的方法将黏稠的胎粪导出肠外以达到解除肠梗阻的目的。实施治疗时要遵循以下原则:①排除肠管畸形所至肠梗阻如肠闭锁及全结肠型无神经节细胞症;②必须在透视下进行灌肠;③进行补液及抗炎;④需小儿外科医生在场,一旦出现并发症可以迅速及时处理和准备急诊手术。

灌肠前准备按手术前准备,灌肠所用的液体的作用是使黏稠、干燥的胎粪软化解易于排出肠道外。灌肠液包括泛影葡胺、表面活性剂、0.1% 聚山梨酯-80、N-乙酰半胱氨酸溶液。因泛影葡胺为高渗液需加倍稀释后应用。操作方法:灌肠前下胃管行胃肠减压、静脉补液,细肛管插入直肠内,捏住肛口防止注入的液体流出,同时注意注入液体时的速度及压力不可过大以防肠穿孔,在透视下密切注意灌肠液进入肠管的情况。首先显示细小的结肠,注意结肠的形态及通畅情况,在达到回盲部时要注意灌肠的压力变化及肠管情况,当灌肠液达到扩张的小肠内提示达到梗阻部位就应停止灌肠;回病房观察排便及腹部情况。当潴留的胎粪排出肛外腹胀可缓解,必要时可重复灌肠。如果灌肠不成功或无效,甚至腹胀加重,应停止灌肠准备手术。

2. **手术疗法** 适于非手术疗法无效及复杂型胎粪性肠梗阻或有肠穿孔、肠坏死、腹膜炎合并症者。术中需行肠壁活检以排除无神经节细胞症及其同源病。

术前准备:胃肠减压、抗炎、补液、纠正离子紊乱,液气腹严重影响呼吸者行腹腔穿刺减压。

麻醉:气管插管吸入性全身麻醉。

切口:脐上 2cm 横行切口。

体位:仰卧。

单纯型胎粪性肠梗阻:开腹后将肠管托出切口外注意保湿保温。大多数黏稠、干燥的胎粪堵塞在回肠远端,于扩张严重处的小肠系膜对侧行纵行切开肠壁,将细管插入肠内向肠近端注入温盐水,需将肠腔内所有胎粪完全清除,在扩张的小肠处行隧道造瘘,根据患儿肠道恢复情况来调整进食时间及是否经造瘘管注入灌肠液,正常进食后无排便困难、无腹胀且不需灌肠通便时可拔出肠内引流管,瘘口可自行愈合。

对于黏稠、干燥的胎粪潴留处的小肠因极度扩张至肠管血运不良,功能不良者可行该段肠管切除及肠造瘘。造瘘术的种类有以下几种:Mikalicz 双腔造瘘术,Rehbein 单腔造瘘术及 Bishop-koop 造瘘术。多数人主张采用 Bishop-koop 造瘘术,将回肠远端提出腹壁造口,近端回肠与远端回肠行端侧吻合,吻合距造口处约 4~5cm。该术式优点在于近端回肠可将内容排入远端回肠,减少肠液的丢失,远端回肠的内容再经造瘘口排出,或经瘘口灌肠通便。术后根据患儿排便情况达正常后,一般术后约 2 个月左右关闭瘘口,关闭前要行肠病理检查,以保证肠神经节细胞正常方可闭瘘。

复杂型胎粪性肠梗阻多有合并肠扭转、肠坏死或有其他病变,应根据术中情况采取不同术式,除要彻底清除胎粪外,要切除病变及坏死的肠管,根据病情选择肠造瘘术式。

术后处理:继续胃肠减压、抗炎、补液、营养支持,胃肠功能完全恢复后方可经口进食,有肠造瘘者,根据病情一般在 3 个月左右闭瘘。

【预后】

预后与疾病的类型有关,对于大多数患儿预后较好,但由于是囊性纤维化病而引起的胎粪性肠梗阻则预后不良,虽解除肠梗阻,但术后可因肺囊性纤维变性而导致肺部感染,逐渐出现弥漫性病变而导致死亡。故对于胎粪性肠梗阻要注意随访是否有合并囊性纤维化病。

【小结】

1. 胎粪性肠梗阻生后出现腹胀、呕吐、不排胎便。

2. 诊断主要依据放射学检查。

3. 单纯型可试用保守治疗,无效者与复杂型胎粪性肠梗阻须行手术治疗,治疗的原则除去全部所积胎便,切除坏死肠管,根据病变类型选择适当肠造瘘,术后仍需通便治疗,术后排便正常者方可拔除引流管及闭瘘。

4. 本病一般预后较好,如合并有囊性纤维化病者预后不良。

附:胎粪性肠梗阻诊治流程图

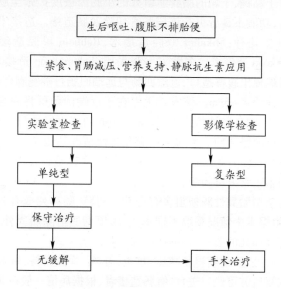

参 考 文 献

1. Carlyle BE, Borowitz DS, Glick PL. A review of pathophysiology and management of fetuses and neonates with meconium ileus for the pediatric surgeon. J Pediatr Surg,2012,47(4):772-781

2. Farrelly PJ,Charlesworth C,Lee S,et al. Gastrointestinal surgery in cystic fibrosis:a 20- year review. JPediatr Surg,2014,49(2):280-283

3. Subhi R,Ooi R,Finlayson F,et al. Distal intestinal obstruction syndrome in cystic fibrosis:presentation, outcome and management in a tertiary hospital(2007-2012). ANZ J Surg,2014,84(10):740-744

4. Borowitz D, Gelfond D. Intestinal complications of cystic fibrosis. CurrOpinPulm Med,2013,19(6):676-680

5. Zybert K,Mierzejewska E,Sands D. Clinical status and somatic development of patients with or without meconium ileus diagnosed through neo-

natal screening for cystic fibrosis. Dev Period Med,2015,19(1):41-49

6. Boczar M,Sawicka E,Zybert K. Meconium ileus in newborns with cystic fibrosis-results of treatment in the group of patients operated on in the years 2000-2014. Dev Period Med,2015,19(1):32-40

7. Kelly T,Buxbaum J. Gastrointestinal Manifestations of Cystic Fibrosis. Dig Dis Sci,2015,60(7):1903-1913

8. Lavie M,Manovitz T,Vilozni D, et al. Long-term follow-up of distal intestinal obstruction syndrome in cystic fibrosis. World J Gastroenterol, 2015,21(1):318-325

（黄　英）

第十三节　先天性巨结肠

【概述】

先天性巨结肠(congenital megacolon)又称无神经节细胞(aganglionosis),是新生儿肠梗阻的常见病因。Hirschsprung 于1886 对该病进行了详细的描述,所以人们常称之为赫尔施普龙病(Hirschsprung's disease,HD)。HD 在人群中的发生率报告不一,目前多数文献报告为 1:5000 左右。本病男多于女,男女之比约为(3~5):1。另外,大约有 30% 患儿同时有染色体异常,例如唐氏综合征患儿 HD 发病率为 5%,明显高于正常人群。

【病因】

本病是由于神经嵴细胞迁移失败所致,神经嵴细胞迁移障碍发生越早,无神经节肠段越长。目前已发现的与神经嵴细胞迁移障碍可能相关基因有 GDNF、NRTN、ECE1、EDN3、EDNRB、SOX10、ZFHX1B、PHOX2B、KIAA1279 等。有基因突变的患儿多为家族性、全结肠型或长段型;短段型、散发型突变率低。胚胎肠道神经发育环境缺陷也可造成神经嵴细胞迁移失败,细胞外基质中层黏蛋白和 IV 型胶原大量堆积、神经黏附分子减少、局部缺血缺氧、毒素或炎症等均肠道微环境异常均可导致神经节细胞发育障碍。

全部病例中有家族史者约占 1.5%~7%。无神经节肠管越长,同胞患病几率越大。病变在乙状结肠的 HD 患儿家族发生率为 3.6% ~ 5.7%;在全结肠型 HD 中家族发生率为 15% ~ 21%;而全肠管无神经节细胞症患儿家族发生率高达 50%。

【病理与分型】

HD 典型的病理表现为远端的狭窄段和其近端的扩张段。肠壁肥厚、质地坚韧如皮革状。肠管表面失去红润光泽,略呈苍白。结肠带变宽而肌纹呈纵形条状被分裂。结肠袋消失,肠蠕动极少。

狭窄段肌间神经丛(Auerbach 丛)和黏膜下神经丛(Meissner 丛和 Henley 丛)内神经节细胞缺如,外源性神经纤维增粗,数目增多,排列整齐呈波浪形。移行段和扩张段结肠内神经节细胞也可能缺乏、变性、发育异常,以及出现神经节细胞减少等表现。

按照病变范围作如下分型:

1. **超短段型** 亦称内括约肌失弛缓症,病变局限于直肠远端,临床表现为内括约肌失弛缓状态,新生儿期狭窄段在耻尾线以下。有研究者认为此型并非 HD。

2. **短段型** 病变位于直肠近、中段,相当于第 2 骶椎以下,距肛门距离不超过 6.5cm。

3. **常见型** 无神经节细胞区自肛门向上延至第 1 骶椎以上,到乙状结肠以下。

4. **长段型** 病变延至降结肠或横结肠。

5. **全结肠型** 病变波及全部结肠及回肠,距回盲瓣 30cm 以内。

6. **全肠型** 病变波及全部结肠及回肠,距回盲瓣 30cm 以上,甚至累及十二指肠。

上述分型方法有利于治疗方法的选择,并对手术效果的预测和预后均有帮助。以上各型中常见型占 75% 左右,其次是短段型。全结肠型约占 3% ~ 10%。

【诊断】

1. **症状**

(1)不排胎便或胎便排出延迟:正常新生儿出生 24 小时内

排胎粪,2~3 天后排黄色大便。所有新生儿期排便延迟或不排胎便的患儿均应怀疑 HD。由于胎粪不能排出,患儿发生不同程度的梗阻症状,如呕吐、腹胀,往往需要经过洗肠或其他处理后方可排便。数日后症状复发,再次出现停止排便。

(2)腹胀:新生儿 HD 都有不同程度的腹胀,腹胀程度与病变的程度以及有无进行有效处理有关。患儿腹部呈蛙形,早期突向两侧,继而全腹胀大。腹胀严重时膈肌上升,影响呼吸。

(3)呕吐:新生儿 HD 呕吐者不多,但长段型及全结肠型 HD 由于肠梗阻较重,可以在早期出现呕吐,呕吐物为奶汁,甚至胆汁或粪渣。

(4)一般情况:小儿全身情况不良,由于进食较少,病程越长,小儿状况越差,消瘦、贫血、低蛋白症引起全身水肿、皮下脂肪菲薄。

2. **体征**　腹部膨隆明显、腹壁变薄,缺乏皮下脂肪,并显示静脉曲张。稍有刺激即可出现粗大的肠型及肠蠕动波。听诊时肠鸣音亢进。直肠肛管指诊对于诊断新生儿 HD 至关紧要。它不但可以查出有无直肠肛门畸形,同时肛门有无狭窄,当拔除手指后,由于手指的扩张及刺激,常有大量粪便、气体排出呈"爆炸样",腹胀立即好转。如有上述情况应首先考虑巨结肠的可能。

3. **直立前后位平片**　腹部平片上可以看到低位性肠梗阻,瘀胀扩大的结肠及液平,这种积气的肠段往往从骨盆开始,顺乙状结肠上行,而其远端则一直未见气体。新生儿时期 HD 主要表现为肠管的广泛胀气。

4. **钡剂灌肠**　对于典型的 HD 在新生儿期钡灌肠仍然可见狭窄段、移行段及扩张段。对部分新生儿 HD,因结肠被动性扩张尚不明显,与狭窄段对比差异不大,可能会对诊断有影响。

5. **直肠肛门测压**　直肠肛管抑制反射(RAIR)对 HD 诊断有重要价值,90% 以上的 HD 患儿 RAIR 消失。然而正常新生儿,特别是早产儿,由于肠神经未发育完全。可在生后数天(国外报道多为 14 天)内不出现内括约肌松弛反射。所以如果首次检查阴性者,应在 7~14 天再次检查以肯定诊断。

6. **直肠黏膜吸引活检组织化学检查**　用特制黏膜吸取钳,在距肛门3cm、6cm各取一块组织行乙酰胆碱酯酶染色,可见直径增粗数目众多的阳性纤维。新生儿肠壁薄,容易出现穿孔、出血等并发症,操作时应谨慎仔细。

【鉴别诊断】

1. **获得性巨结肠**　毒素中毒可导致神经节细胞变性,发生获得性巨结肠。最有代表性的是南美洲发现的锥体鞭毛虫病。由于毒素的影响,不但结肠扩大,而且可出现巨小肠、巨食管。组织学检查贲门肌呈慢性改变。钡餐检查从食管到结肠全部扩张。

2. **继发性巨结肠**　先天性直肠肛管畸形,如直肠舟状窝瘘、肛门狭窄和先天性无肛术后等引起的排便不畅均可继发巨结肠。这些病儿神经节细胞存在,病史中有肛门直肠畸形及手术史,结合其他检查诊断并不困难。而HD合并直肠肛门畸形者亦偶有发生。

3. **神经系统疾病引起的便秘**　患有先天愚型、大脑发育不全、小脑畸形和腰骶部脊髓病变者常可合并排便障碍、便秘或失禁。病儿都有典型的症状和体征,必要时可作黏膜组化检查及直肠肛管测压和脊椎拍片检查。

4. **内分泌紊乱引起的便秘**　甲状腺功能减退或甲状腺功能亢进均可引起便秘。患儿除便秘外尚有全身症状,如食欲缺乏和生长发育不良等。经内分泌及其他检查可明确诊断。

【治疗】

1. **一般治疗**

(1)新生儿、婴儿一般情况差、梗阻症状严重合并小肠结肠炎或合并严重先天性畸形,尤其是全结肠型者,宜暂行肠造瘘,然后控制感染,加强支持治疗并给予静脉全营养,待一般情况改善,约于6~12个月后再行根治手术。

(2)若患儿一般情况良好,诊断明确,为短段型或常见型行一期根治术。但新生儿手术并发症多,术中应细致操作,加强术后管理,预防各种并发症的发生。

(3)患儿一般情况尚好,疑为巨结肠同源病者,可先试行保守治疗。治疗方法为每日定时扩肛,控制饮食,必要时行结肠灌洗。

2. 先天性巨结肠根治手术

(1)经肛门巨结肠手术:此手术不必开腹,损伤小、出血少,术后次日即可进食。全身情况恢复快、住院时间短、费用低、腹部无伤口瘢痕、美观。该术式适用于新生儿、小婴儿常见型及短段型巨结肠,不适用于长段型巨结肠及巨结肠同源病,不可过度强调其优越性而忽视其局限性。

(2)腹腔镜巨结肠根治手术:腹腔检查确定狭窄的长度、扩张段近段的位置以及需切除结肠的长度并作缝线标记,必要时需行术中活检冰冻切片。超声刀游离结肠系膜,在接近标记处肠管时,保留肠侧血管弓,紧靠肠壁向盆腔游离,避免损伤输尿管。游离至直肠侧韧带或打开腹膜反折。会阴部操作同开腹手术。

(3)直肠肛管背侧纵切、鸡心领形斜吻合术(简称心形吻合术):即直肠背侧纵行劈开至齿线而不切除内括约肌,然后将拖出的正常结肠与直肠肛管做鸡心领式斜吻合术。其目的在于防止切除内括约肌过多或过少,防止术后引起污粪、失禁或便秘,以及内括约肌失弛缓症和减少小肠结肠炎等。

(4)直肠黏膜剥除、鞘内结肠拖出术(Soave 手术):此术式之优点是不需要游离盆腔,结肠经直肠鞘内拖出,不易发生吻合口漏,对盆腔神经损伤少。但是它保留了无神经节细胞的肠管,直肠段为双层肠壁,常导致内括约肌痉挛综合征。直肠黏膜如剥离不完整,遗留黏膜于夹层内生长,分泌黏液,可引起感染及脓肿。

(5)拖出型直肠结肠切除术(Swenson 手术):此手术的特点是经腹腔游离直肠至皮下,在腹腔内切断直肠上端切除扩大结肠。封闭两端断端,然后将直肠内翻结肠由直肠腔内拖出肛门外进行环状吻合。

(6)回肠降结肠侧侧吻合术(Martin 术):本手术主要用于全结肠型巨结肠,切除升结肠、横结肠,回肠游离,由直肠骶前间隙拖出至肛门口。回肠、降结肠均在系膜及血供对侧纵形剖开,将两肠管前后壁对齐缝合两层,形成一新的肠腔。肠腔一侧为结肠,有吸收水分功能,另一侧为回肠,有蠕动排便的功能。

3. 并发症的预防及处理

(1)小肠结肠炎:可出现在 HD 患儿病程中的任何阶段,包括术前和术后。文献报道小肠结肠炎的发病率为 12%~58%。小肠结肠炎是引起死亡最多见的原因,约占 20%~58%。如果患儿出现腹泻、发热、腹胀、大便腥臭,应考虑小肠结肠炎。患儿有频繁呕吐、水样腹泻、高热和病情突然恶化。腹部异常膨胀并呈现脱水症状。进而发生呼吸困难、衰竭、全身反应极差。少数病儿虽未出现腹泻,当进行肛门指检或插入肛管时迅即见有大量奇臭粪水及气体溢出。腹胀可随之消减,但不久又行加重。治疗上需尽早使用广谱抗生素。局部可用药物保留灌肠,对局部的炎症、出血、肠壁损伤的修复均有很好的疗效。对于保守治疗无效,腹胀严重,并发穿孔时,需手术行造瘘术。

(2)吻合口漏:吻合口漏发生率占 3.4%~13.3%,是根治术早期最严重的并发症,往往造成盆腔脓肿,腹膜炎,甚至危及生命。吻合口漏原因较多:吻合口肠管血供不良、盆腔感染、钳夹过高、夹钳脱落过早、吻合口肠壁间夹杂脂肪垂及大量疏松结缔组织,以致愈合不良吻合口裂开,这是常见吻合口漏的原因,术者缝合不当、遗漏也是可能是其中的原因。一旦出现吻合口漏,并已扩散到盆腔或腹腔,估计单纯引流、禁食、抗感染不能控制者,应及时做回肠造瘘,否则不但感染发展危及生命,而且盆腔、肛周多处形成壁龛、窦道、死腔。久之肉芽增生,黏膜被覆,以致再次手术无法切除干净,感染反复发作,盆腔大量瘢痕形成及肛门失禁,虽多次再手术,亦无法建立正常功能。

(3)吻合口狭窄:早期可能是由于吻合口水肿引起,而Swenson 及 Rehbein 术均需将结肠直肠对端吻合,术后瘢痕挛缩环形狭窄而引起吻合口狭窄。而 Soave 术是经肛门手术术式结肠由直肠鞘内拖出,肛管为双层肠壁组成,容易收缩狭窄。

(4)输尿管损伤:输尿管损伤包括术中及迟发性损伤,是一非常严重的并发症。手术中局部解剖不清,以及操作粗暴是其最主要的原因。迟发性损伤是因为术中造成钝性损伤,术后逐渐缺血坏死而出现漏尿,一般发生在术后 5~7 天。一旦发现输尿管损伤,应立即修补或端端吻合,放支架管。

(5)伤口感染、裂开:HD 手术为Ⅱ类手术,伤口感染不少见,特别是开腹手术在腹腔切断肠管的术式更易发生。新生儿腹壁薄,术后腹胀、感染均可增加裂开的可能性。腹腔镜手术的开展大大降低了此并发症的发生率。

(6)污粪、失禁:术后污粪的发生率很高,有学者报告可高达 32%~80%。轻者偶有发生,重者每晚出现。甚至肛门失禁,失去控制能力。污粪多数在半年后好转,一年左右痊愈。晚期仍有污粪者占 20.5%,失禁约 10%。引起这一并发症的原因,主要在于切除括约肌过多,通常切除 1/2 或者更多。内括约肌切除过多,吻合口在齿状线以下的容易发生污粪。

(7)便秘复发:病变肠管切除不足、肠炎反复发作、内括约肌痉挛和吻合口狭窄、合并神经系统病变等均可引起术后便秘复发,需针对不同原因进行相应治疗。

【小结】

1. 先天性巨结肠是常见的消化道疾病。

2. 胎便排出延迟、腹胀、便秘为主要的临床表现。

3. 直肠肛管抑制反射消失和直肠黏膜乙酰胆碱酯酶染色阳性是主要诊断方法。

4. 治疗方式需根据患儿年龄、一般情况、病变肠管长度等因素综合考虑。

5. 吻合口瘘、小肠结肠炎、吻合口狭窄等仍是术后最常见的并发症。

参 考 文 献

1. Langer JC. Hirschsprung disease. Curr Opin Pediatr, 2013, 25 (3): 368-374

2. Butler Tjaden NE, Trainor PA. The developmental etiology and pathogenesis of Hirschsprung disease. Transl Res, 2013, 162(1):1-15

3. Kim JH, Cheong HS, Sul JH, et al. A genome-wide association study identifies potential susceptibility loci for Hirschsprung disease. PLoS

One,2014,9(10):e110292

4. Takawira C, D'Agostini S, Shenouda S, et al. Laboratory Procedures Update on Hirschsprung Disease. J Pediatr Gastroenterol Nutr,2015,60 (5):598-605

5. Romero P,Kroiss M,Chmelnik M,et al. Outcome of transanal endorectal vs. transabdominal pull-through in patients with Hirschsprung's disease. Langenbecks Arch Surg,2011,396(7):1027-1033

6. Lefèvre J H, Parc Y. Soave procedure. J Visc Surg, 2011, 148 (4): e262-266

7. Dickie BH,Webb KM,Eradi B,et al. The problematic Soave cuff in Hirschsprung disease:Manifestations and treatment. J Pediatr Surg,2014, 49(1):77-80

8. Demehri FR;Halaweish IF, Coran AG, et al. Hirschsprung-associated enterocolitis:pathogenesis, treatment and prevention. Pediatr Surg Int, 2013,29(9):873-881

9. 王果,冯杰雄. 小儿腹部外科学. 第 2 版. 北京:人民卫生出版社, 2011:354-386

10. 王果,冯杰雄. 先天性巨结肠及其同源病. 北京:人民卫生出版 社,2011

(冯杰雄)

第十四节　先天性肛门直肠畸形

【概述】

先天性肛门直肠畸形(congenital anorectal malformations)是常见的消化道畸形,发生率约为 1/5000 ~ 1/1000,男多于女,男女之比约为 3∶1,但无种族差异。虽然在有关该畸形的胚胎学、遗传学、病理解剖学等基础研究方面取得了长足的进步,并已认识到直肠肛门在胚胎发生时与周围的肌肉、骨骼和神经的发育紧密相关,后者的发育状况与畸形的矫治效果有着极为密切的联系,但手术后的后遗症如便秘、大小便失禁等仍是困扰小儿外科医师的难题,如何处理这些并发症已成为现今研究的热点之一。

【病因】

常用尿直肠隔在第4~8周向泄殖腔移行受阻来解释先天性肛门直肠畸形的形成。尿直肠隔由中胚层组成,这些中胚层的生长、迁移和分化形成尿直肠隔的正常下降过程。同时,尿直肠隔可能诱导相邻组织(转化为肌肉、骨骼和神经组织),所以,源于中胚层的尿直肠隔发育异常不仅可导致肛门直肠畸形,还可导致该区域的肌肉、骨骼和神经发育异常。

尿直肠隔是由中线的 Tourneux 褶和两侧的 Rathke 褶组成。与肛管上2/3不同,肛管下1/3来源于外胚层,称作肛凹或肛道。如果 Rathke 褶没有形成就将导致下段尿直肠隔分隔受阻;在男性,将形成直肠尿道前列腺部瘘,而在女性则将形成一穴肛畸形。Tourneux 褶和 Rathke 褶同时发生发育障碍将导致直肠膀胱颈瘘。Tourneux 褶和 Rathke 褶的排列异常可导致直肠尿道球部瘘和低位阴道或前庭瘘。尿直肠隔与肛凹未融合,可产生肛门直肠畸形而没有瘘。肛凹形成但肛膜未吸收或吸收不完全将形成直肠闭锁或肛门狭窄。外胚层和中胚层融合处(会阴体水平)的中胚层异常将导致肛门开口异位,也称直肠会阴瘘。

【临床表现】

先天性肛门直肠畸形多发生于男性,而且男性中合并畸形的比例也较高。男婴中以直肠会阴瘘最多见,其次是直肠尿道瘘,而直肠膀胱颈瘘少见,发生率小于10%。女婴中以直肠会阴瘘最常见,其次是直肠前庭瘘,一穴肛的发生率约为10%,而直肠阴道瘘非常少见。单纯无肛而不伴有瘘的发生率小于5%,并且无性别差异。

直肠会阴瘘属于低位畸形,直肠的最下端开口于外括约肌中心前方的会阴,但近端直肠通过外括约肌。瘘口可沿中线缝向前直至阴囊甚至阴茎根部。可从瘘管中发现胎便。此类畸形的中线沟、骶骨、括约肌发育良好,臀部丰满,较少合并泌尿道及神经系统畸形,预后良好。

直肠尿道球部瘘是直肠与尿道球部相交通,小便中可混有胎便。此类患儿的骶骨、括约肌发育好,中线沟突出而肛凹存在。但直肠尿道前列腺部瘘时,患儿的骶骨和括约肌可能发育不良,臀部扁平。但瘘口上方的直肠仍可被肛提肌包绕。

直肠膀胱颈瘘时直肠以"T"形开口于膀胱颈。此时,直肠位于肛提肌上方。臀部扁平、骶骨发育不良、括约肌缺乏等是该型的特征,且常有合并畸形,预后欠佳。

单纯无肛患儿的直肠盲端与皮肤的距离约为2cm左右,所以这类畸形的括约肌、骶骨和臀部都发育良好,预后也好。

直肠闭锁是指直肠盲端与远端肛管完全不相通,如有部分相通则为直肠狭窄。这类畸形的括约肌与骶骨发育接近正常,术后预后也较好。

直肠前庭瘘是指直肠开口于处女膜下方的阴道前庭,该畸形易被误诊为直肠阴道瘘。括约肌、骶骨发育良好,预后较好。

一穴肛畸形是直肠、阴道和尿道形成共同通道,此通道的长度不等,可长至10cm,也可短至1cm。共同通道短于3cm者括约肌与骶骨发育较好,但共同通道长于3cm者多有不同程度的发育不良。

【诊断】

仔细检查会阴时发现无肛门存在即可作出初步诊断。如在会阴部发现瘘口,则可考虑直肠会阴瘘,此时还可发现瘘管内的胎便。但会阴无明显瘘口存在时,不宜匆忙认定是单纯肛门直肠畸形。因为胎便从瘘口排出需16~24小时,所以应等待24小时再作判断。如臀部扁平、小便中有胎便或膀胱中有气体,则需考虑高位畸形。结合以下检查不难判断畸形的类型:

1. **倒立位摄片** 倒立位摄片对判断直肠盲端的位置有极大的帮助。方法是在会阴皮肤凹陷处贴上标记,让患儿俯卧臀部抬高5~10分钟后转为侧卧、头低足高、屈髋70°位,X线通过股骨大粗隆垂直照射。读片时在耻骨联合上缘与骶尾关节间作一连线(P-C线),再在坐骨下缘作一条与P-C线平行的连线(I线)。直肠盲端位于P-C线之上为高位,位于P-C线与I线间为中间位,位于 I 线以下为低位。但该检查结果可因摄片时间过早(早于 12 小时)、倒立时间太短、患儿哭闹及肛门括约肌收缩等影响判断。

2. **B 超** 一方面可通过胎粪回声来测量直肠盲端与皮肤间的距离,准确性高、误差小、且可避免射线照射;另一方面还可对泌尿生殖器及其他相邻结构进行检查,可以早期发现合并畸形。还有文献报告,可用 B 超来诊断新生儿脊髓栓系,较之 MRI 有经济、方便等优点。

3. **瘘管造影** 通过瘘管直接进行造影检查可以更准确地判断直肠盲端的位置,并可了解瘘管与直肠盲端的关系,对直肠前庭瘘的诊断有重要意义。

4. **MRI** 随着 MRI 检查技术的不断进步,现在已有取代 CT 对肛门括约肌发育情况进行评估的趋势。不仅如此,它还能准确诊断脊髓栓系等合并畸形,对治疗方式的选择有重要意义。

【治疗】

1. **治疗方式及其选择** 对先天性肛门直肠畸形的治疗方式的选择要考虑以下几个因素:一是畸形位置的高低,二是有无合并畸形;三是患儿的一般状况。通常情况下,对低位畸形可行肛门成形术,对中间位和高位畸形宜先行结肠造瘘,1~2 月后行后矢状入路肛门直肠成形术。

2. **肛门成形术** 对直肠会阴瘘的患儿可直接行肛门成形术。手术方式包括小切口后矢状入路肛门成形术、肛门后切成形术和 Y - V 肛门成形术。后矢状入路是在尾骨下方与瘘口间作切口,不切开后方外括约肌,切开会阴瘘管充分游离直肠(男性患儿注意防止尿道损伤),然后将直肠交错与皮肤缝合。肛门后切成形术是沿瘘管向后切开皮肤并延至后方的外括约后沿,游离直肠后将直肠与皮肤交错缝合。而 Y - V 肛门成形术则是沿瘘口以 Y 形切开皮肤,然后将肛门成形为 V 形。

3. **结肠造瘘术** 虽然对中、高位的先天性肛门直肠畸形在根治术前是否需要行结肠造瘘还存在争论,但术前结肠造瘘可减少术后并发症的发生,有利于患儿的恢复,所以在根治术前行结肠造瘘较为安全。造瘘部位以降结肠下段为宜,造瘘的方式以提筒式造瘘为宜。根治术前造瘘肠管造影可明确直肠与泌尿生殖道间瘘口的位置,以及更准确地判断直肠盲端的高低,应常规进行此项检查。

4. 根治手术 常用的手术方式有后矢状入路肛门直肠成形术和腹腔镜肛门成形术。

后矢状入路肛门直肠成形术:患儿俯卧位、骨盆垫高。骶会阴正中切口,从尾骨尖端开始,通过肛凹而延至会阴体。电刺激皮肤有助于定位。平行切口方向左右对称分开外括约肌的旁矢状纤维。肌肉复合体位于旁矢状纤维内侧并与其垂直,二者向上与肛提肌相连。在中线上分开这些肌纤维,显露直肠。找到直肠后在其后方切开,寻找瘘口。然后在瘘口上方 6~8mm 处缝牵引线。拉紧牵引线,黏膜下分离直肠直至到达它与尿道(或阴道)的分离平面。环形游离直肠,使其能无张力到达新建肛门。如有张力,可将直肠外壁的神经、血管和筋膜充分游离以延长直肠。如仍有张力,应经腹游离乙状结肠和降结肠。关闭瘘口。重建会阴体并拖下直肠。如直肠太过扩张,可修剪成形以缩小管径。缝合肛提肌。直肠后壁与肌复合体缝合数针以防止术后直肠脱垂。缝合皮下组织及皮肤。最后行肛门成形。

直肠膀胱颈瘘时需经腹游离直肠、乙状结肠并关闭瘘管。可先行后矢状入路,在拟将直肠拖出的间隙内置橡胶管,缝合肛提肌及括约肌并关闭切口。经腹找到瘘管,切断后用可吸收线缝合膀胱侧瘘口。肠壁侧瘘口关闭后将肠管沿橡胶管所留间隙拖至会阴。然后行肛门成形。

一穴肛畸形的处理较为棘手。切口从骶骨中份开始,经会阴至共同开口。分开旁矢状纤维、肌肉复合体及肛提肌。切开直肠,分开直肠与阴道。在分开阴道和尿道时要注意,尿道管壁的 2/3 都有被阴道包绕,分离时要特别注意,防止损伤尿道。双层缝合重建尿道,阴道扭转 90° 缝合以避免缝线相对而致术后尿道阴道瘘。重建会阴体并成形肛门。

近年来,腹腔镜也应用于肛门直肠成形术。腹腔镜手术能较好地辨认直肠瘘管及周围结构,并可准确地将肠管从提肛肌的中线位穿过,同时腹部瘢痕较少。但该手术处理直肠尿道瘘时需特别注意,应避免造成术后尿道狭窄或尿道憩室。

术后继续使用抗生素 2~3 天。直肠尿道瘘者保留尿管 4~5 天,一穴肛畸形保留尿管 10~14 天。如一穴肛畸形共同通道长于 3cm,可行耻骨上膀胱造瘘。术后 2 周开始扩肛。达到这些要求后关闭肠造瘘。2 岁左右开始排便训练。

5. **手术并发症**　感染、吻合口裂开、神经源性膀胱、一过性股神经麻痹、术中尿道及输精管损伤及一穴肛畸形重建阴道缺血坏死等是常见的术后早期并发症,吻合口狭窄、瘘管复发、直肠脱垂等是常见的晚期并发症。吻合口狭窄多由于未坚持扩肛、直肠缺血等引起,可先扩肛,无效时行后切肛门成形术。瘘管复发则需再次手术。严重的直肠脱垂也需手术切除脱出的直肠黏膜。

【后遗症的处理】

1. **便秘**　常发生在术后数天至数周,尤其多见于低位畸形患儿。它的发生与肠动力下降有关,也与术中损伤直肠周围神经有关。治疗方法包括多吃新鲜蔬菜和水果,口服乳果糖或番泻叶。如果这些处理无效,可每天灌肠以排空直肠。生物反馈治疗也可试用。

2. **污粪**　如污粪与主动排便有关,则污粪应看做是便秘的一种表现,可用缓泻剂治疗。如污粪与非随意排便有关,那可能是大便失禁,应进行相应的处理。

3. **大便失禁**　对术后大便失禁的患儿应进行综合评估。患儿畸形的类型、治疗术式、臀部及骶骨的发育情况可提供初步的资料。腰骶椎照片可测量骶椎比率,钡灌肠可确定结肠的长度并可观察结肠的运动情况,MRI 可确定新建肛门的位置是否在括约肌的中央并可发现脊髓栓系,排尿性膀胱尿道造影及泌尿生殖系超声检查也是必要的。

先天性肛门直肠畸形术后大便失禁的处理原则

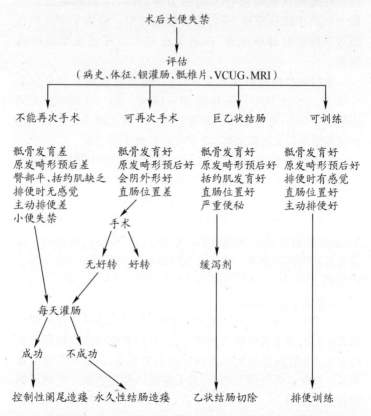

参 考 文 献

1. Gangopadhyay AN, Pandey V. Anorectal malformations. J Indian Assoc Pediatr Surg,2015,20(1):10-15

2. Gupta A,Bischoff A,Peña A, et al. The great divide:septation and malformation of the cloaca, and its implications for surgeons. Pediatr Surg Int,2014,30:1089-1095

3. van der Steeg HJ,Schmiedeke E,Bagolan P,et al. European consensus meeting of ARM-Net members concerning diagnosis and early management of newborns with anorectal malformations. Tech Coloproctol,2015,

19:181-185

4. Tong QS,Tang ST,Pu JR,et al. Laparoscopically assisted anorectal pull-through for high imperforate anus in infants:intermediate results. J Pediatr Surg,2011,46(8):1578-1586

5. Ming AX,Li L,Diao M,et al. Long term outcomes of laparoscopic- assisted anorectoplasty:A comparison study with posterior sagittal anorectoplasty. J Pediatr Surg,2014,49(4):560-563

6. Pakarinen MP, Rintala RJ. Management and outcome of low anorectal malformations. Pediatr Surg Int,2010,26:1057-1063

7. 陈静、李欣、王春祥,等. MRI 在先天性肛门直肠畸形诊断中的应用. 中国临床医学影像杂志,2011,22(8):591-594

8. 陈兰萍、陈新新,任红霞. 先天性肛门直肠畸形患儿术后排便功能障碍病因研究进展. 中华小儿外科杂志,2012,33(7):541-543

9. 施宏华,吴晔明. 小儿先天性肛门直肠畸形术后影响排粪功能的因素及其治疗. 中华胃肠外科杂志,2011,14(10):825-826

10. 王果,冯杰雄. 小儿腹部外科学. 第 2 版. 北京:人民卫生出版社,2011:387-437

11. 冯杰雄,郑珊. 小儿外科学. 第 2 版. 北京:人民卫生出版社,2014:118-124

（冯杰雄）

第十五节　肛周感染与肛瘘

【概述】

肛门周围感染是一种常见病,男多于女。肛腺感染、肛门周围皮肤感染、肛裂等是常见的致病原因。如果肛周感染持续发展可形成肛周脓肿。肛瘘是指肛周脓肿自行破溃或手术切开后肛管或直肠与肛周皮肤相通的肉芽肿性管道。一般认为,肛周脓肿是肛管直肠周围炎症的急性期表现,而肛瘘则为其慢性期表现。

【病因与病理】

小儿肛周脓肿常见的致病菌是金黄色葡萄球菌,其次为大肠杆菌。

新生儿及小于3月的婴幼儿肛周皮肤及直肠黏膜娇嫩,局部免疫功能发育不成熟,黏膜屏障功能不完善,易被干结的大便、局部浸渍的尿便或粗糙的尿布等因素损伤肛门隐窝和肛管皮肤致病菌感染肛腺甚至形成脓肿。少数肛周感染亦可为外伤、直肠肛管炎性病变或药物注射不当继发感染引起。

绝大部分肛周脓肿由肛腺感染引起。肛腺开口于肛窦,因肛窦开口向上,腹泻、便秘时易引发肛窦炎,感染灶沿肛腺管进入肛腺形成肛腺炎或脓肿后,感染再通过肛腺的管状分支或淋巴扩散,向上、向下蔓延或穿过肠壁及肛门内、外括约肌到肛门直肠周围间隙。因直肠肛管周围间隙为疏松的脂肪结缔组织,感染极易蔓延、扩散,甚至可延及对侧。如治疗不及时,脓肿可穿入直肠周围组织间隙中,如会阴、前庭、大阴唇和阴道,形成窦道或各种肛瘘。

小儿肛瘘多数起自肛周脓肿,也可因肠道感染穿破肠壁或外伤引起。小儿肛瘘多为低位简单肛瘘,极少向深部蔓延形成复杂瘘,其内口多在齿状线以上的肛管和直肠。脓肿自行破溃或切开引流处形成肛瘘的外口,位于肛周皮肤上。肛瘘的瘘管由反应性的致密纤维组织包绕,近管腔处为炎性肉芽组织,后期腔内可上皮化。

【临床表现】

1. **症状**　婴幼儿肛周感染发病前常有腹泻或便秘史。患儿常出现局部疼痛,此时婴幼儿表现为不明原因的哭吵不安,尤其在仰卧位或排便时哭吵更剧烈,拒乳,食欲减退甚至呕吐,并可有发热。

肛瘘主要表现为瘘外口反复流出少量粪便及脓血性或黏液性分泌物,由于粪便或分泌物的刺激使肛门部潮湿、瘙痒,甚至形成湿疹。当外口暂时阻塞封闭形成假性愈合时,瘘管内脓液不能排出,可感到局部明显红肿胀痛,同时可伴有发热、寒战、乏力等全身感染症状。封闭的外口亦可再穿破或在附近穿破形成另一个外口,如此反复发作可形成多个外口,相互连通即发展成为复杂性肛瘘。如果外口较大,瘘管引流通畅则局部无疼痛,仅感外口发胀,有时可从外口中排出少量粪渣或气体。

2. **体格检查**　不同的感染阶段有不同的发现。在感染早期可表现为肛周红肿。如果出现肛门周围皮下脓肿时肛门周围表现为红肿、硬结,甚至皮肤皱纹消失,红肿处皮温高且触痛明显。开始时红肿区域较硬,以后中央变软,出现波动感,病情进展迅速,2～3日后局部体征明显,并可出现全身症状。如不及时治疗,脓肿可自行破溃,有脓液流出。初起时脓液稠厚,有粪臭,继而脓液渐减少,有稀薄粪液从破溃处流出,形成瘘管,如此反复发作,则形成慢性瘘管,即肛瘘。如果感染扩散到坐骨直肠间隙时即可形成坐骨直肠间隙脓肿,局部体征为肛门患侧红肿,双臀不对称,局部触诊或肛门指诊时患侧有深压痛,甚至波动感。如不及时治疗,脓肿多向下穿入肛管周围间隙,再由皮肤穿出,形成肛瘘。当肛腺脓肿向上穿破肛提肌进入骨盆直肠间隙即可形成骨盆直肠间隙脓肿,由于此间隙位置较深,会阴部检查多无异常,直肠指诊可在直肠壁上触及肿块隆起,有压痛和波动感。诊断主要靠经肛门周围皮肤穿刺抽脓,必要时行盆腔 B 超或 CT 检查予以证实。

肛瘘时在肛周皮肤上可见到单个或多个外口,呈红色乳头状隆起,挤压时有脓液或脓血性分泌物排出。下述检查有助探查内口:①直肠指诊:可触及小硬结,硬结的中央凹陷即为瘘管内口,多位于齿状线上下 2cm 之内,同时可触及一条索状的瘘管。②探针检查:用一圆头探针从外口向内顺瘘管走行柔软插入,同时作直肠指诊,若手指触及探针,即为内口位置。为避免人为的肛管损伤,检查切忌暴力且宜用软质探针。③肛门镜检查:常能发现内口位置,多位于齿状线附近。④瘘管造影检查:自肛瘘外口注入造影剂(常为碘油或泛影葡胺),在 X 线下拍片或动态观察以确定瘘管长度、方向、有无分支等,此检查亦有一定的假阴性。

【诊断与鉴别诊断】

根据临床表现、局部体检,以及外周血象升高、C 反应蛋白及血沉升高等生化检查诊断肛周脓肿,一般并不困难,但诊断小儿深部的骨盆直肠间隙脓肿,常依靠肛周穿刺、B 超甚至 CT 检查等协助诊断。

根据肛周感染病史及瘘外口表现，小儿肛瘘诊断即成立。为准确将小儿肛瘘分类，还需确定瘘内口位置。对患儿而言，细致、耐心、上述多种方法相结合的检查对肛瘘的确诊尤为重要。

肛周脓肿需与毛囊炎、疖肿、畸胎瘤、炎性肠病等鉴别。毛囊炎和疖肿在肛门周围皮下，位置表浅，肿胀中心与毛囊开口相一致。骶前畸胎瘤常无局部红肿等表现。而克罗恩病导致的肛周脓肿常有直肠及消化道其他部位的炎性改变。

【治疗】

1. **非手术治疗**　适用于肛周感染尚未形成脓肿者，主要治疗措施包括广谱抗生素治疗、温水坐浴、局部理疗，同时积极治疗小儿腹泻，同时保持排便通畅，以避免肛周皮肤长时间持续受粪便污染。

2. **手术治疗**

(1)脓肿切开引流：是治疗小儿肛周脓肿的主要方法。手术方式依脓肿的部位不同而异。肛门周围脓肿之切口与肛门呈放射状方向，大小应与脓腔一致。脓液应送细菌培养及药物敏感试验。脓腔内填塞碘仿纱条或凡士林纱条以压迫止血，至48～72小时拔出纱条，然后多次换药直至创底长出肉芽。新生儿及婴幼儿肛周伤口易被尿便浸湿或伤口内引流条易脱落，为保持局部清洁，除加强局部护理外，一般可在术后第一天即开始应用1:5000高锰酸钾液或中药坐浴，每日2～3次。坐骨肛管间隙脓肿切口应距离肛缘3～5cm，以免损伤括约肌。在手指指引下，于压痛明显或脓肿波动明显处用粗针头先作穿刺，抽出脓液后，在该处作一平行于肛缘的弧形切口，切口要够长，可用手指探查脓腔，并应置管或放置油纱条引流。骨盆直肠间隙脓肿则在肛门旁1～1.5cm作一纵形切口，长1.5～2cm。示指伸入直肠内，用血管钳伸入切口内，在示指引导下血管钳逐渐向脓腔推进，穿破脓壁即有脓液流出，扩大切口，使脓液引流通畅。脓腔内置碘仿纱条或凡士林纱条以作引流用。

(2)肛瘘的治疗：瘘口位于外括约肌以下的简单肛瘘可行瘘管切开术、瘘管切除术或挂线疗法。肛前瘘多采用直肠内修补术或瘘管根治会阴成形术。

【小结】

1. 肛周脓肿多由肛腺感染所致。

2. 肛周脓肿或肛瘘诊断容易,但需明确病变类型。

3. 肛周脓肿形成后需及时行脓肿切开术。

4. 肛前瘘不宜行瘘管切开或挂线疗法,常需采用直肠内修补术或瘘管根治会阴成形术。

参 考 文 献

1. Afşarlar CE,Karaman A,Tanlr G,et al. Perianal abscess and fistula-in-ano in children:clinical characteristic,management and outcome. Pediatr Surg Int,2011,27(10):1063-1068

2. Charalampopoulos A,Zavras N,Kapetanakis EI,et al. Surgical treatment of perianal abscess and fistula-in-ano in childhood,with emphasis in children older than 2 years. J Pediatr Surg,2012,47(11):2096-2100

3. Inoue M,Sugito K,Ikeda T,et al. Long-term results of seton placement for fistula-in-ano in infants. J Gastrointest Surg,2014,18(3):580-583

4. 韩红生,陆海娟,钟惠琴,等. 环形经直肠高频超声诊断肛周脓肿的价值. 中华超声影像学杂志,2013,22(3):274-275

5. 王帅,孔令玉,于宝华. 一次性根治与切开引流术治疗小儿肛周脓肿. 中国中西医结合外科杂志,2013,19(5):561-562

6. 余洪艳,韦俊武. 一期根治术治疗小儿肛周脓肿56例临床分析. 结直肠肛门外科,2012,18(6):368-369

7. 赵建芳,姚一多. 坐浴对肛周脓肿术后创面愈合作用的研究进展. 结直肠肛门外科,2012,18(6):407-408

8. 王果,冯杰雄. 小儿腹部外科学. 第2版. 北京:人民卫生出版社,2011:444-447

9. 郑珊. 实用新生儿外科学. 北京:人民卫生出版社,2013:470-472

10. 汤绍涛. 小儿肛肠外科临床关键技术. 武汉:华中科技大学出版社,2014:424-429

(冯杰雄)

第十六节 新生儿腹水

过多液体在腹腔内的病理性积聚称为腹水。腹水可分为低蛋白计数、低比重的漏出液和高蛋白计数、高比重的渗出液两种。临床上,新生儿腹水相对少见。引起新生儿腹水的外科疾病最常见于梗阻性泌尿系疾病、肝外胆道自发性穿孔和乳糜性腹水。

一、尿性腹水

【概述】

尿性腹水占新生儿腹水的 1/3,男性多于女性,男女之比为 7:1。

【病因】

后尿道瓣膜是引起尿性腹水最常见病因,约占 70%。其他病因还包括输尿管盆腔连接处梗阻、输尿管囊肿、下输尿管闭锁、膀胱颈梗阻、神经源性膀胱、膀胱破裂(可继发于脐动脉置管)。

【病理】

约 65% 的尿外渗来自于尿道梗阻上方的穿孔,穿孔部位多发生在上尿道。外渗的尿液可聚集在肾周筋膜内包裹肾脏,或者渗入腹腔成为尿性腹水。尿性腹水有自我透析作用,因此,机体常见低钠血症、高钾血症、血清尿素氮和肌酐水平的升高,而腹水中的碳酸氢钠浓度明显低于血清中的浓度。

【临床表现】

尿性腹水的临床表现主要包括腹胀、移动性浊音(+)、腹胀引起的呼吸窘迫、肾功能不全等症状。有些新生儿尿性腹水会合并 Potter 综合征,即母体羊水过少,患儿肾、肺和胸壁发育不良。

【诊断及鉴别诊断】

诊断包括临床表现及辅助检查。

(1)X 线:腹部平片见肠管向中间移位,腹腔呈弥漫性不透明的毛玻璃样外观,提示大量腹水。

(2)B超:可显示肾区或腹腔内有液体,亦可确定与尿性腹水有关的常见泌尿系畸形,如肾积水、输尿管扩张、膀胱扩张或增厚等。

(3)排泄性膀胱尿道造影(VCUG):可诊断后尿道瓣膜、膀胱输尿管反流及确定尿外渗部位。

(4)静脉肾盂造影(IVP)或肾放射性核素扫描:可提供慢性阻塞性病变致肾实质的损害程度和显示外渗点。

(5)CT:已被推荐使用以显示腹腔内潜在病变。

(6)腹腔穿刺:腹水中尿素氮和肌酐水平升高可证实尿性腹水。

新生儿尿性腹水主要与胆汁性腹水、乳糜性腹水相鉴别,鉴别要点见表7-1。腹腔穿刺可明确腹水性质。一般抽吸腹水10~20ml,观察腹水的颜色、清澈度,实验室检查包括细胞计数和分类、革兰氏染色和细菌培养、pH、乳酸脱氢酶、清蛋白、白蛋白、淀粉酶、胆红素、肌酐、三酰甘油等。

表7-1 腹水的实验室分析

腹水类型	清蛋白 (g/dl)	胆红素 (mg/dl)	三酰甘油 (mg/dl)	pH	肌酐 (mg/dl)
胆汁性	≈3	血清水平 的2~3倍	<50	>7.4	<1
乳糜性	<3	<1	1000~1500	7.5	<1
尿性	<1	<1	<50	<7.0	<5~10

【治疗】

治疗主要集中在解除潜在的泌尿道梗阻。最初治疗包括纠治水电解质失衡、预防性抗感染治疗、尿道减压引流。如果胎儿期就存在明显的泌尿道梗阻,可考虑产前干预。后尿道瓣膜的患者,若Foley导尿管置管成功,可择期膀胱镜下切除瓣膜。根据病变部位和患儿全身情况,可选择经皮肾造瘘术、膀胱造口术或肾盂造口术等减压方法。若患儿存在呼吸窘迫或严重感染时,有必要先行腹腔穿刺引流。一旦患儿全身情况缓解、病情稳定,可施行泌尿道病变的根治手术。

【预后】

随着对新生儿尿性腹水的早期认识,其死亡率已明显下降。继发于严重泌尿道梗阻病变的尿性腹水患儿其膀胱和肾脏功能的长期随访结果均显示良好,归因于梗阻病变自发性减压形成腹水对膀胱和肾脏的保护作用。

二、乳糜性腹水

【概述】

乳糜性腹水是淋巴液在腹腔内的过多积聚,在新生儿期和婴幼儿期均罕见,其治疗仍然是临床医师需要攻克的难关。

【病因】

新生儿乳糜性腹水的最常见病因是先天性淋巴管畸形(包括肠系膜根部或乳糜池的主乳糜管狭窄或闭锁、肠系膜囊肿、全身性淋巴管瘤病和淋巴管瘤),占45%~60%。其他常见原因包括肠旋转不良、嵌顿疝、腹裂、炎症性疾病、创伤、儿童虐待等所引起的外源性淋巴管阻塞,约占25%~30%。

【临床表现】

腹胀为最常见症状,可进行性或急性发病,也可伴有腹痛或呼吸困难。其他症状和体征还包括呕吐、腹泻、腹股沟斜疝和水肿。

【诊断】

乳糜腹的诊断主要依靠临床表现和辅助检查。

(1)X线:腹部平片见肠管向中间移位,腹腔呈弥漫性不透明的毛玻璃样外观,提示大量腹水。

(2)腹腔穿刺:腹水颜色通常是无色的,但其外观和成分受脂肪颗粒、细胞内容物和饮食等因素影响而变化。进食高脂肪饮食后腹水呈白色,液体特点包括三酰甘油浓度升高(通常>1000mg/dl),细胞分类以淋巴细胞为主(70%~90%),总蛋白和胆固醇升高。

(3)淋巴管造影:是确定淋巴管阻塞病因的金标准,但在新生儿操作尚未存在困难。

(4)其他方法:B超、CT和胃肠道造影可有助于确定有无诱发疾病如肠旋转不良、淋巴管瘤、肿瘤或肠系膜囊肿等。

【治疗】

(1)原发病治疗:诱发乳糜性腹水的原发病如肠旋转不良、肠系膜囊肿、肠套叠或嵌顿疝等,应予以手术纠治。

(2)非手术治疗:无明显病因的乳糜性腹水患儿以非手术干预作为首选治疗方法。最初治疗目标是为了减少受损或阻塞淋巴管内的淋巴液,可采用间歇性腹腔穿刺引流(缓解呼吸困难症状)和含中链三酰甘油(MCT)的高蛋白饮食,这对大部分患儿有效。饮食中MCT因不会刺激淋巴液产生、直接被吸收入门脉系统,故被用于治疗乳糜性腹水。对于严重或复杂乳糜性腹水患儿,可采取暂停肠内进食和开始全胃肠外营养(TPN)治疗方法。另外还有生长抑素结合TPN治疗,但其机制不明。

(3)手术干预:非手术治疗6~10周无效或伴发其他症状的患儿,有必要行手术探查。常用方法是在术前6小时给予患儿高脂肪饮食(通常是牛奶),大量奶油色淋巴液为确定泄漏部位提供了良好机会。淋巴泄漏部位最常见于肠系膜上血管的基底部。术中应完全松解十二指肠和胰腺头部,彻底探查整个后腹膜,结扎泄漏部位明确的淋巴管。对手术探查治疗失败的患儿,可行腹腔静脉分流术。

三、胆汁性腹水

【概述】

临床上,新生儿胆汁性腹水罕见,通常是由肝外胆管自发性穿孔引起,其穿孔部位多位于胆总管和胆囊管连接处。

【病因】

目前,胆道自发性穿孔原因尚未明确,可能与远端胆管狭窄或梗阻、先天性胆总管壁薄弱或畸形(如胆总管囊肿)、胰液反流至胆总管和胰胆管连接异常有关。另外,外伤也可引起胆道系统的穿孔。

【临床表现】

80%的胆汁性腹水患儿表现为亚急性症状,少部分患儿因腹膜炎、感染性休克或呼吸功能障碍而急性发病。临床症状主要为间歇性轻度黄疸、正常或陶土色粪便、进行性腹水和腹胀,部分患儿也出现呕吐(无胆汁性)、腹痛等症状。相关症状和体征还包括易怒、厌食、消瘦、发热、腹股沟斜疝或鞘膜积液内呈现胆汁样染色。

【诊断】

临床表现为腹胀、间歇性黄疸、腹水,但无肝病时应考虑胆汁性腹水。

(1)B超:可显示肝区或腹腔内有液体,也可了解肝脏情况和肝外胆道有无梗阻或畸形。

(2)腹腔穿刺:腹水中胆红素水平为100～400mg/dl,明显高于血清中水平。

(3)肝胆核素扫描:可确定有无胆汁泄漏及穿孔部位,也可提供肝功能及胆道有无闭锁等信息。

(4)MRCP:可了解有无胰胆管合流异常、假性囊肿形成等情况。

【治疗】

胆汁性腹水一旦诊断明确,应立即手术探查,外引流术是主要治疗手段。手术取右上腹部横切口,行胆囊造影以确定穿孔部位和大小,可在肝门处放置外引流管,同时行胆囊造口术,后者有助于胆道减压和术后胆道系统的随访评估。外引流术也可在腹腔镜辅助下经皮放置引流管。若远端胆道存在梗阻,则推荐行胆肠吻合术。术后胆囊造口管和腹腔引流管应尽可能保持在原位,直至胆囊造影显示胆道解剖结构正常。另外,同时抗感染治疗和全胃肠外营养(TPN)是胆汁性腹水患儿的重要辅助治疗方法。

【术后并发症及预后】

胆道狭窄是外引流术后最常见的并发症,另外还包括门静脉栓塞、胆漏和胆管炎。大部分胆汁性腹水患儿经外引流术后可以存活,且不需要另外手术干预,80%的胆道穿孔可在3周内痊愈。

【小结】

1. 新生儿腹水相对少见,以先天性病因多见,常表现为自发性。

2. 影像学检查可明确诊断,而腹水的常规、生化检查对明确腹水性质及病因诊断有重要作用。

3. 尿性腹水需针对病因及时治疗。

4. 乳糜性腹水则以非手术治疗为主,必要时再行手术治疗。

5. 胆汁性腹水则需及时引流,等缓解后再根据病因做进一步治疗。

附:新生儿腹水诊疗流程图

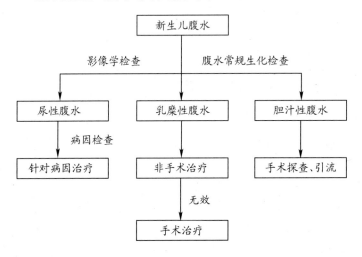

参 考 文 献

1. Loganathan P, Kamaluddeen M, Soraisham AS. Urinary ascites due to persistenturogenital sinus:a case report and review of literature. J Neonatal Perinatal Med,2014,7(1):75-79

2. Karagol BS, Zenciroglu A, Gokce S, et al. Therapeutic management of neonatal chylous ascites:report of a case and review of the litera-

ture. Acta Paediatr,2010,99(9):1307-1310

3. Arda IS,Tuzun M,Aliefendioglu D,et al. Spontaneous rupture ofextrahe-patic choledochal cyst:two pediatric cases and literature review. Eur J Pediatr Surg,2005,15(5):361-363

4. Beetz R, Stein R, Rohatsch P, et al. Acute perirenal extravasation of urine in an infant with non-refluxing megaureter. Pediatr Nephrol,2004,19(3):357-360

5. Ladinsky HT,Gillispie M,Sriaroon P,et al. Thoracic duct injury resulting in abnormal newborn screen. J Allergy Clin Immunol Pract,2013,1(6):583-588

6. 肖必栋,胡家高,余雷,等. 手术成功治疗新生儿顽固性乳糜腹水一例. 中华小儿外科杂志,2011,32(12):955-957

7. 王红莲. 脊髓脊膜突出胎儿体内的尿性腹水的产前诊断. 中国产前诊断杂志(电子版),2010,2(3):61

8. 崔仙. 新生儿腹水2例. 中国儿童保健杂志,2011,19(11):1064

（董岿然　黄焱磊）

第八章 肝胆疾病

第一节 胆道闭锁

【概述】

胆道闭锁(biliary atresia,BA)是儿童最常见的严重肝脏疾病,以肝内和肝外胆管进行性炎症和纤维性梗阻为特征,从而导致胆汁淤积以及进行性的肝纤维化和肝硬化,如果不经过治疗,最终进展为终末期肝硬化,并可能在生命最初的 12～18 个月内死亡。其发病率亚洲高于西方国家,日本的发病率为 1:9600,美国及英国等为 1:15 000 左右。

【病因】

胆道闭锁的病因相当复杂,至今仍不清楚。目前的观点认为胆道闭锁是新生儿肝胆系统受胚胎期和围生期多种因素影响所致,比较公认的是由病毒(巨细胞病毒、轮状病毒)所激发,造成机体细胞免疫紊乱(以 T 细胞免疫为主),随之带来围生期胆道上皮的一系列病理改变,诸如肝脏纤维化、胆管上皮凋亡、细胞内胆汁淤积。

【病理与分类】

胆道闭锁的病理改变表现为肝门附近的胆道系统狭窄、闭锁或缺如。胆囊亦纤维化、空瘪或有少许无色或白色黏液。组织学检查示肝外胆管存在不同阶段的炎症过程,大多呈瘢痕结节样慢性炎症,形成一三角形的纤维索,纤维索位于肝门部的横断面上,尚可见一些不规则的胆管结构,与肝内胆管相通,这些胆管结构即为 Kasai 手术的解剖基础。

胆道闭锁按胆管受累而闭塞的范围可分为三个基本型。Ⅰ型为胆总管闭塞,约占 10%;Ⅱ型为肝管闭塞,占 2%;Ⅲ型为肝门部闭塞,即所谓"不可治型",约占所有病例的 88%。根据远端胆管是否开放或肝门部病变差异,可再分亚型、亚组。

临床上可以把它分成3组或者4组:

(1)合并先天性畸形类的胆道闭锁:该类又可分为两型;合并畸形为先天畸形综合征的胆道闭锁(例如:多脾副脾综合征,猫眼综合征)或者合并孤立散发的畸形的胆道闭锁(例如:食道闭锁,肠闭锁)。女性患儿多见。

(2)囊性胆道闭锁:肝外阻塞的胆道结构被囊肿代替。虽然囊肿都与肝内胆管相通,但是该类型胆道闭锁与合并梗阻的胆总管囊肿截然不同。该类型女性患儿多见。

(3)巨细胞相关性胆道闭锁:该类型患儿存在显著的血清CMV阳性抗体,考虑围生期巨细胞感染导致胆道闭锁。

(4)孤立型胆道闭锁:该类型患儿数量最多,但是该类型胆道闭锁患儿的发病时间、炎症程度以及胆管阻塞程度各不相同。

【临床表现】

胆道闭锁的典型病例,婴儿为足月产,在生后1~2周时往往被家长和医生视作正常婴儿,大多数并无异常,粪便色泽正常,黄疸一般在生后2~3周逐渐显露,有些病例的黄疸出现于生后最初几天,当时被认为是生理性黄疸。粪便变成棕黄、淡黄、米色,以后成为无胆汁的陶土样灰白色。但在病程较晚期时,偶可略现淡黄色,这是因胆色素在血液和其他器官内浓度增高,而少量胆色素经肠黏膜进入肠腔掺入粪便所致。尿的颜色随着黄疸的加重而变深,有如红茶,将尿布染成黄色。黄疸出现后,通常即不消退,且日益加深,皮肤变成金黄色甚至褐色,黏膜、巩膜亦显著发黄,至晚期甚至泪液及唾液也呈黄色。皮肤可因瘙痒而有抓痕。腹部异常膨隆,肝脏肿大显著,尤其肝右叶,边缘可超过脐平线达右髂窝,病儿年龄越大(4个月或更大者),肝脏也越大,其边缘非常清晰,扪诊时肝质地坚硬。部分病例脾脏亦有肿大。腹壁静脉显露。极晚期病例,腹腔内可有一定量的腹水,以致叩诊有移动性浊音,说明胆汁性肝硬化已很严重。

【诊断与鉴别诊断】

新生儿生理性黄疸是自限性的。如果血清结合胆红素超过2mg/dl,或者黄疸持续时间超过生后最初2周,则需要进行对诊断的评估。

1. **实验室检查** 血清胆红素水平持续不变或进行性上升,特别是当结合胆红素占总胆红素 50% 以上时,是诊断胆道闭锁最重要的实验室检查项目,谷氨酰转肽酶(γ-GT)>300U/L。其他指标如谷丙转氨酶、谷草转氨酶及碱性磷酸酶等均没有特异性。

2. **影像学检查** 超声显像是临床常规检查,对胆总管闭锁伴囊性扩张具有诊断价值,但对于绝大多数Ⅲ型肝门部闭塞的诊断意义有限。多数情况下,B 超提示胆囊较小或充盈不佳,胆总管显示不清。有时超声可显示纤细的胆总管结构,直径 1~2mm。少数患儿超声可探及肝门部的三角形纤维块,具诊断特异性。

放射性核素显像:在静脉注入^{99m}锝制剂后,如放射性核素积聚在肝内,肠道不显影,则提示胆道完全性梗阻,胆道闭锁可能性大。对于同时存在胆管梗阻的新生儿肝炎病例而言,该项检查的鉴别作用有限。

CT、ERCP 和 MRCP 对于不存在肝外胆管扩张的大多数胆道闭锁而言,与超声比较价值不具优势。

术中胆管造影:手术探查与术中胆囊穿刺造影是最终确诊的方法。近年已开展的腹腔镜下胆囊穿刺造影术,具有创伤小、恢复快的优点。

对于感染性、代谢性以及血液系统疾病的诊断分析往往要花费较多时日,但外科问题引起的黄疸其预后与病程极为相关,因此,应结合所有相关检查尽早对病因作出判断,临床上往往是一边进行检查,一边进行诊断性治疗,疑为胆道闭锁的患儿,宜及早剖腹探查。

1. **新生儿肝炎** 临床上胆道闭锁与新生儿肝炎极易混淆,临床上有参考价值的鉴别依据为:陶土色大便开始较早者和持续时期长者,应多考虑胆道闭锁;肝脏肿大明显(>4cm)、质地韧硬、边缘突出清晰者,胆道闭锁的可能性较大;血清结合胆红素动态变化(每 4~5 日测定一次)持续上升,胆道闭锁可能性较大;血清谷氨酰胺转肽酶(γ-GT)>300U/L 亦应考虑胆道闭锁。术中胆囊造影是最终确诊的方法。

2. **先天性胆总管囊肿** 常可与Ⅰ型胆道闭锁或新生儿肝炎混淆。有少数病例在婴儿第一个月内即发生黄疸并持续下去,有时呈淡黄色,也可呈灰白色,尿色加深。但如仔细观察,黄疸和大便颜色可有间隔好转期,右腹部有时可触及一个囊性肿块,超声波检查可发现肝门部囊性肿块。

3. 外界压迫所致的阻塞性黄疸 胆道附近(肝、胰)的肿瘤或门静脉旁淋巴结肿大可以压迫胆道而发生阻塞性黄疸症,但这种情况相当罕见。

4. TPN 相关性胆汁淤积 新生儿、特别是早产儿长期(>2周)进行 TPN 治疗,极易出现梗阻性黄疸,类似胆道闭锁的症状,也需要临床鉴别。有静脉营养的病史、体检肝脏肿大不明显、质地较软,实验性应用利胆药物大多可以帮助诊断。

除上述梗阻性黄疸疾患以外,其他原因的黄疸各有其临床或实验室特征,甚易排除;如新生儿溶血症、母乳性黄疸、败血症黄疸、半乳糖血症、巨细胞包涵体感染、弓形虫感染及先天性梅毒等,有其特殊临床表现和特殊检验方法确诊。

【治疗方案与原则】

胆道闭锁是一种极为严重的疾病。如果不治疗,不可避免地会发展为肝硬化、肝衰竭甚至死亡。及时诊断、尽早手术对胆道闭锁的疗效至关重要。Kasai 根治术是胆道闭锁的首选手术方法,最好于出生后 60 天内手术,超过 90 天患儿肝脏损害已不可逆转,肝硬化进展迅速,手术效果降低,对于大于 120 天患儿手术效果更差,多数主张等待肝移植。

1. 术前准备 按腹部外科的常规准备;给予维生素 K 纠正凝血功能障碍,口服抗生素进行肠道准备,并进行术前禁食和灌肠,目的在于抑制肠道细菌。

2. Kasai 肝门空肠吻合术 首先探查胆囊和肝门部,术中需行胆囊穿刺造影确定为胆道闭锁,需行 Kasai 手术时,自切口内侧端向左上腹延长,切断肝圆韧带,以充分显露肝门部。游离胆囊,结扎切断胆囊动脉;游离切断胆总管下端,远端结扎缝扎;向上分离至门静脉前方闭塞的肝外胆管,将门静脉分叉上缘约 4~5 支小静脉分支结扎,如此可将门静脉左右分叉段向下牵拉,充分暴露肝门纤维块,此时操作最好在手术放大镜下进行,在中等张力的牵引下,充分剪除肝门纤维块,使剪除断面的侧面达门静脉入口的肝实质,纵向达门静脉分支上缘水平。切除肝门纤维块的深度是此手术关键性步骤,一般在切除肝门纤维块时肝表面上只保存很薄一层包膜。选择距屈氏韧带15cm空肠处切断空肠,两层缝合关闭切断空肠的远端;远端空肠经横结肠后方上提至肝门部,距断端1cm肠系膜缘对侧切开空肠,与肝门进行5-0 Dexon单层间断吻合。吻合口后半圈是肝门剪除创面的纤维组织与空肠胆支吻合,前半圈是肝脏包膜与空肠胆支吻合。空肠胆支与空肠近端行"Y"吻合,空肠胆支的长度应为40cm左右。缝闭横结肠系膜及空肠系膜孔隙。关腹前应于肝门吻合处置引流管右上腹引出,接负压球,逐层关腹。

3. **术后处理**　吸氧、输液、胃肠减压;术后第7天可进食;常规运用利胆药、糖皮质激素和抗生素。胆道闭锁术后有效的药物治疗对于改善预后极为重要。

(1)激素治疗:皮质类固醇作为辅助治疗的主要组成部分,可以明显改善术后的黄疸消退率。常见的术后5~7天静脉使用4mg/kg甲基泼尼松龙,每3天减量,每次减少1mg/kg,黄疸消退不佳可重复冲击一次,再减量至2mg/kg维持12周后,逐渐减量。

(2)利胆药物的长期应用:熊去氧胆酸显著改善必需脂肪酸的缺乏,并能降低胆红素水平,目前作为常规使用获得良好疗效,推荐口服熊去氧胆酸10~20mg/(kg·d),术后进食即开始,一般维持1~2年。

(3)预防性抗生素的长期应用:术后预防性静脉滴注三代头孢抗生素,静脉用药2~4周后,予两种抗生素低剂量每两周交替口服至6个月。

4. **并发症预防和治疗**　胆管炎:胆管炎是胆道闭锁Kasai术后常见的严重并发症,其特征为发热(>38.5℃)、无胆汁便和血培养阳性,发生率为40%~93%。手术后胆管炎的反复发作直接影响胆流量的维持和肝纤维化的程度,因此是影响预后的重要指标。对于发生胆管炎的治疗,高级别抗生素的静脉应用是唯一有肯定疗效的手段,治疗一般不少于一周。

门脉高压:Kasai手术时婴儿最主要的风险是门静脉高压(PHT),但是它会不会持续发展可能取决于胆流恢复的程度以及其他动力因素。胃食道静脉曲张需要一段时间的发展,对于那些出血的患儿,应该一开始就进行内镜下的干预,硬化治疗或者套扎都可以。

5. 胆道闭锁的肝移植　胆道闭锁是小儿肝移植最常见的适应证。目前,对胆道闭锁肝移植的时机选择应该根据肝功能的情况,年龄越大,肝动脉越粗,术后并发症明显降低。

【小结】

1. 胆道闭锁是儿童最常见的严重肝脏疾病。

2. 婴儿持续加重的梗阻性黄疸伴陶土样便为临床特征。

3. 血清胆红素水平持续不变或进行性上升是诊断胆道闭锁最重要的实验室检查项目。

4. Kasai 根治术是胆道闭锁的首选手术方法,最好于出生后 60 天内手术,超过 90 天患儿肝脏损害已不可逆转,多数主张等待肝移植。

5. 胆管炎是胆道闭锁 Kasai 术后最常见的严重并发症。

6. 肝移植的成功明显改善了胆道闭锁的预后。

附:胆道闭锁的诊断基本流程图

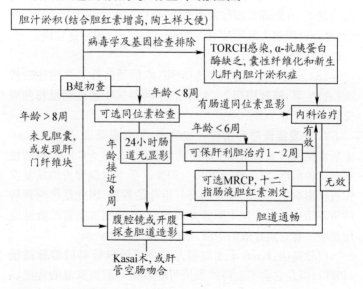

参 考 文 献

1. Gu YH, Yokoyama K, Mizuta K. Stool color card screening for early detection of biliary atresia and long-term native liver survival:a 19-year cohort study in Japan. J Pediatr,2015,166:897-902

2. Seda Neto J,Feier FH,Bierrenbach AL. Impact of kasai portoenterostomy on liver transplantation outcomes:a retrospective cohort study of 347 children with biliary atresia. Liver Transpl,2015,doi:10. 1002/lt. 24132

3. Alexopoulos SP,Merrill M,Kin C,et al. The impact of hepatic portoen-terostomy on liver transplantation for the treatment of biliary atresia: early failure adversely affects outcome. Pediatr Transplant, 2012, 16: 373-378

4. Tessier ME,Harpavat S,Shepherd RW. Beyond the pediatric end-stage liver disease system:solutions for infants with biliary atresia requiring livertransplant. World J Gastroenterol,2014,28(20):11062-11068

5. Serinet MO,Wildhaber BE,Broué P,et al. Impact of age at Kasai opera-tionon its results in late childhood and adolescence:a rational basis for biliary atresia screening. Pediatrics,2009,123:1280-1286

6. Superina R,Magee JC,Brandt ML,et al. The anatomic pattern of biliary atresia identified at time of Kasai hepatoportoenterostomy and earlyposto-perative clearance of jaundice are significant predictors of transplant-free survival. Ann Surg,2011,254:577-585

7. Chardot C,Buet C,Serinet MO,et al. Improving outcomes of biliary atre-sia:French national series 1986-2009. J Hepatol,2013,58:1209-1217

8. Chen G,Zheng S,Sun S,et al. Early surgical outcomes and pathological scoring values of older infants(≥90d old)with biliary atresia. J Pediatr Surg,2012,47:2184-2188

9. Willot S,Uhlen S,Michaud L,et al. Effect of ursodeoxycholic acid on liver function in children after successful surgery for biliary atresia. Pediat-rics,2008,122:e1236-e1241

10. Mileti E,Rosenthal P. Management of portal hypertension in children. Curr Gastroenterol Rep,2011,13:10-16

11. Shneider BL,Bosch J,de Franchis R,et al. Portal hypertension in chil-dren:expert pediatric opinion on the report of the Baveno v Consensus-

Workshop on Methodology of Diagnosis and Therapy in Portal Hypertension. Pediatr Transplant,2012,16:426-437

12. Goda T,Kubota A,Kawahara H,et al. The clinical significance of intrahepatic cystic lesions in postoperative patients with biliary atresia. Pediatr Surg Int,2012,28:865-868

13. Sanada Y,Mizuta K,Urahashi T,et al. Indication of liver transplantation for jaundice-free biliary atresia with portal hypertension. Ann Transplant,2011,16:7-11

14. Kumagi T,Drenth JP,Guttman O,et al. Biliary atresia and survival into adulthood without transplantation:a collaborative multicentre clinic review. Liver Int,2012,32:510-518

15. Nio M,Wada M,Sasaki H,et al. Risk factors affecting late-presenting liver failure in adult patients with biliary atresia. J Pediatr Surg,2012,47:2179-2183

（郑　珊）

第二节　先天性胆管扩张症

【概述】

先天性胆总管扩张症,又名胆总管囊肿,表现为胆总管呈囊肿型或者梭型扩张,有时可伴有肝内胆管扩张,是临床上最常见的一种先天性胆道畸形。一般认为亚洲人群发病率较欧美高,多在婴儿和儿童期发现,女性发病较男性为高。近年来随着影像学的技术发展,新生儿期的诊断率明显提高。

【病因】

本病为先天性胆道发育畸形,确切病因尚不十分清楚。文献报道本病合并胰胆管合流异常者约占80%以上:病理状态下,由于胚胎期胆总管、胰管未能正常分离,胆总管接近或超过直角汇入胰管,二者在十二指肠壁外汇合,使共同管较正常延长,距 Vater 壶腹乳头 2～3.5cm,故胰管内压力较胆总管内压力高,胰液可反流入胆总管,破坏其壁的弹性纤维,使管壁失去张力,而发生扩张。

临床上最常见的囊肿型与梭型两种先天性胆管扩张症,其病理改变并不完全一致,因此认为本病可能由于多种因素引起的先天性发育畸形。胚胎早期发育时,由于某种致病因素导致胰胆分化异常引起胰胆管合流异常,胆总管远端发生狭窄,Oddi括约肌也出现发育异常,这些病例改变都是胆管扩张症的综合致病因素。

【分型】

通过解剖学和胆道造影的结果将胆总管扩张症分型:Ⅰ型,胆总管囊性扩张型;Ⅱ型,胆总管憩室型;Ⅲ型,胆总管末端囊肿脱垂型;Ⅳ型,肝内外胆管多发性扩张型;和Ⅴ型,即仅有肝内胆管扩张。

【临床症状与体征】

新生儿期通常表现为腹部肿块、梗阻性黄疸,并且根据梗阻的程度出现不同的表现,如灰白色粪便。有一部分病例表现为巨大腹部肿块伴或不伴有黄疸。一些病例的黄疸程度甚至于类似可治型胆道闭锁。值得注意的是,新生儿期的胆总管扩张症病例常不伴有胰腺炎,血淀粉酶也可不升高。除腹痛、肿块、黄疸三个主要症状外,如合并囊肿内感染时可有发热,体温可高达39℃,严重者伴有全身中毒症状。病程较长或频发黄疸者,可因脂溶性维生素吸收障碍致使凝血因子合成低下,表现为出血倾向。

【诊断与鉴别诊断】

目前,B超仍是检测胆总管扩张症最好的方法。特别是作为孕期的主要常规检查,可以明显提高胆总管扩张症的诊断率。目前,B超可以最早在孕15周检测出胆总管扩张症,但需要与十二指肠闭锁、胆道闭锁、卵巢囊肿、重复畸形、肠系膜囊肿相鉴别。磁共振胰胆管显像(magnetic resonance cholangiopancreatography,MRCP)可以清晰地显示胰胆管病变的情况,并可以不同程度精确显示狭窄段、扩张段、充盈缺损等病变。由于 MRCP 是非创伤性检查,因此可以部分替代 ERCP 作为评估胰胆管解剖异常的诊断价值。

为了全面评估胆总管扩张症,对胰胆合流异常、畸形的胰管、肝内胆管和肝外胆管的检查同样非常重要。ERCP 可以精确地显示胰胆管系统的全貌,因此,目前尚无其他检测方法可以替代 ERCP 的作用,尤其是需要在术前全面了解胰胆管系统情况的病例。

如果术前的影像学检查可以清晰地显示胰胆管系统包括肝内、肝外胆管、胰管的全貌,那就不需要在术中再行胆道造影,但是,如果术前不能做充分的检查评估,那术中的胆道造影仍不可替代。况且如果囊肿太大,那术中无论是经胆囊造影或者经共同管造影也均是无效的,这部分病例术中需要先将囊肿作选择性切开后分别做肝内胆管造影和胆总管远端造影。

胰胆管合流异常的诊断以影像学方法为主,共通管长度是常用的指标。目前判定共通管过长的标准不尽一致,一般认为共通管的正常值:1 岁以内的婴幼儿≤3mm,13 ~ 15 岁的青少年≤5mm,成人≤7mm;若小儿共通管 >4 ~ 5mm,成人 >8 ~ 10mm,则可诊断胰胆合流异常。

【治疗方案与原则】

1. **手术方式的选择** 囊肿切除 + 肝肠 Roux-en-Y 吻合术是目前胆总管扩张症的标准术式。手术原则归纳为:

(1)切除扩张胆总管与胆囊,去除今后可能出现的胆管癌变的部位。

(2)实行胰胆分流,纠正胰胆管合流异常。

(3)在尽可能符合生理学要求的前提下,建立小肠与近端胆管的吻合,解除胆总管梗阻,使胆汁通畅排向肠道,并具有抗反流功能。

(4)了解并解决肝内胆管的扩张或狭窄及肝内胆管结石问题。

(5)了解并解决胰胆共通管可能的狭窄和胰石问题。

2. **手术时机** 许多病例在产前检查时即可发现,出生后一旦诊断明确,何时行根治性手术治疗则需做出抉择。目前多数学者的观点是:产前检查发现的病例,由于肝脏纤维化有时在出生时已经发生,且有囊肿增大、感染、穿孔、肝内胆管狭窄和肝功能损害的潜在危险,如果患儿情况稳定,手术应在出生后 2 ~ 6

周时进行。

胆管穿孔是先天性胆管扩张症较为常见的并发症,许多病例以胆汁性腹膜炎为首发症状。诊断明确后,应在进行快速补液纠正水电解质紊乱后紧急手术探查。由于胆管的炎症水肿组织粘连严重,全身病情危急,一般仅行腹腔引流,胆囊扩张明显者可加胆囊造瘘术。如能显露扩张的胆总管,也可行胆总管置管外引流。亦有学者报道,因及时发现胆管穿孔,可安全实施急诊根治性手术。

3. **手术方法** 新生儿期比较容易被完整切除,因为通常扩张的胆总管壁都比较薄,与周围组织粘连也较少,特别是门静脉。如果囊肿比较大,在切除囊肿前先行囊肿穿刺则可以减少手术难度。囊肿应该在靠近十二指肠这侧的中部被切开,因此,此处通常有一个异常的肝管开口,并且可能是一个独立的开口或者可以开口在囊肿的远端。之后横断囊肿,并与肝动脉、门静脉仔细分离,准备切除囊肿的远端部分,完整切除囊肿的扩张段避免残留日后可能癌变的上皮组织。如果囊肿扩张段不明显(例如梭型),需要切至略高于胰胆合流点水平,并把残端双层缝合,结扎横断。如果术中发现共同管内有蛋白栓,需要行术中胆道镜冲洗蛋白栓至十二指肠,以避免术后出现结石并引起胰腺炎。手术最后在肝总管扩张段近端切断囊肿,并为之后的肝肠吻合口预留足够的宽度。腹腔镜手术技术已普遍应用,在新生儿期亦有较多报道。

4. **术后并发症与处理** 先天性胆管扩张症手术后一般恢复良好,并发症发生的比例低。手术相关并发症近期有出血、胆瘘、胰瘘、水电解质平衡紊乱,远期并发症包括吻合口狭窄、反流性胆管炎、肝内胆管结石、癌变、胰胆管共同通道病变及胰腺病变等。因此,术后应有定期随访制度,如果患儿出现临床症状,应及时给予相关检查和处理。

【小结】

1. 随着影像学的技术发展,新生儿期先天性胆总管扩张症的诊断率明显提高。

2. 新生儿期通常表现为腹部肿块、梗阻性黄疸。

3. 目前,B 超仍是检测胆总管扩张症最好的方法,特别是作为孕期的主要常规检查,可以明显提高胆总管扩张症的诊断率。

4. 囊肿切除＋肝肠 Roux- en- Y 吻合术是目前胆总管扩张症的标准术式。亦可通过腹腔镜技术操作。

参 考 文 献

1. Ray S, Khamrui S. Inadvertent ligation of the main pancreatic duct: an extremely rare complication of choledochal cyst excision. Indian J Surg, 2015,77(Suppl 1):92-93

2. R Kim NY, Chang EY, Hong YJ. Retrospective assessment of the validity of robotic surgery in comparison to open surgery for pediatric choledochal cyst. Yonsei Med J,2015,56(3):737-743

3. Yamoto M, Urushihara N, Fukumoto K. Usefulness of laparoscopic cholecystostomy in children with complicated choledochal cyst. Asian J Endosc Surg,2015,8(2):153-157

4. Forny DN, Ferrante SM, Silveira VG, et al. Choledochal cyst in childhood: review of 30 cases. Rev Col Bras Cir,2014,41(5):331-335

5. Nazir Z, Aziz MA. Choledochal cyst- - a different disease in newborns and infants. J Coll Physicians Surg Pak,2014,24(11):868-870

6. Katabi N, Pillarisetty VG, DeMatteo R, et al. Choledochal cysts: a clinicopathologic study of 36 cases with emphasis on the morphologic and the immunohistochemical features of premalignant and malignant alterations. Hum Pathol,2014,45(10):2107-2114

（郑　珊）

第九章 腹壁疾病

第一节 脐 疝

【概述】

脐疝(umbilical hernia)为少量腹腔内脏器(肠管或网膜)在腹压增高时经脐环疝出。婴儿发病率较高,尤以早产儿、低体重儿好发。女孩比男孩多2~3倍。

【病因及病理】

胎儿期,脐环下半部通过2根脐动脉和脐尿管,脐环上部通过脐静脉。出生后,这些管道随即闭塞而变成纤维索,与脐带脱落后的瘢痕性皮肤相愈合,因此,该部位是一个薄弱区。此外,在婴儿期,由于腹壁肌肉和筋膜发育不全,两侧腹直肌及前后鞘在脐部尚未合拢,当各种引起腹压增高因素存在时,如过多哭闹、咳嗽、便秘、腹泻等,均能促使脐部外突。脐疝表现为脐环缺损,缺损处覆盖正常皮肤和皮下组织,其下为突出的腹膜憩室形成的疝囊,腹膜与皮肤深层及脂肪组织有粘连。突出的内脏多为大网膜或小肠,囊壁与其内容物间一般无粘连。

【临床表现】

大多数婴儿脐疝在出生后脐带脱落后几周内被发现,几乎所有的患儿在出生后6个月内发病。表现为哭闹、咳嗽、排便等使腹压增高时脐部出现圆形或卵圆形突出包块,包块通常直径在1.5~2.5cm,张力通常不高,安静或平卧后包块消失,脐部皮肤松弛。当出现包块时,用手指压迫突出部,膨出脏器很容易还纳腹腔,有时可闻及清晰的气过水声。指端深入即可触及脐环缺损边缘,并可估计其直径,1岁以下婴儿脐环直径一般在0.5~1.5cm。绝大多数婴儿脐疝无症状,脐疝在唐氏综合征、18-三体综合征、13-三体综合征和黏多糖累积症中较常见。

【诊断】

通常无需借助其他辅助手段即可明确诊断。注意与小型脐膨出鉴别,后者膨出中央无正常皮肤。

【治疗方案与原则】

婴儿脐疝绝大多数可以自愈。随着年龄增长,腹肌发育完善,脐环缺损直径逐渐变小,进而闭合。一般脐环直径为1cm左右,不作任何处理均能自行愈合;2岁以上患儿,脐环直径在2cm以上者,特别是有增大趋向的患儿,自愈可能性较小,建议早期施行修补手术。

【预后】

术后复发者极少,疗效满意。但部分病人由于原脐部疝出面积较大,局部皮肤扩张严重,术后脐部皮肤松弛,外观稍差,因此在必要时行脐成形重建术以获得满意的外观效果。

参 考 文 献

1. Alsaeed A,Thallaj A,Alzahrani T,et al. Short beveled sharp cutting needle is superior to facet tip needle for ultrasound-guided rectus sheath block in children with umbilical hernia:a case series. Middle East J Anaesthesiol,2014,22(6):559-566

2. Rajwani KM, Butler S, Mahomed A. In children undergoing umbilical hernia repair is rectus sheath block effective at reducing post-operative pain? Best evidence topic(bet). Int J Surg,2014,12(12):1452-1455

3. Ireland A,Gollow I,Gera P. Low risk,but not no risk,of umbilical hernia complications requiring acute surgery in childhood. J Paediatr Child Health,2014,50(4):291-293

4. Komlatsè AN, Anani MA, Azanledji BM,et al. Umbilicoplasty in children with huge umbilical hernia. Afr J Paediatr Surg,2014,11(3):256-260

(陈永卫)

第二节 脐膨出和腹裂

一、脐膨出

【概述】

脐膨出(omphalocele)指腹壁发育不全,在脐带周围发生缺损,腹腔内脏由此膨出体外的先天性畸形。其发生率约为 1~2.5 个/5000 活产婴,男婴发病率高于女婴,比率约为 3:2。

【胚胎和病因学】

脐膨出是一系列的腹壁发育畸形之一,乃因胚胎体腔关闭过程停顿造成。由于胚胎背轴生长较快,当背轴增长时,在广阔开放的脐带腔周围的腹襞向中央折褶,其过程与荷包口的关闭过程相似,由外周向中央紧缩。如果胚胎受到某种因素的影响,抑制或延缓了胎体的关闭过程,产生不同的畸形。侧襞关闭延迟造成脐膨出;头襞关闭失败导致 Cantrell 五联症。尾襞关闭不全导致下腹部脐膨出,通常合并膀胱外翻或泄殖腔外翻。发生脐膨出的原因尚不清。由于脐膨出合并结构和染色体异常的发生率高,并且在几种基因敲除鼠模型中脐膨出的发生率高,提示脐膨出可能存在遗传因素。脐膨出合并其他畸形率可达到74%,这些畸形中,20% 为心脏,法洛四联症和房间隔缺损最常见。

【病理及分型】

膨出的内脏表面覆有一层半透明、无血管的囊膜,囊膜由腹膜、羊膜和中间加有一层较薄的胶冻样结缔组织构成。囊膜略带白色,透明,厚度仅 1mm。脐膨出的大小不一,腹壁缺损直径从 1cm 至 5~8cm 不等,甚至更大。根据膨出物中是否含有肝脏,将其分为小型(肠管)和巨型(肝脏)。

小型脐膨出:形成腹壁襞的体层于胚胎 10 周后发育停顿,腹壁缺损小于5cm,大部分肠管已经还纳到有相当容量的腹腔内,囊内仅有一些肠袢,肝、脾等均未突出于体腔外,脐带附着在囊的顶点。

巨型脐膨出:胚胎 10 周前腹壁襞的体层发育停顿,脐环处形成一个广阔的缺损,两侧的腹直肌被其撑开,其直径大于

5cm,在 10 周前移行到体腔外的中肠不能回入容积较小的腹腔,在整个胎儿期留在腹腔外生长。膨出物除肠管外,还可伴有肝脏、胃、胰腺、脾、卵巢等其他腹腔脏器,腹腔容积相对很小。由于正常的肠旋转发生在胚胎 10 周内脏回纳腹腔内后,此型患儿通常伴有中肠不旋转或肠旋转不良。肝脏呈球形发育,没有正常的肝叶结构,位于中部并与膈肌的固定异常。膨出的肠管并无特殊变化,可有正常的蠕动。脐带处于囊的下半部分,脐静脉和动脉在囊壁外面展开。

【临床表现】

小型脐膨出:可见正常脐带,位于脐带根部可见囊性膨出物,通过半透明的囊膜隐约可见膨出的小肠肠管。

巨型脐膨出:在腹部中央可见拳头大小或更大的膨出物,透过囊膜可见膨出内容物除有肠管外,还可见肝脏、脾脏、膀胱、生殖腺。囊膜在出生数小时之内为柔软、光亮半透明状,24 小时后囊膜逐渐变为不透明、混浊、干燥脆弱、直至坏死。如未及时就医进行处理,表面可覆有脓苔、硬痂。囊膜可在几天内出现裂缝,引起腹腔感染,大的破裂则可发生内脏脱出。巨型脐膨出在生产时可出现囊膜破裂,腹壁外可见脱出的内脏器官及肠管,色泽比较鲜艳、湿润。偶见在宫内已发生囊膜破裂的,出生时即可见脱出在腹腔外的肠管和脏器,多有水肿、颜色较暗、表面覆有纤维素,肠管的外观与腹裂患者的肠管极为相似,需认真鉴别。

【诊断与鉴别诊断】

根据临床望诊即可确诊,不易漏诊。

产前超声发现脐膨出的阳性率为75%。妊娠 14 周后,如肠管仍未纳入腹腔内可以诊断脐膨出,随访至 24 周,如脐膨出仍未消失,则应注意测量胎儿腹部的直径和疝出脏器的容量,以指导分娩和出生后的治疗。如在妊娠早期发现有脐膨出的,应尽早通过羊水穿刺或胎儿绒毛取样法做染色体的核型检查,发现或除外染色体畸形。90% 脐膨出病例伴有母体血清甲胎蛋白(MSAFP)升高,羊水乙酰胆碱酯酶(AchE)在 27% 脐膨出患儿中可升高。胎儿超声心动图可了解是否合并心血管畸形。

囊膜破裂的脐膨出需要与腹裂鉴别,腹裂病理特征是脐和脐带的形态正常,并在正常的位置,脐带和缺损之间偶尔存在皮桥。腹壁裂口位于脐的右侧,裂孔较小,通常小于 4cm。没有囊膜或囊膜残余物覆盖,腹壁和肌层正常。脱出体腔外的脏器,常为小肠与结肠,偶尔有生殖腺脱出,肠管粗大,肥厚,短缩,相互黏着,有薄层的胶冻样物覆盖。很少伴有其他脏器畸形。

【治疗方案与原则】

对于产前诊断的脐膨出,不主张宫内修补。大多数脐膨出患儿应该到期分娩。分娩方式的选择:巨型脐膨出应采用剖宫产术以免损伤膨出内的肝脏,而小型脐膨出除有其他产科的剖宫产指征外,应采用阴道分娩。

产后处理:

1. 术前处理

(1)患儿出生后,仔细检查膨出囊膜是否完整,并立即用无菌纱布包扎。

(2)保温:因为潮湿的内脏暴露在体外,体液蒸发,存在丢失水分和热量的风险极高,患儿应置于温暖、潮湿的环境中。

(3)如果囊膜破裂,躯干以及暴露的内脏可用干净的保鲜膜或者铝箔包起来。确保暴露的肠管在腹壁开口水平不发生扭转。不要使用湿热的包裹,因为它们冷却的过程和水分蒸发损失过多的热量,使患儿体温下降。

(4)胃肠减压,以减少呕吐和吸入性肺炎的发生,并防止胃肠道因充气膨胀而增加肠管复位的难度。

(5)静脉补液,水及电解质的补充,预防应用抗生素。

(6)通过超声、放射学等辅助检查诊断或除外合并的畸形。

2. 手术方法 根据脐膨出的类型选择不同手术。

(1)一期修补术:主要适用于小型脐膨出。

(2)二期修补术:巨型脐膨出行一期修补术,常使腹压剧增,腹腔内压力过高可以造成腹腔间室综合征而产生不良的后果,包括横膈抬高而造成的呼吸障碍、下腔静脉受压迫至回心血量减少引起心力衰竭、肝肾血流减少引发肝肾功能衰竭,肠管缺血造成坏死穿孔,循环到下肢的血流减少等。故可采用二期修补术,即第一期手术中保留脐膨出囊膜完整不予切除,只将脐带切除,游离两侧腹壁的皮肤,缝合于巨大膨出囊膜之上,形成腹壁疝。12～24 个月后行第二期手术修补腹壁疝。

(3)分期修补术:如果肠管还纳腹腔使腹腔内压力明显增高,可以置 silo 袋,然后每 12～24 小时挤压缩小 silo 袋一次,逐渐将脱出的脏器压回腹腔,一般在 7～10 天在手术关闭腹壁。

(4)保守治疗:用于偶见的脐膨出过大,即使应用 silo 袋,腹腔在很长时间内仍不能容纳疝出的内容物;患儿有严重的肺发育不良或早产;合并严重畸形,不能耐受手术治疗;医疗条件差、不具备在新生儿期进行手术或术后无法进行必要的监护和护理。使用磺胺嘧啶银涂抹,使囊膜形成一层干痂,干痂下逐渐出现肉芽组织,而周围皮肤的上皮细胞也慢慢地向中央生长。最终形成从缺损皮缘开始并覆盖整个囊膜的假性皮肤,当患儿其他问题改善后可以择期修补腹壁疝。

术后处理:

(1)注意呼吸管理,必要时给予呼吸机支持。

(2)禁食、持续胃肠减压;当胃肠功能恢复时可以开始喂养。

(3)静脉营养支持,补充血浆白蛋白。

(4)如为一期手术,短期内应用抗生素;如为分期手术,需长期应用广谱抗生素,并应注意预防真菌感染。

【预后】

脐膨出的存活率为 70%～95%。预后主要取决于是否合并畸形及合并畸形的严重程度,合并危及生命的结构或染色体异常者预后差,在进行任何进一步治疗前要与新生儿病学专家及家长进行坦率的讨论。如无染色体异常、严重的肺或心脏畸形,绝大多数患儿存活并能正常生长发育,除可发生粘连性肠梗阻外,并无其他严重后遗症。

二、腹裂

【概述】

腹裂(gastroschisis)是以腹腔内脏通过脐环的一侧(绝大多数为右侧)腹壁缺损脱出腹腔外为特征的先天性畸形。过去 20 年,全世界腹裂的发生率明显增高,随着80年代NICU的出现和迅速发展,目前,在发达国家腹裂患儿的存活率可高达90%以上。

【病因和病理】

腹裂发生的确切机制仍然不清。腹裂本身没有遗传因素,发现最后能够确定的危险因素只有一个是母亲年幼。腹裂合并其他畸形的发生率低。绝大多数合并的畸形为消化道畸形,肠闭锁的发生率为10%～15%,一般认为是继发于血管意外或缺损部位肠管血运受压障碍所致。也可见到Meckel's憩室和肠重复畸形。

由于肠管在胎儿早期即暴露在羊水中,脱出的肠管及肠系膜水肿增厚,肠管长度明显变短,运动及营养吸收功能障碍。虽然肠管损伤的程度有很大的变异,多数婴儿肠管运输和吸收需要6个月后恢复正常。

【临床表现】

脐环、脐带发育正常,裂口位于脐右侧腹壁,呈纵向,长2～3cm,在脐带和缺损之间偶尔存在皮桥,腹壁肌层正常。没有囊膜或囊膜残余物覆盖。脱出于腹腔外的为胃、肠管,偶尔有生殖腺脱出。肠管颜色暗红发紫,肠壁水肿增厚,没有蠕动。也可见肠管间互相粘连,有胶冻纤维物质覆于表面。有少数病例肠管已有缺血或坏死。腹腔容量小且干瘪。

腹裂患儿多数为早产儿,甚至足月患儿也表现为小于胎龄儿,并且多见年幼的母亲。

【诊断与鉴别诊断】

妊娠12周后产前B超检查,发现胎儿仍存在位于腹腔外的肠管,可诊断为病理性腹壁缺损。孕早期很难区分腹裂和脐膨出,到孕中期以后,可通过以下方面将二者区分开,腹裂胎儿有:①正常发育的脐带;②腹腔疝出物没有囊膜;③疝出脏器不含肝脏;④不含腹水;⑤肠壁增厚;⑥不合并其他畸形;⑦胎儿腹围停止增长(胎儿宫内生长停滞)。羊水测定可发现羊水中甲胎蛋白(AFP)和乙酰胆碱酯酶(AchE)明显升高,同时母体血清甲胎蛋白(MSAFP)100%升高。应用母亲血清筛查和B超检查,腹壁缺损诊断的特异性和敏感性达到100%。

鉴别诊断

脐膨出:脐膨出与腹裂的鉴别见表。当脐膨出产前已破裂时与腹裂需要仔细鉴别(表9-1)。

表9-1 腹裂与脐膨出临床表现鉴别诊断

	腹裂	脐膨出
位置	脐带右侧	脐环
缺损大小	小(2~4cm)	大(2~10cm)
脐带	正常	位置异常
包囊	无	有
膨出内容	肠管、胃	肝脏、肠管等
肠管外观	无光泽、水肿僵硬	颜色正常光润
肠旋转不良	存在	存在
腹腔容量	减小	减小
肠管功能	差、肠梗阻	正常
合并异常	约有10%~15%消化道畸形,如肠闭锁小于胎龄儿、早产儿	常见(30%~70%)合并其他系统畸形 脐膨出-巨舌-巨体综合征 13、15、18三体综合征

【治疗方案与原则】

1. **产前处理** 对于腹裂不主张子宫内修补,而分娩的时间、地点和分娩方式可以影响腹裂患儿的结果。对腹裂患儿可以提前分娩以减少肠管暴露羊水造成的损伤。虽然仍存在争议,很多医院或中心选择在37周分娩,此时肺发育成熟。大多数证明剖宫产没有益处,建议提早分娩而不是剖宫产。分娩地点应该在有新生儿和儿外科专家的医院分娩,使得腹裂胎儿一旦出生即可得到及时、正确的治疗和护理。

2. **术前处理**

(1)包裹固定疝出肠管,防止扭转:患儿出生后立即检查肠管以保证其血液供应没有因肠管扭曲或缺损处压迫而受影响,如果腹裂的腹壁缺损造成血管受压,应立即将缺损延长。将肠管用温盐水浸湿纱布包裹并防水敷料覆盖。可以应用肠袋或玻璃纸。将疝出肠管包裹固定好,防止肠管重力的原因引起扭转。

(2)出生后应立即插入鼻胃管,引流减压胃肠道。

(3)保温。

(4)补液:患儿液体需要量是正常足月儿的 2～3 倍,应输等张液体,在去手术室修补前应补足液体。一旦液体补足后应通过中心静脉插管开始胃肠道外营养。

(5)应用抗生素治疗,防止感染。

(6)灌肠:用温生理盐水灌肠清洁结肠内的粪便,便于手术还纳肠管。

3. 手术治疗

(1)一期修补术:一期修补关闭腹腔是最理想的方法,但这取决于腹裂的大小、疝出物的多少以及腹腔整体发育情况。

(2)延期修补术:是目前国际上被普遍接受、较为流行且成功率很高的手术方式。现在更多医师提倡床旁常规放置一个口部有弹簧圈的 silo 袋,在 1～10 天,通过 silo 袋逐渐加压还纳内脏,然后在手术室关闭腹壁。

合并肠旋转不良、肠闭锁的处理:可以在关闭腹腔的同时进行纠正手术。患儿如无正常胎便排出,术中应注意探查有无"隐藏"的肠闭锁,可以行肠切除吻合手术,多不需要行肠造瘘手术。

4. 术后护理

(1)呼吸支持:一期修补术后有时给予机械通气以抵消腹腔内由于肠管复位后膈肌活动度减低而导致的通气不足。必要时可使用肌松剂和镇静剂。

(2)营养支持:术后给予 TPN 支持,术后当胃肠功能恢复时可以喂养,腹裂患儿与脐膨出患儿比较需要更长时间才能喂养,可以数周甚至数月。

(3)应用抗生素,防止感染、败血症。

【预后】

腹裂患儿的预后依赖于肠管的条件,无并发症的腹裂病例,总的存活率大于90%。由于短肠综合征需要长期应用TPN,或尽管肠管长度正常但是不能耐受肠道喂养的患儿在生后两年内的死亡率为50%。这些患儿多数需要另外的手术,通常是粘连性肠梗阻,少部分短肠综合征或长期肠动力功能紊乱患儿,最终需要肠移植术。

【小结】

1. 脐膨出和腹裂均为胚胎期腹壁发育不全,腹腔内脏脱出体外的先天性畸形。脐膨出表面有完整的囊膜,腹裂则是裸露的肠管。

2. 两者产前诊断均不困难。

3. 出生后处理包括术前的包裹、保温和支持,一期或分期手术取决于膨出脏器的多少和腹腔大小。

附:腹壁缺损产前诊断、随访和处理流程图

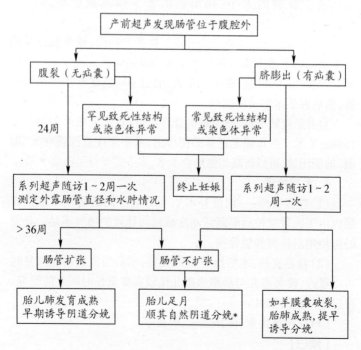

参 考 文 献

1. Akinkuotu AC, Sheikh F, Olutoye OO, et al. Giant omphaloceles: surgical management and perinatal outcomes. J Surg Res, 2015, pii: S0022-4804 (15)00323-6

2. Pandey V, Gangopadhyay AN, Gupta DK, et al. Non-operative management of giant omphalocele with topical povidone-iodine and powdered antibiotic combination: early experience from a tertiary centre. Pediatr Surg Int, 2014, 30(4): 407-411

3. van Eijck FC, van Vlimmeren LA, Wijnen RM, et al. Functional, motor developmental, and long-term outcome after the component separation technique in children with giant omphalocele: a case control study. J Pediatr Surg, 2013, 48(3): 525-532

4. Danzer E, Hedrick HL, Rintoul NE, et al. Assessment of early pulmonary function abnormalities in giant omphalocele survivors. J Pediatr Surg, 2012, 47(10): 1811-1820

5. Ein SH, Langer JC. Delayed management of giant omphalocele using silver sulfadiazine cream: an 18-year experience. J Pediatr Surg, 2012, 47 (3): 494-500

6. D'Antonio F, Virgone C, Rizzo G, et al. Prenatal Risk Factors and Outcomes in Gastroschisis: A Meta-Analysis. Pediatrics, 2015, 136(1): e159-e169

7. Youssef F, Laberge JM, Baird RJ. The correlation between the time spent in utero and the severity of bowel matting in newborns with gastroschisis. J Pediatr Surg, 2015, 50(5): 755-759

8. Ross AR, Eaton S, Zani A, et al. The role of preformed silos in the management of infants with gastroschisis: a systematic review and meta-analysis. Pediatr Surg Int, 2015, 31(5): 473-483

9. Carnaghan H, Pereira S, James CP, et al. Is early delivery beneficial in gastroschisis? J Pediatr Surg, 2014, 49(6): 928-933

10. Lusk LA, Brown EG, Overcash RT, et al. Multi-institutional practice patterns and outcomes in uncomplicated gastroschisis: a report from the University of California Fetal Consortium(UCfC). J Pediatr Surg, 2014, 49(12): 1782-1786

11. Murthy K, Evans JR, Bhatia AM, et al. The association of type of surgical closure on length of stay among infants with gastroschisis born ≥34 weeks' gestation. J Pediatr Surg,2014,49(8):1220-1225

12. 郑珊. 实用新生儿外科. 北京:人民卫生出版社,2013:520-528

（陈永卫）

第三节　腹股沟斜疝与嵌顿

一、腹股沟斜疝

【概述】

腹股沟疝(inguinal hernia)有斜疝和直疝两种。小儿腹股沟疝几乎均为斜疝,直疝极罕见。小儿腹股沟斜疝为先天性发育异常,是最常见的小儿外科疾病。出生后即可发病,出生后3个月内发生率最高。随着经 NICU 救治成活的早产儿的增加,其发生腹股沟斜疝的几率更高。当腹腔脏器进入疝囊后不能还纳而停留在疝囊内即发生嵌顿,称为嵌顿性腹股沟斜疝,是小儿腹股沟斜疝最常见的并发症,新生儿发生嵌顿的危险性特别高。因而虽然新生儿及早产儿的手术和麻醉风险高,但是对这些患儿提倡尽早手术。

【病因及病理】

鞘状突未闭是腹股沟疝形成的病因,而腹压增高则为其诱因。婴儿哭闹、排便、用力、站立、跳动、咳嗽、喘憋等均可使腹压增高,而诱发腹股沟斜疝。

有下列疾病时腹股沟疝的发生率增加:

1. 睾丸下降不全、下尿路梗阻、膀胱外翻。
2. 脑室腹腔分流术后。
3. 腹膜透析后。
4. 囊性纤维性病。
5. 胎粪性肠梗阻、坏死性小肠结肠炎、乳糜腹、腹水、腹裂及脐膨出关闭后所致的腹腔压力增高、腹内肿物、病理性便秘、巨结肠。

6. 结缔组织疾病,如皮肤松弛症,Ehlers-Anlos 和 Marfan 综合征,或 Hurler-Hunter 黏多糖症。

婴儿疝入疝囊的腹腔脏器最常见的是小肠,有时右侧的疝囊内可见阑尾和盲肠,女婴疝囊内可有卵巢、输卵管,少数疝囊较大时腹腔的一些腹膜外脏器如膀胱或盲肠部分升结肠等可构成疝囊壁的一部分称为滑动性疝。手术时应特别注意,防止高位结扎疝囊时误伤器官。有时大网膜疝入疝囊内并与之粘连,不能还纳。小儿腹股沟管短,腹壁发育较薄弱,内外环均较易被撑大,甚至互相重叠成为一个大缺损,有如直疝。但腹壁下动脉仍在疝囊颈内侧,可与直疝区别。

【临床表现】

新生儿常常表现为由家长发现的随哭闹而出现并增大的腹股沟包块,患儿安静、放松时包块可以自行消失,但有时可以持续存在数小时,引起哭闹,明显不适,甚至出现呕吐。腹股沟包块还纳后,由于存在疝囊,通常可以触及增粗的精索结构。女孩的腹股沟包块绝大多数是由卵巢疝入疝囊引起,因此包块较小,往往不仔细观察不易发现,包块呈卵圆形,有触痛、不易回纳。

虽然可能性非常罕见,但确有早产儿及足月儿在疝囊内的阑尾感染的报道。

【诊断】

可靠的病史及触及增粗的精索可高度怀疑腹股沟斜疝,检查腹股沟部或阴囊部位出现可复性软包块,即可做出诊断。睾丸疝产前可以通过 B 超检查发现。

【治疗方案与原则】

腹股沟斜疝有极少数可能自愈,只见于内环口较小,临床上偶尔出现腹股沟包块的病例,但这样的患儿发生嵌顿性腹股沟斜疝的危险性同样增高。因此,除非有明确禁忌证,均应手术治疗。目前无论是国际还是国内绝大多数儿外科医生的主张是不用疝气带或其他所谓的保守治疗方法,即使是低出生体重儿也不主张。

小儿年龄越小,嵌顿性腹股沟斜疝发生率越高,危险性越大。虽然小儿腹壁肌肉不发达,嵌顿疝较易缓解。但是小儿肠管及血管都很薄弱细小,易受损伤。特别是新生儿易引起睾丸梗死,因此,理想的手术时间是诊断后尽早手术。尽早手术除可以防止嵌顿的发生外,早产患儿疝囊结扎术后往往一般状况多明显改善,体重增加。一些以前有窒息发作史的早产儿疝囊结扎术后发作停止。

婴幼儿腹股沟斜疝为先天性腹膜鞘状突未闭,腹壁缺损一般不重要,并且随生长而恢复。故手术仅作疝囊高位结扎术,而不需要腹壁修补即可达到治愈目的,经腹股沟管疝囊结扎术或腹腔镜疝囊高位结扎术。

【预后】

选择性疝修补术后总的并发症率为2%左右,包括阴囊血肿、水肿;伤口感染,不超过1%;医源性睾丸下降不全,约有稍多于1%小婴儿疝修补术以后发生睾丸下降不全,需要再行睾丸固定术;有史以来似乎疝的复发不可避免,腹股沟疝的复发率应小于1%,但手术在新生儿期进行时复发率可以达到8%。

二、嵌顿性腹股沟疝

【概述】

腹股沟斜疝的疝内容物在疝囊颈部阻塞而不能还纳入腹腔时即为嵌顿性腹股沟斜疝(incarcerated inguinal hernia),简称嵌顿疝。嵌顿疝是腹股沟斜疝最常见的并发症,发病率约占17%,早产儿与足月儿比较嵌顿疝的发生率明显增高。由于颈部持续的收缩,疝内容物出现血运障碍时发生绞窄。疝内容物可以由小肠、阑尾、网膜,或卵巢和输卵管组成。如果治疗延误,可迅速进展至绞窄而导致肠坏死,甚至死亡。

【病因及病理】

各种使腹压增高的因素,如剧烈哭闹或阵咳都可使腹压突然增高,迫使更多的腹腔脏器扩张疝环进入疝囊。当腹压暂时减低时,疝环弹性回缩,阻止内容物回纳腹腔而发生嵌顿,疝嵌顿后引起局部疼痛。疼痛反射性引起腹壁肌肉痉挛,加重嵌顿。进入疝囊的肠管嵌顿后,血液循环受障碍。小儿疝囊颈和疝环较成人富有弹性,腹肌不发达,而且小儿的血管弹性较好,因此,血液循环障碍由静脉回流受阻、淤血、水肿发展到肠坏死的进程较缓慢,较少像成人那样疝嵌顿 4 小时即发生绞窄坏死。但是脏器受压水肿,进而压迫精索,特别是新生儿可并发睾丸梗死。

【临床表现】

嵌顿疝的新生儿通常表现为哭闹,易激惹,以后逐渐出现呕吐,腹胀和停止排便等肠梗阻症状。局部检查可触及有张力、触痛的腹股沟或阴囊包块,包块近端边界不清,同侧的睾丸可以正常或由于血运障碍而肿硬,晚期局部皮肤发红,腹部膨胀,甚至有腹膜刺激征。出现便血多表示肠管已坏死,如不能及时诊断和正确处理,可发生死亡。

【诊断与鉴别诊断】

当腹股沟或阴囊部出现不能自行复位的疼痛性包块时,首先应考虑嵌顿疝。结合既往发生过可复性腹股沟斜疝的病史,诊断更为肯定。腹部 X 线片显示腹股沟包块内肠管气影,可以明确诊断。如果出现肠梗阻腹平片可显示伴有液平面的扩张的肠袢。超声检查可以辅助诊断。

嵌顿疝临床诊断通常容易,但需要与以下疾病鉴别:

1. **鞘膜积液** 腹股沟或阴囊的包块,形态与腹股沟疝极为相似,但包块无触痛,由于包块内为液体,有囊性感,透光试验阳性,但要注意小婴儿透光试验不可靠,嵌顿性腹股沟斜疝时由于肠壁薄,肠管可以是透光的;当鞘膜积液继发感染或出血时,包块突然增大,疼痛,变硬,透光阴性。诊断困难时,可通过直肠指检内环处有无嵌顿之肠管而鉴别,超声检查可以明确诊断。

2. **腹股沟淋巴结炎** 早期肿块硬,皮肤红肿,境界不太清楚,有触痛,全身有急性化脓性炎症表现如发热或中毒症状,但无肠梗阻表现,精索及睾丸正常。

3. **睾丸扭转或睾丸附件扭转** 患儿表现为腹股沟或阴囊出现疼痛性包块,偶尔也有恶心呕吐等消化道症状,但无肠梗阻表现。当睾丸扭转时,睾丸常位于腹股沟部,同侧的阴囊空虚。在阴囊的睾丸附件扭转时,睾丸有触痛并且位置比对侧稍微提高。

4. 睾丸肿瘤　阴囊肿大,阴囊内肿物与疝相似,但肿瘤多为实质性,有沉重感,不能还纳腹腔,易与疝相鉴别。

【治疗方案与原则】

新生儿嵌顿疝,因不能明确发病准确时间,加上容易睾丸坏死,一般主张紧急手术治疗。术前需要充分准备,鼻胃管减压并纠正水电解质紊乱,应用抗生素。

【预后】

嵌顿疝急诊手术后的并发症率增加到 8% ~ 33%。婴幼儿嵌顿性腹股沟斜疝手术治愈率到达 97.5% 以上,术后患儿发育不受影响,约 2.3% ~ 15% 出现患侧睾丸不同程度萎缩,约 1.2% ~ 2.2% 疝复发。

【小结】

1. 小儿腹股沟斜疝为先天性发育异常,是最常见的小儿外科疾病。鞘状突未闭是腹股沟疝形成的病因,而腹压增高则为其诱因。

2. 诊断主要依据腹股沟部或阴囊部位出现可复性软包块,超声检查有助于鉴别诊断。

3. 腹股沟斜疝有极少数可能自愈,理想的手术时间是诊断后尽早手术。

4. 嵌顿是腹股沟斜疝常见并发症,新生儿发生嵌顿的危险性特别高,新生儿嵌顿疝主张紧急手术治疗。

参 考 文 献

1. Houben CH, Chan KW, Mou JW, et al. Irreducible inguinal hernia in children:how serious is it? J Pediatr Surg,2015,50(7):1174-1176

2. Gawad N, Davies DA, Langer JC. Determinants of wait time for infant inguinal hernia repair in a Canadian children's hospital. J Pediatr Surg, 2014,49(5):766-769

3. Mishra PK, Burnand K, Minocha A, et al. Incarcerated inguinal hernia management in children:a comparison of the open and laparoscopic approach'. Pediatr Surg Int,2014,30(6):621-624

4. Xiang B,Jin S,Zhong L, et al. Reasons for recurrence after the laparo-

scopic repair of indirect inguinal hernia in children. J Laparoendosc Adv Surg Tech A,2015,25(8):681-683

5. Choi W, Hall NJ, Garriboli M, et al. Outcomes following laparoscopic inguinal hernia repair in infants compared with older children. Pediatr Surg Int,2012,28(12):1165-1169

6. Takahashi A,Toki F,Yamamoto H,et al. Outcomes of herniotomy in premature infants:recent 10 year experience. Pediatr Int,2012,54(4):491-495

7. Orth RC,Towbin AJ. Acute testicular ischemia caused by incarcerated inguinal hernia. Pediatr Radiol,2012,42(2):196-200

8. Baird R,Gholoum S,Laberge JM,et al. Prematurity,not age at operation or incarceration,impacts complication rates of inguinal hernia repair. J Pediatr Surg,2011,46(5):908-911

9. Gholoum S,Baird R,Laberge JM,et al. Incarceration rates in pediatric inguinal hernia:do not trust the coding. J Pediatr Surg,2010,45(5):1007-1011

10. Turial S,Enders J,Krause K,et al. Laparoscopic inguinal herniorrhaphy in babies weighing 5 kg or less. Surg Endosc,2011,25:72-78

（陈永卫）

第四节　卵黄管发育异常

【概述】

卵黄管是一个在胚胎期连接卵黄囊至消化管的细长管腔。正常情况下,在胚胎第 7 周,管腔完全闭塞并逐渐退化消失。若在胚胎发育过程中出现停滞或异常,则可导致卵黄管全部或部分残留,形成不同类型的卵黄管发育异常。

【病因与病理】

胚胎第 6~8 周时卵黄管即开始闭锁、退化,使中肠与卵黄管分离,此时某些原因使其闭锁、退化过程停滞或异常,可引起各种卵黄管发育解剖异常:包括脐茸和脐窦、卵黄管囊肿、脐肠索带、脐肠瘘、Meckel 憩室。

（一）脐茸、脐窦、卵黄管囊肿和脐肠索带

1. **脐茸**　脐茸或称脐黏膜息肉（umbilical mucosal polyp）是卵黄管的脐端残留的黏膜，形成息肉样的红色突起。

【临床表现】

生后脐带脱落后脐部经常有少量黏液或血性分泌物，脐周常继发湿疹。局部用收敛药可暂时起作用，症状好转，但不久又会复发。

【诊断与鉴别诊断】

脐茸与脐肉芽肿相似，需要鉴别，脐肉芽肿系小儿出生后几周、几月或更长时间，脐部有一个小圆形、樱桃红色肿物，大小 2～10mm 不等，由肉芽组织构成，没有黏膜，经常有分泌物或血性渗液，经数次硝酸银烧灼后可治愈。若肉芽肿较大，引起慢性炎症不易治愈者，可手术切除。

【治疗方案与原则】

小的脐茸可用 10% 硝酸银烧灼或电灼破坏黏膜，脐茸大蒂粗者须手术切除。由于存在通过脐肠索带连接至回肠的可能性，建议小范围的开腹探查腹腔，如果存在脐肠索带，需要切除。现在建议术前做 B 超检查，有经验的 B 超医生可发现脐肠索带。

2. **脐窦**　脐窦（omphalomesenteric duct sinus）系卵黄管的肠端闭合而脐端未闭所形成的窦道。脐窦黏膜分泌少量无色无臭液体。

【临床表现】

在脐带脱落后，经常有黏液自脐部排出。窦道容易并发感染，此时分泌物为脓血性。脐部皮肤因经常受分泌物的刺激，可发生充血红肿或湿疹样变。如分泌物引流不畅，可形成脓肿。一般在脐中部可见一小的红色突出，有黏膜被覆的小肿物，中央凹陷。自此凹陷处插入探针或细导管，进入 1～3cm 受阻。自导管注入造影剂造影，可显示盲管的走向和长度，并除外脐肠瘘和脐尿管瘘。现在 B 超检查即可达到上述目的。

【治疗方案与原则】

较短浅的窦道可以用硝酸银处理治愈；深、长久不愈合的窦道应予手术切除。手术时要完整切除窦道不能残留黏膜。并发感染时首先控制炎症,根据感染的程度抗生素口服或静脉输入,局部理疗、可以用硼酸洗液或中药湿敷,脓肿形成则应行切开引流,待炎症消退后,手术切除窦道。

3. 卵黄管囊肿 卵黄管囊肿(omphalomesenteric duct cyst)系卵黄管的两端闭塞,中间部分保留原有的内腔,由于腔内黏膜分泌的液体无出口,逐渐积聚使囊腔扩大而形成卵黄管囊肿。囊肿位于脐部下方,多为一个,偶可为多个。有时囊肿很大,可形成下腹部肿物,或因肿物与周围组织粘连,压迫肠祥而产生肠梗阻症状,偶尔囊内感染破溃引起下腹炎症。反复发作可自脐部破溃,经久不愈。卵黄管囊肿是卵黄管发育异常中最罕见的类型。

【临床表现】

一般无自觉症状,囊肿界限清楚,大小不等,可以活动。B超检查可以显示局部囊性肿物。囊肿可以并发感染,患儿表现为局部疼痛和发热。有发生小肠扭转的危险性。

【治疗方案与原则】

手术切除囊肿。若有索带与回场和脐部相连,应一并切除,以防止索带造成肠梗阻。

4. 脐肠索带 脐肠索带(omphalmesenteric band)系卵黄管管腔退化闭锁,管壁组织持续存在,形成实心纤维条索,从脐部连接到回肠、肠系膜或肝门之间,脐部偶尔合并脐茸或脐窦。

【临床表现】

脐肠索带可以终身无症状,但其有潜在的危险,可使肠管扭转、压迫或嵌顿,形成完全性肠梗阻,出现急性呕吐、腹胀、不排便等梗阻症状,在新生儿期应与肠旋转不良、先天性小肠闭锁等疾病鉴别,超声检查有助于诊断及鉴别诊断。

【治疗方案与原则】

如患儿有血便排出,表示绞窄性肠梗阻,应急诊手术,切除脐肠索带,解除梗阻,肠坏死者行肠切除肠吻合,同时矫正合并的脐部畸形。

（二）脐肠瘘

脐肠瘘（patent omphalomesenteric duct）是先天性卵黄管发育异常的表现形式之一，卵黄管完全开放，连接在末端回肠和脐之间，有粪便或肠液外溢。瘘可以含有异位的胃、结肠或胰腺组织。

【临床表现】

临床症状出现在生后 1～2 周，脐带脱落后，脐部外观明显发育异常，脐部有异常分泌物，可发现含有大便的肠液外溢，有臭味，偶能发现有气体连续排出，护理困难。查体可见脐孔中央位置有凸出的息肉样肿物，有完整黏膜组织，色红，形态大而圆，有孔，探针可进入较深位置，可有大便排出，哭闹及排便等腹压增高时可有部分黏膜经脐孔脱出，甚至造成嵌顿，脐周常伴有皮疹或溃疡。

【诊断与鉴别诊断】

根据临床病史及局部检查，多能诊断。少数诊断不能确定者可做以下辅助检查。

1. **腹部 B 超** 腹部超声检查是最简单、快捷、准确的诊断手段，通过观察瘘管的走形可确认瘘管与回肠的密切关系，甚至可以清晰地发现液体随呼吸运动在瘘管与肠腔中连续往返流动。

2. **放射造影检查** 经瘘口直接注入或插管推注造影剂，可见瘘管及小肠显影，可与脐尿管瘘明确鉴别。

【治疗方案与原则】

确诊后应手术治疗。脐肠瘘患儿，脐部经常受肠液的刺激，周围皮肤可以发生湿疹样改变，或局部糜烂、溃疡形成，术前应使局部干燥，溃疡愈合。手术可选用经脐部切口手术或经脐环下切口手术。

【预后】

并发症较少，预后好，生长发育同正常儿童。

（三）梅克尔憩室

梅克尔憩室（Meckel's diverticulum）系卵黄管退化不全所遗留的一种最常见的小肠发育畸形。其是末端回肠的肠系膜对缘肠壁有憩室样突起。发生率约2%,大多可终身无症状,15% ~ 20%在发生并发症时需要外科治疗。梅克尔憩室的并发症包括出血、憩室炎和肠套叠等。并发症多见于小儿。

【胚胎与病因学】

胚胎第6周卵黄管开始自行闭塞,收缩成为一根连接脐与中肠的纤维索带即卵黄管索带。第8周索带从脐端开始逐渐吸收,最后完全消失,完成退化过程。在退化过程中发生障碍,卵黄管的脐端吸收退化,而肠端未吸收退化或退化不全时则形成梅克尔憩室。

【病理】

梅克尔憩室是真性憩室,它具有正常肠壁的各层结构。梅克尔憩室在小肠的位置是不固定的,但多位于距回盲瓣100cm以内的末段回肠对系膜缘。憩室距回盲瓣的平均距离在2岁以下的小儿为34cm,2 ~ 21岁为46cm。憩室的大小、长度和形态各不相同,绝大多数为圆锥形,基底宽约2cm,顶端变细,大小变异不等,常见全长3 ~ 4cm,有时有独立系膜。74%的病例梅克尔憩室的顶端游离于腹腔中;少数虽然卵黄管远端闭合但仍保留有纤维索带连于脐部或称脐肠索带。有时纤维索带从憩室顶部延伸到肠系膜,易导致肠管扭转而发生肠梗阻。

梅克尔憩室壁的结构与回肠壁相同,有时憩室壁内有异位组织,异位组织发生率约12% ~ 61%,在无症状的梅克尔憩室中约15%有异位的组织;而在有症状的梅克尔憩室病人中有异位组织的占54%,其中60%以上是胃黏膜。其他异位组织包括胰腺组织、十二指肠黏膜、结肠黏膜、子宫内膜或肝胆组织。异位组织可以是一种,有时也可以是两种同时存在。异位组织是发生憩室并发症的主要原因。常引起憩室溃疡,并发出血、穿孔。

【临床表现】

临床表现均以炎症、溃疡或小肠梗阻为主要症状。

1. **憩室溃疡出血** 憩室壁内的异位胃黏膜分泌盐酸及胃蛋白酶腐蚀憩室黏膜而产生消化性溃疡,引起出血。临床表现为突然发生的无痛性血便,无任何前驱症状。开始时多为黑紫色或黑褐色血便,出血量大时转为暗红色或鲜红色血便。一天内可排血便 4 ~ 5 次。患儿同时可有面色苍白、口渴、烦躁不安、四肢凉、尿少等失血性休克表现。腹部多无阳性体征,有时可能有轻度压痛。经输血等对症处理,便血多于 2 ~ 3 天后停止。经数周、数月或数年的静止期,又可重复出现上述症状。新生儿出血症状少见。

2. **肠梗阻**　是梅克尔憩室的主要并发症,发生率约为梅克尔憩室的 25% ~ 54%。因位置、形态的不同,可有肠套叠、肠扭转、腹内疝等。临床上出现阵发性腹痛、恶心呕吐、腹胀等低位肠梗阻症状,查体可见腹胀、肠型、腹部压痛、腹肌紧张、肠鸣音亢进伴有气过水声等,往往发病急,症状严重,发生肠扭转或伴肠绞窄时,病情可迅速恶化。

3. **炎症或穿孔**　常因憩室基底部较窄,形似盲袋,引流不畅,或憩室本身发生扭转,致憩室腔梗阻或憩室内异物等引起炎症,约占 14% ~ 24%。发炎症状与阑尾炎相似,有右下腹痛,但压痛靠近脐部。憩室穿孔多由于异位胃黏膜消化性溃疡引起,穿孔后可发生弥漫性腹膜炎或局限性脓肿。

【诊断与鉴别诊断】

诊断肠梗阻、消化道出血及阑尾炎时要考虑到本病的可能性。消化道出血时,要与肠重复畸形、结肠息肉及出血性坏死性肠炎相鉴别。

1. **影像学诊断**　X 线腹部平片:仅能显示有无肠梗阻及憩室穿孔的征象。

消化道造影:常规钡餐造影对于梅克尔憩室的诊断并不可靠。

CT 诊断:CT 诊断梅克尔憩室的价值不大,因为它无法判断是憩室或小肠肠袢。如果憩室与脐部相连,经 CT 有时可以诊断。

2. **超声诊断**　随着 B 超医生的经验增多和诊断水平的提高,梅克尔憩室往往通过 B 超可以得以诊断。尤其是有并发症的儿童患者,如阻塞性和液体充盈的憩室更易发现。

3. **放射性核素检查**　放射性核素扫描可提示有异位胃黏

膜的梅克尔憩室的诊断。

【治疗方案与原则】

1. **手术指征** 各种憩室并发症必须手术治疗,而且绝大多数是急诊手术,多属于探查性质。临床工作中鉴别诊断对治疗的重要性不大,重要的是在手术中发现不符合临床诊断时,如诊断急性阑尾炎而术中阑尾正常,务必仔细检查末端回肠,以确定有无梅克尔憩室病变。有症状并确诊的 Meckel 憩室应切除。对于没有症状的 Meckel 憩室,基本是不切除。

2. **术前准备** 梅克尔憩室并发症常常是造成外科急腹症的病因之一,患儿多有脱水、电解质紊乱、感染、全身情况差等情况,因此,必须做好充分的术前准备。

3. **手术方法** 对于有症状的梅克尔憩室的手术治疗,可行开腹或腹腔镜手术。切除憩室的方法包括单纯结扎、切除及荷包缝合法;楔形憩室切除术;憩室及肠段切除术。

【预后】

梅克尔憩室切除术后(有或无并发症的梅克尔憩室)总的并发症的发生率是 2% 左右;死亡率是 1%。

【小结】

1. 卵黄管发育异常是在胚胎正常闭塞、退化过程中出现停滞或异常而导致卵黄管全部或部分残留,形成不同类型的卵黄管发育异常。

2. 诊断主要依据临床症状和体征,结合 B 超及放射学检查。

3. 部分脐茸及脐窦可经硝酸银处理等治愈,其余的卵黄管发育异常均需手术治愈。

4. 脐肠索带及梅克尔憩室多以并发症为主要临床表现,如肠梗阻肠绞窄,消化道出血或炎症穿孔,多需要急诊手术治疗。

参 考 文 献

1. Bagade S, Khanna G. Imaging of omphalomesenteric duct remnants and related pathologies in children. Curr Probl Diagn Radiol, 2015, 44(3): 246-255

2. Sancar S, Demirci H, Sayan A, et al. Meckel's diverticulum：Ten years' experience. Ulus Cerrahi Derg,2015,31(2)：65-67

3. Sun C, Hu X, Huang L. Intestinal obstruction due to congenital bands from vitelline remnants：sonographic features and review of the literature. J Ultrasound Med,2012,31(12)：2035-2038

4. Kotecha M, Bellah R, Pena AH, et al. Multimodality imaging manifestations of the Meckel diverticulum in children. Pediatr Radiol,2012,42(1)：95-103

5. Durakbasa CU, Okur H, Mutus HM, et al. Symptomatic omphalomesenteric duct remnants in children. Pediatr Int,2010,52(3)：480-484

6. Kiratli PO, Aksoy T, Bozkurt MF, et al. Detection of ectopic gastric mucosa using ^{99m}Tc pertechnetate：review of the literature. Ann Nucl Med,2009,23：97-105

（陈永卫）

第五节　膀 胱 外 翻

【概述】

膀胱外翻在活产婴儿中的发病率大概在 1/10 000 ~ 1/50 000 之间。对膀胱外翻现代外科手术处理的目标包括：①安全稳固的腹壁闭合；②外生殖器在外观和功能上重建（男性患儿的阴茎和女性患儿的外阴部）；③保留肾功能和控尿能力。目前,这些目标通过初步的膀胱和后尿道闭合术、尿道上裂的早期修补和最后增加膀胱容积辅助膀胱颈重建术而得到实现。本章主要探讨新生儿膀胱外翻的评估和治疗相关问题,仅涉及患儿的早期处理和初步的闭合技术。

【胚胎与病理】

膀胱外翻、泄殖腔外翻和尿道上裂是膀胱外翻-尿道上裂复合畸形的三个不同表现。其基本缺陷是由于泄殖腔膜的异常发育过度,阻止了间叶组织向中线迁移形成适当的下腹壁结构。在发生膀胱外翻-尿道上裂复合畸形的患儿中,60% 出现膀胱外翻,30% 表现为尿道上裂,10% 为泄殖腔外翻,也有一些较少见的变异,如膀胱上瘘、重复膀胱外翻、假性膀胱外翻等。膀胱外翻属于一系列异常(包括尿路、生殖道、肌肉骨骼系统异常,有时还有肠道异常)的一部分。

【临床表现】

典型的膀胱外翻,通常表现为腹壁、膀胱、外生殖器、骨盆骨骼、直肠和肛门的缺陷。

(1)肌肉骨骼缺陷:典型的膀胱外翻表现为耻骨沿两侧骶髂关节在矢状面方向上旋转不良,引起特征性的耻骨联合增宽。除此之外,耻骨支与髂骨结合部位还存在外旋或外翻。

(2)腹壁缺陷:直肌的前鞘在尿道和膀胱颈的后方呈扇形展开插入联合间带。三角形纤维缺损的上端是脐。膀胱外翻的患儿脐与肛门的距离通常是向前缩短的。

(3)直肠肛门缺陷:会阴区短而宽,肛门直接位于尿生殖膈的后方,它的位置向前移位,与三角筋膜缺陷后缘相对。肛提肌和耻骨直肠肌的分离和外括约肌解剖结构的扭曲异常导致不同程度的肛门失禁和直肠脱垂。

(4)外生殖器缺陷:男性外生殖器缺陷严重,外翻患者前段海绵体长度比正常对照组几乎缩短了50%,如果患儿阴茎很小或者发育不良,只有在告知患儿家属其他可供选择的治疗方式及手术的影响后,才考虑进行变性手术。女性外生殖器的重建没有男性患者那样复杂。阴道口通常较窄并向前移位,阴蒂分叉,阴唇、阴阜和阴蒂也是分开的。子宫明显地进入了阴道,使得子宫颈位于阴道前壁。输卵管和卵巢正常。女性患者通常能够生育。

(5)尿道缺陷:膀胱黏膜出生时可能表现正常,但是,异位的肠黏膜或离体肠袢,或更为常见的错构瘤性息肉可能出现在膀胱表面。膀胱很小、纤维化、缺乏弹性、长满息肉。上尿路一般是正常的,但发育异常也是有发生的,在这些患者中,可能见到马蹄肾、盆腔异位肾、肾发育不全、孤立肾和肾发育不良并发巨输尿管症。

【诊断与鉴别诊断】

产前反复行 B 超检查没有发现正常的充盈的膀胱,而在下腹壁有一处产生回波的组织,提示膀胱外翻。

【治疗方案与原则】

出生后的评估与治疗:

1. 在出生后需要用2-0丝线在靠近腹壁处结扎脐带,防止脐带夹损伤细嫩的膀胱黏膜,导致其表面脱落。然后膀胱表面被覆非黏附性的塑料薄膜(如Saran薄膜),防止膀胱黏膜与衣服或尿布粘贴在一起。另外,每次换尿布的时候,必须去除塑料薄膜,用无菌生理盐水冲洗膀胱表面,同时还要更换新的塑料薄膜。

2. 在出生后几个小时内就可以进行心肺系统和身体的一般情况的评估。放射性核素扫描和超声检查可以了解肾脏的结构、功能和引流情况,甚至可以在出生后几个小时内(行膀胱闭合术前)进行评估。如果出生时环境不是很理想,需要转到一个大型的儿童医疗中心才能对胎儿进行全面的评估。在转院过程中需要使用一个塑料薄膜来保护新生儿娇嫩的膀胱黏膜以免受到损伤。

通常在术前即发现的沿小三角筋膜缺陷边缘拉伸的纤维化的小膀胱片,由于缺乏弹性和收缩性不能用来进行常规的闭合手术。有时为了能充分评估膀胱,需要在麻醉情况下进行检查,尤其是在出生后到检查前的这段时间内有严重水肿、表皮脱落和息肉形成的患儿。患儿是否适合进行膀胱闭合手术还需要等待观察,需要由那些有大量处理外翻经验的外科医生来决定。

3. **初步膀胱闭合术**　早期闭合膀胱、后尿道和腹壁使得该手术的成功率有了明显的提高。功能性膀胱闭合的首要目的是将膀胱外翻转化为一个完全的尿道上裂,继发的尿失禁和具有平衡的后尿道阻力不仅保护了肾功能同时也可以刺激膀胱的生长。新生儿时期膀胱板的完好情况是决定成功闭合术后最终尿流控制能力的单一重要预测因素。

对出生72小时后的患儿进行膀胱闭合术时,要进行两侧横向耻骨和纵向髂骨的截骨术。另外,如果患儿麻醉后的初次检查显示骨盆韧性不好或耻骨分离超过4cm时,应该行截骨术,即使闭合术是在出生后72小时内进行的,也应该行截骨术。

【预后】

现代分阶段膀胱外翻修补术使得大部分病例在外观和功能上能够取得良好的效果。这个术式包括：①初期膀胱闭合术；②尿道上裂修补；③膀胱颈重建。尽管目前组织工程学的发展能够保证那些在将来需要进行泌尿生殖道重建的患者有良好的预后，分阶段功能闭合术仍然是治疗典型膀胱外翻患者的"金标准"。

【小结】

1. 膀胱外翻，表现为腹壁、膀胱、外生殖器、骨盆骨骼、直肠和肛门的缺陷。

2. 产前 B 超可见下腹壁产生回波组织，而无正常充盈的膀胱。

3. 功能性膀胱闭合首先是将膀胱外翻转化为尿道上裂，分步进行：初期膀胱闭合术、尿道上裂修补、膀胱颈重建。

参 考 文 献

1. Baky Fahmy MA, Al Shenawy AA, Shehata SM. Efficacy and safety of continent anal urinary diversion for complicated bladder exstrophy in children by using modified Duhamel's procedure. J Pediatr Urol. 2015 Apr 24. pii:S1477-5131(15)00118-7

2. Panda SS, Bajpai M, Singh A, et al. Intra thoracic migration of ureteric stent after exstrophy bladder closure:Unusual complication. Afr J Paediatr Surg. 2015 Jan-Mar;12(1):98-99

3. Bertin KD, Serge KY, Moufidath S, et al. Complex bladder-exstrophy-epispadias management:causes of failure of initial bladder closure. Afr J Paediatr Surg. 2014 Oct-Dec;11(4):334-340

4. Canning DA. Re:Examining long-term outcomes of bladder exstrophy:a 20-year follow-up. J Urol. 2014 Aug; 192(2):543

5. Pierre K, Borer J, Phelps A, et al. Bladder exstrophy:current management and postoperative imaging. Pediatr Radiol. 2014 Jul; 44(7):768-786

（陈　功）

第六节 泄殖腔外翻

【概述】

泄殖腔外翻是一种最严重的尿道上膈外翻,存活新生儿中发生率约为 1/200 000 至 1/400 000,男女比例约为 1:2。尽管病情非常严重,但患儿多数都能存活下来,治疗主要是为了提高患儿的生存质量。

【胚胎与病理解剖】

泄殖腔外翻病因的经典解释是:胚胎第五周下腹壁未被由原嵴发育而来的中胚层完全覆盖,导致中线结构出现"破裂",当胚胎第 7 周,生殖结节融合后发生缺损,则主要表现为膀胱外翻;如果破裂发生在 5 周以前则膀胱、直肠及生殖膈均发育缺损,导致中线出现巨大的膀胱、直肠及生殖隔缺损,进而直肠尿道膈发育缺损,导致直肠远端发育迟缓。

泄殖腔外翻是最严重的腹壁缺损。表现出不同程度的脐膨出,这类脐膨出包括下腹壁外翻的黏膜面,两侧为左右两半膀胱,下方有各自的输尿管开口,膀胱三角区常也存在发育不全。中心的黏膜板常由所谓"回结肠板结构"的小肠黏膜构成,这层黏膜板上开口可多达 5 个:最上方为回肠末端开口,黏膜常可脱垂出来;中间的一至两个孔是单个阑尾或阑尾重复畸形的开口;最下方一到两个开口,为远端结肠或结肠重复畸形的开口,结肠(或后肠)通常较短或仅仅为盲端。生殖器官畸形也很常见,对于男性婴儿,常出现睾丸位于下腹壁,以及腹股沟斜疝。阴茎分裂常表现为两侧海绵体附着于分裂的耻骨支,尿道呈现上裂,输精管可以正常、缺如或重复。对于女性婴儿而言,阴蒂可以分裂、分开,甚至缺如。双阴道可外翻也可缺如,子宫常为双角子宫。骨盆结构常有较宽的耻骨分裂,髋关节外展外旋,此外30% ~75% 的患儿会出现脊柱裂。

【临床表现】

泄殖腔外翻 85% 的病人合并有其他畸形。最常见的有泌尿生殖畸形、胃肠道畸形、脊柱及骨畸形、心脏畸形。

1. 上尿路畸形占 42% ~ 60% ,包括:肾积水、输尿管积水、输尿管闭锁、输尿管重复畸形、盆腔肾脏、肾发育不良、多囊肾、马蹄肾,这些畸形常会导致肾功能减退。男孩睾丸常未下降伴有输精管正常、缺如或重复;女孩常由整个内生殖器的重复畸形,当青春期时,常会伴有盆腔疼痛和卵巢囊肿,有报道部分女性患儿有尿路梗阻。

2. 胃肠道畸形常见有肠旋转不良、十二指肠闭锁、梅克尔憩室以及肠重复畸形。25% 患儿有先天性短肠综合征,因此尽可能保留回肠和结肠显得非常重要。

3. 48% ~ 75% 的患儿有脊柱发育不良,30% ~ 75% 患儿有脊髓发育问题,脊髓栓系也很常见。骨的畸形约占 26% ~ 30% ,主要包括马蹄内翻足、髋关节脱位等。

4. 术前心脏超声检查对这些患儿也很重要,心脏畸形是导致这类患儿死亡的最重要原因。

【诊断与鉴别诊断】

产前 B 超检查已经成为产前诊断的常规方法,主要 B 超结果包括:无法探测膀胱;大的中线脐下前腹壁缺损或发现囊状腹壁结构;回肠突出腹腔呈象鼻状;脐膨出或脊膜膨出。相对少见诊断相关依据包括:下肢异常、肾脏畸形、腹水、耻骨弓增宽、胸腔狭窄、脑积水以及单脐动脉。产前发现的信息,有助于对患儿父母进行相关知识培训,同时也便于选择有相关抢救经验并有多学科协作的医疗中心,按照计划选择时间进行生产。

【治疗方案与原则】

出生时,患儿需尽快稳定术前状态,保护暴露的肠管、膀胱及脐膨出部分或脑膜膨出部分。基本体检后实验室检查常规应包括:肾功能、电解质等,同时需要血和染色体标本便于以后的配型和部分患儿性别的鉴定。完成泌尿生殖道和脊柱超声及胸腹部影像学检查以排除相关伴发畸形。心脏超声也应列为检查的常规。患儿需要用塑料带包裹外露脏器或温盐水袋包绕下肢,以保持正常体温。

随后,普外科、泌尿外科专业组要共同会诊,如果有脊膜膨出还需要请神经外科,性别畸形需要心理科及内分泌科共同商讨。如果产前没有和家长谈话,需要立即与家长交代病情。治疗组也需要制定一致的治疗方案。特别是性别决定牵涉到很多复杂的问题:生育、心理、性能力等,需要多个学科和家庭共同决定。

手术治疗需要依照一定的顺序展开,如果出现脑脊膜膨出,需要先将缺损覆盖,同时注意可能存在的脊髓栓系;其次是将脐膨出外翻的肠管回纳入腹腔,卷曲肠管,重新建立其连续性,尽可能保留肠管以及阑尾;然后,半膀胱连向后中线,如果有条件的话,可以将其管化成为储尿器官;如果分离的耻骨支接近中线,则手术可将脐膨出和膀胱一同关闭;性腺和外生殖器往往标记为最后一步进行纠正的项目,未下降的睾丸或腹内睾丸均可延期到以后修复。总体上治疗方案需要个体化,由治疗小组和家长共同协商。包括脐膨出关闭、肠管的重建、膀胱的闭合、生殖系统的重建。

术后早期需要注意液体和电解质的平衡,肾功能储备在这些患儿中往往会减退。目前很多方法可以用于减低腹部闭合张力如:减少下肢运动,使用肌松剂,持续辅助通气,从膝部向下腹部放置驱血带,将大腿上部固定;减少骨盆张力,必要时分开闭合的耻骨支;骨盆兜悬吊,Salter 骨盆截骨技术也可以用于骨盆关闭。使用 Silo 袋的患儿需要分期关闭腹壁。可以使用临时膀胱或尿管将尿液引流入外翻的膀胱盘,结肠造瘘口用造瘘袋封闭,从而使大便和尿液分流。

新生儿期初步处理后,骨科医生需要对下肢、骨盆及脊髓畸形进行评估并制定长期治疗计划,一期骨盆无法闭合的患儿则需要骨盆截骨,以便于再次手术时可以将骨盆闭合。

【预后】

随着泄殖腔外翻手术存活率的增加,手术已经向如何优化小肠、膀胱和性功能方面转化。既往患儿通常需要长期肠造瘘和尿路造瘘,而且长期处于性别模糊状态。短肠综合征和脊柱闭合不全也很常见,生命质量极差。现在很多患儿可以有健全的智力,虽然分步多次手术,还是能取得相对满意的手术效果并保持良好的生活质量。这一切需要一个专业团队细致而个体化的分步治疗。

【小结】

1. 泄殖腔外翻检查可见下腹壁外翻的黏膜面,上有回肠、盲肠、结肠、阑尾开口,两侧为分裂膀胱及输尿管开口;往往合并膀胱三角区及生殖器官畸形;常有较宽的耻骨分裂,髋关节旋转异常及脊柱裂。

2. 泄殖腔外翻,产前 B 超无法探测膀胱;可见中线脐下前腹壁缺损或囊状腹壁结构;回肠突出腹腔呈象鼻状;有脐膨出或脊膜膨出。

3. 手术顺序:首先修补严重神经管缺损;其次将脐膨出外翻的肠管回纳,建立其连续性;然后恢复膀胱储尿功能并考虑骨盆畸形修复;最后分期生殖系统重建。

参 考 文 献

1. Vliet Rv, Roelofs LA, Rassouli-Kirchmeier R, et al. Clinical outcome of cloacal exstrophy, current status, and a change in surgical management. Eur J Pediatr Surg, 2015, 25(1):87-93

2. Hisamatsu E, Nakagawa Y, Sugita Y. Vaginal reconstruction in female cloacal exstrophy patients. Urology, 2014, 84(3):681-684

3. Mallmann MR, Reutter H, Müller A, et al. Prenatal diagnosis of covered cloacal exstrophy. Fetal Diagn Ther, 2014, 36(4):333-336

4. Macedo A Jr, Rondon A, Frank R, et al. Cloacal exstrophy: a complex disease. Int Braz J Urol, 2013, 39(6):897

5. Bischoff A, Calvo-Garcia MA, Baregamian N, et al. Prenatal counseling for cloaca and cloacal exstrophy-challenges faced by pediatric surgeons. Pediatr Surg Int, 2012, 28(8):781-788

6. Moritoki Y, Kojima Y, Mizuno K, et al. Histopathologic analysis of bladder in patient with cloacal exstrophy. Urology, 2012, 79(6):1368-1371

(陈 功)

第十章　神经系统疾病

第一节　新生儿脑积水

【概述】

脑积水(hydrocephalus)在活产婴儿中脑积水总的发病率占1∶1000,由于脑脊液循环障碍导致脑脊液过多而导致脑室增大是造成新生儿头围异常增大最常见原因,通常由中脑导水管、第四脑室出口梗阻(Luschka 和 Magendie 孔)或围绕脑干和大脑表面的蛛网膜下隙阻塞所致。

【病因】

脑积水常见原因:①脑脊液产生过量;②蛛网膜吸收脑脊液障碍;③脑脊液循环发生障碍。

发生脑积水常见疾病:①先天性畸形:如先天性中脑导水管狭窄、Dandy-Walker 囊肿或 Arnold-Chiari 畸形及其他脑发育畸形、脑膜膨出、脊柱裂、脊髓脊膜膨出等。②感染:如化脓性脑膜炎或结核性脑膜炎治疗不佳,增生的纤维组织阻塞脑脊液循环通路,多见于第四脑室孔及脑底部蛛网膜下间隙粘连。③出血:最常见为早产儿脑室内出血(IVH)后脑积水(posthemorrhagic hydrocephalus,PHH),脑积水发生率与脑室内出血程度密切相关,Ⅱ级脑室内出血患儿脑积水发生率15%~20%,Ⅲ级 IVH 发生脑积水大于50%。④肿瘤:颅内肿瘤阻塞脑脊液循环,较多见于第四脑室附近,新生儿期肿瘤较少见。

【临床表现】

先天性脑积水患儿多在出生后第一天即有临床表现和体格检查的异常。临床特征是患儿头围进行性增大,前囟随之扩大膨隆,头颅与身体的生长比例失调,特别是头大面小、前额突出、颅骨菲薄、浅静脉怒张、头皮有光泽;头部叩诊可出现叩破壶样音或熟透的西瓜音,患儿竖头困难,需人扶助或自然下垂状,出现"落日眼"征。

【诊断和鉴别诊断】

临床可疑症状加上头围进行性增大,颅内压升高表现,均要怀疑脑积水。诊断主要依靠头颅 X 片、颅脑超声、CT 或 MRI 等影像学检查。X 线可显示颅缝分离、局部骨质变薄或颅内钙化;超声能确定脑室扩大的程度,连续随访脑积水进展状况;MRI、CT 能显示脑室大小和可能阻塞的部位,除外中脑导水管的狭窄、颅脑肿瘤或颅后窝囊肿等畸形。影像学检查有脑室扩张同时脑室边缘毛糙者,应怀疑宫内感染。如癫痫发作,需作脑电图检查。

CT 和 MRI:脑室和脑池扩大,以侧脑室的颞角和额角变钝、变圆最为典型。第三脑室的扩大也较为明显,首先为视隐窝和漏斗隐窝,以后是前后壁。侧脑室枕角扩大较晚,但诊断意义最大。MRI 还可以显示扩大的侧脑室旁脑白质内的间质性水肿,有利于对脑实质损伤的评价。另外,MRI 在诊断导水管狭窄、阻塞方面已基本替代脑室造影。

新生儿脑积水经过 CT 及 MRI 就可明确诊断,临床上主要是明确引起脑积水的原因。

【治疗方案和原则】

部分患儿不需要手术治疗,症状可自行缓解或通过药物治疗控制,但是需要严密监控患儿症状。

中~重度脑积水应以手术治疗为主,可分为病因治疗、减少脑脊液生成及脑脊液分流术三种。

1. **病因治疗** 对阻塞性脑积水,解除阻塞病因是最理想的方法。如中脑导水管成形术或扩张术、第四脑室正中孔切开或成形术、枕大孔先天畸形者作颅后窝及上颈椎椎板减压术。切除阻塞脑脊液流通的肿瘤、囊肿等。

2. **减少脑脊液形成** 如侧脑室脉络丛切除或电灼术,主要用于大脑导水管无阻塞的交通性脑积水,因疗效差,现已很少采用。

3. **脑脊液分流术** 脑脊液分流术是将脑室或腰椎管腔的脑脊液分流至其他体腔,可用于治疗交通性脑积水和阻塞性脑积水。方法包括:脑室与脑池分流(侧脑室枕大池分流术、第三脑室造瘘术、侧脑室环池造瘘术、侧脑室胼胝体周围池造瘘术),脑室与体腔分流(侧脑室腹腔分流、脑室胸腔分流术)、将脑脊液引出体外(侧脑室鼓室分流术、侧脑室或脑池输尿管分流术、侧脑室或脑池输卵管分流术),将脑脊液引入心血管系统(脑室心房分流术、脑室颈内静脉分流术)。

目前临床上常用脑室腹腔分流术及脑室心房分流术,脑室腹腔分流术操作简便,可适应儿童身高增长,但可出现分流管堵塞、感染、假性囊肿形成、引流管移位、脏器穿孔等并发症。

【预后】

预后主要取决于原发病因和分流效果。先天性交通性脑积水患儿 2/3 预后良好,神经发育不受影响。合并其他畸形时,脑积水预后相对较差,不伴发其他畸形的 Dandy-Walker 综合征患儿 75% 智力和行为发育正常。

附:新生儿脑积水治疗流程图

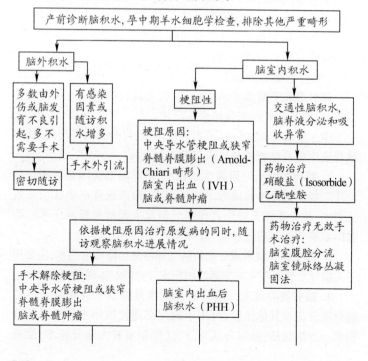

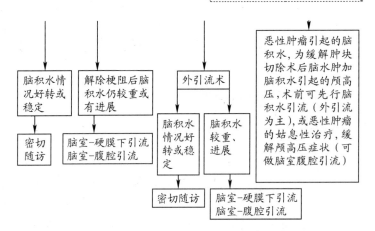

【小结】

1. 脑积水是儿童常见的神经系统疾病。

2. 婴儿头围迅速增加是典型的临床特征。

3. 头颅 CT、MRI 可明确诊断。

4. 分流手术是治疗新生儿脑积水的理想方法。

参 考 文 献

1. Cinalli G, Maixner WJ, Sainte-Rose C. Pediatric hydrocephalus. Berlin：Springer, 2010

2. A. Leland Albright, Ian F. Pollack, P. David Adelson. Principles and Practice of Pediatric Neurosurgery. 3rd ed. Berlin：Thieme, 2012

3. Prem Puri. Newborn Surgery. 3rd ed. UK：Hodder Arnold, 2011

4. 周良辅. 现代神经外科学. 第 2 版. 上海：复旦大学出版社, 2015

5. 雷霆. 小儿神经外科学. 第 2 版. 北京：人民卫生出版社, 2011

（李 昊）

第二节　脑发育异常

一、神经元移行障碍

【概述】

神经元移行是大脑发育过程中的复杂而有序的过程,任何原因所导致的神经元移行终止均可引起神经元移行障碍。以往认为主要是大脑发育过程中由于缺血、感染等引起的继发于环境因素的一组畸形,但目前的证据表明基因异常传递以及胎儿基因易感性的增加也是病因之一。神经元移行障碍可引起脑组织位置异常,也可引起脑沟的形成障碍。根据发生的时间、受损的严重程度以及畸形的形态不同,可分为无脑回-巨脑回畸形、脑裂畸形、灰质异位、多小脑回畸形等。

(一)无脑回-巨脑回畸形(agyria- pachygyria)

无脑回与巨脑回畸形是指脑组织光滑、脑回增厚、脑回浅宽而粗大,与正常脑回相比只是程度上的差异。无脑回多位于顶枕部,巨脑回多位于额颞部。两者是畸形程度的不同,一般不能截然分开,常可并存。根据其影像学表现可将其分为以无脑回为主以及以巨脑回为主的畸形。CT 表现以无脑回为主者主要表现为大脑表面光滑,无脑沟、脑回的显示,脑皮质增厚,脑白质明显变薄,而且由于两侧侧裂的变宽、变浅使两侧大脑半球呈特殊的 8 字形改变。以巨脑回为主的畸形仅表现脑回增宽、变平,脑沟变浅,有轻、中度脑皮质增厚、脑白质变薄。巨脑回可累及两侧半球,也可仅累及一侧半球或部分脑叶,使受累的脑叶或半球较健侧缩小,患侧脑室被牵拉而扩大。MRI 表现还可见脑皮质增厚及脑白质变薄较为明显,在顶枕部,增厚的皮质周围也可出现一圈特征性的长 T1 高信号带,与胶质增生有关。本病常合并髓鞘发育延迟(占 90%)和胶质增生(脑室旁白质区域内斑片状长 T1 高信号),可伴有侧脑室轻、中度扩大及其他类型的脑神经移位异常畸形等。

（二）灰质异位（graymatterheterotopia）

由于神经元移行终止，神经细胞聚集在异常部位，没有及时地移动到皮质的表面，即可引起灰质异位。一般发生在妊娠第12周左右。异位的灰质可为局灶性或多发，可位于室管膜下、脑室周围、脑深部或皮质下白质区。CT表现一般呈板层状或团块状。异位的灰质团块与正常灰质的CT值相似，增强扫描不强化。较大的灰质团块可压迫脑室，并使中线异位，但病灶周围无水肿。MRI上可见异位的灰质团块T1W1及T2W1信号等同于脑灰质信号。位于室管膜下区呈结节状，信号等同于脑灰质信号，以T1W1显示效果为佳。灰质异位常常合并其他畸形，单发型比较少见，合并畸形包括小头畸形、胼胝体发育不良或不发育、小脑发育异常等。

灰质异位诊断的主要依据为其密度或信号等同于脑灰质。小灶性灰质异位一般无症状，CT上很难发现，MRI诊断本病较为特异，可发现较小的病变。较大者需与脑肿瘤相鉴别，但由于前者与灰质密度或信号等同，灶周无水肿，以及增强扫描不强化等，两者的鉴别较为容易。位于室管膜下区的灰质异位还应与结节性硬化相鉴别，但由于灰质的独特密度或信号特征，两者是不难区分的。

（三）多小脑回畸形（microgyria）

多小脑回畸形是神经元异常移行过程中所形成的多发的细小脑回，主要表现为脑回小且数目过多，又称为皮质发育不良。常与其他神经元移行障碍相伴发，单独发病者少见。影像能够进行诊断的此类畸形多合并有其他畸形的同时存在。MRI表现好发部位为侧裂附近，其他部位如额叶、顶叶、颞叶亦可受累。MRI上脑皮质的内缘或表面出现多发锯齿状小而浅的脑同皱褶。本病常与其他脑畸形如脑裂畸形、Chiari畸形、巨脑回等并存。CT分辨力较MRI差，且对接近颅板处的皮质显示效果不佳，所以多不能对本组畸形做出明确诊断。多小脑回畸形由于发生在大脑表面或侧裂附近，明确诊断较为困难，需要仔细观察避免遗漏病变。有时不具备典型征象的病例需与闭合型脑裂畸形及其正常的脑沟相鉴别。由于其特殊的好发部位及其主要表现为小而浅的锯齿状外观,一般不难鉴别。

二、Dandy-Walker 畸形

【概述】

Dandy-Walker 畸形是小脑孔的早期闭锁导致第四脑室明显扩张及小脑蚓部前移,发生率为 1/30 000~1/25 000,女性多见。三个典型的特征为小脑蚓部部分或全部发育不良,第四脑室背侧与颅后窝囊腔相通,颅后窝扩张伴横窦、小脑幕和窦汇的上移。本病在胚胎 6~7 周前发生,其病因多样化且非特异性,包括隐性遗传综合征如 Meckel 综合征及染色体异常等。某些致畸因素如乙醇、糖尿病、风疹病毒、巨细胞病毒等亦可能导致该畸形发生。

【病理】

Dandy-Walker 囊肿实际是呈气球样扩张的第四脑室,位于小脑半球后方,并向前外侧推移小脑半球。囊肿壁被分为 3 层:内层是室管膜,与前方的第四脑室室管膜相延续;外层是软脑膜,软脑膜在囊肿周围返折与小脑半球表面的软脑膜相连续;中间是向外延续的神经胶质组织,以外侧和上方最厚,这些组织中发现钙化占 6%。第四脑室囊肿在中线区扩张最大,其前外侧壁由残余的蚓部和小脑半球的白质围绕,后壁较薄,为易破裂的透明膜。脉络丛向外下方移位,达到侧隐窝。

【临床表现】

多有发育迟缓。80% 以上的患者生后即表现出脑积水,脑积水的延迟出现推测与 Luschka 孔继发性开放发生较晚或分娩时颅后窝囊肿壁上血管破裂出血有关。并发全身系统畸形,包括低位耳、多趾畸形、并指畸形等。明显脑积水时,伴发其他中枢神经系统畸形的发生率高达 91%,包括幕上结构异常如胼胝体发育不良、室管膜下神经元异位性多小脑回、无脑回、脑裂畸形、脂肪瘤等,其中尤以胼胝体发育不良最为常见。

【诊断和鉴别诊断】

(1)典型的颅脑超声表现:①完全性或部分性小脑蚓部缺失。②第四脑室扩张及颅后窝囊肿,且两者互相贯通,颅后窝

池≥10mm。③小脑半球分开。④出生前约有 20% 的胎儿见侧脑室扩张(≥10mm),出生后脑积水进行性加重,1 岁前 78% 的病例有脑积水。脑积水的严重程度与颅后窝囊肿的大小、蚓部缺失的多少不成正比。颅后窝囊肿可大可小,较大的颅后窝囊肿可将小脑推向小脑幕,小脑幕抬高,双小脑半球极度分开。在孕早期及孕中期的早期作阴道超声检查,可大大提前其诊断。

(2)典型的 CT 表现:可见小脑蚓部体积变小或缺如;小脑半球分离,体积明显缩小,其向两侧分离并被推向前外方;第四脑室向后呈囊状或扇形扩张,并与扩大的枕大池相连,形成巨大的脑脊液密度样囊肿。脑干受压向前推移,桥池、延髓池、桥小脑池和第四脑室侧隐窝消失,颅后窝扩大,枕骨变薄,天幕上移。幕上脑室系统呈不对称性扩大,中线无移位。

(3)MRI 表现:MRI 横轴位断面表现与 CT 相符,MRI 在冠状与矢状面表现弥补了 CT 的不足,成为目前诊断该病最理想的影像学方法。横断面图像可见颅后窝极度扩大,横窦与窦汇抬高超过人字缝,天幕上抬,小脑下蚓部缺如或小脑蚓部发育不良。颅后窝巨大囊肿与第四脑室相通,侧脑室与第三脑室积水。当导水管闭塞时,侧脑室分流术能引起未经减压的第四脑室囊肿向上疝入,MRI 出现特征性改变——"雪人征"。

需要鉴别的是 Dandy-Walker 变异和巨大的小脑延髓池。

【治疗方案与原则】

针对 Dandy-walker 畸形的手术治疗开展较多,主要的手术方式为囊肿-腹腔分流。但亦有作者报道囊肿-腹腔分流术后,后颅窝囊肿未缓解或有复发,需行囊肿-脑室引流,而行颅后窝囊肿开窗术的患儿术后恢复较好,无需另外手术。

【预后】

本病预后不良,影响预后的因素包括:①小脑蚓部位置正常、没有小脑幕上移者,预后较好。这可解释患儿智力发育正常。②合并其他部位的中枢神经系统异常和中枢神经系统以外的异常改变者,预后不良。除了颅后窝及侧脑室异常改变外,50% ~68% 的 Dandy-walker 畸形还合并包括胼胝体缺失、脂肪瘤、中脑导水管狭窄、小头畸形、脑膨出、非特异性脑回畸形、多囊肾、心脏室间隔缺损、面部畸形和多指趾等畸形,其所合并畸形的严重程度与预后直接相关。

三、Arnold-Chiari 畸形

【概述】

Arnold-Chiari 畸形是颅凹中线脑结构在胚胎期中的发育异常。本病病因未明,有作者认为扁桃体下疝系先天发育异常,也有作者认为是由于颅后窝或枕大孔处先天发育异常,致使第四脑室中、侧孔闭塞或狭窄,造成颅内、椎管内产生压力梯度差,导致小脑扁桃体向下通过枕大孔疝入椎管内。本病发病率无地区性差别及男女差别。

【病理】

病理上分三型:Ⅰ型小脑扁桃体下疝至椎管内有脑积水或脊髓空洞;Ⅱ型在Ⅰ型的基础上尚有脑干、小脑下部、第四脑室延长下垂,嵌入椎管内,伴有颅骨、硬脑膜、脑实质的改变及脊柱裂、脊膜脊髓膨出;Ⅲ型为延髓、第四脑室和几乎全部小脑移位于枕部,伴有枕部或高位颈部的脑膜膨出,常合并脊髓空洞、颅底凹陷等畸形。其中Ⅰ型最常见,本病常合并其他畸形,如颅底凹陷、寰枕融合、扁平颅底、颈椎分节不全等。

【临床表现】

Arnold-Chiari 畸形主要临床表现有神经损害症状、颅内压增高和脑积水症状,病情发展缓慢,多在青年期才出现神经损害症状。Arnold-Chiari 畸形常并发脊柱裂和脊髓空洞症,但也可单发。极重型小脑扁桃体下疝到椎管内,脑桥、延髓和第四脑室延长下移,并伴有腰脊椎裂和脊膜膨出,发生梗阻性脑积水。由小脑扁桃体下疝引起的症状大体有以下几方面:①脑神经和颈神经症状:表现为声音嘶哑、吞咽困难、颈项部疼痛及活动受限等。②脑干延髓症状:可出现肢体运动障碍、偏瘫和四肢瘫、四肢感觉障碍及大小便障碍等。③小脑症状:可出现共济失调、走路不稳及眼球震颤。④颅内压增高症状:可出现头痛、呕吐、眼底水肿及视力下降等脑积水表现。⑤脊髓空洞症表现:伴有脊髓空洞时可出现感觉分离或双上肢肌萎缩等。

【诊断】

头颅及颈椎平片可显示颅底凹陷症及骨骼发育异常,是本病的初步诊断方法。CT 或 MRI 可确诊。CT 可显示有无脑积水、小脑发育异常、脊髓空洞症等,高分辨率 CT 于颈椎管上端可见卵圆型软组织块影。MRI 能很好显示后脑结构,易于判断小脑扁桃体下端形态和下疝程度。显示椎管内有无脊髓空洞症及其位置、形态、大小及颈、枕部畸形等,为制定相应治疗方案提供依据。

【治疗方案与原则】

该病主要手术减压治疗,预后大多良好,但症状出现越早,预后越差。脑积水与脑室出口阻塞有关或与导水管狭窄有关,需要分流术缓解阻塞。

【小结】

1. 脑发育异常并不常见。
2. 头颅 CT、MRI 可明确诊断。
3. 手术仅能解决伴发临床症状,预后不佳。

参 考 文 献

1. Prem Puri. Newborn Surgery. 3rd ed. UK:Hodder Arnold,2011
2. 周良辅. 现代神经外科学. 第 2 版. 上海:复旦大学出版社,2015
3. A. Leland albright,Ian F. Pollack,P. David Adelson. Principles and Practice of Pediatric Neurosurgery. 3rd ed. Berlin:Thieme,2012
4. 雷霆. 小儿神经外科学. 第 2 版. 北京:人民卫生出版社,2011
5. 邵肖梅,桂永浩. 胎儿和新生儿脑损伤. 上海:上海科技教育出版社,2010

（李　昊）

第三节　先天性神经管缺陷

【概述】

先天性神经管缺陷(neural tube defects,NTD)包含从无脑畸形到隐性脊柱裂在内的所有由于神经管发育异常而导致各种疾病。NTD 是最常见的神经系统先天性畸形,发病率在活产婴儿中为 3.6/10 000～10/10 000,各种族间有差别,但其总发病率在逐渐下降,其因素包括产前诊断水平的逐渐提高,出生率的降低,生活饮食水平的提高以及社会对疾病态度的变化。NTD 的诊断以及所谓"正确的"治疗包括医疗、伦理、法律等多方面的问题。其治疗团队应包括:神经外科医生、儿科医生、神经内科医生、泌尿科医生、骨科医生、康复科医生、社会工作者、心理治疗师以及护士团队。神经系统胚胎发育分神经胚形成、前脑形成和组织发生 3 个阶段,在神经胚形成阶段神经管及其覆盖部分中线闭合不全,形成神经管缺陷。

【分类】 神经管缺陷分三类:

1. **脊柱裂**(spina bifida) 又可分为脊髓脊膜膨出(myelomeningocele)、脊髓膨出(myelocele)、隐性脊柱裂和脂肪脊膜膨出等类型。

2. **脑膨出**(encephalocele) 其中囊内容物仅为脑脊液者,称为脑膜膨出;囊内容物含有脑组织者称为脑膜脑膨出。

3. **无脑畸形**(anencephaly) 颅骨穹窿和大脑半球缺如,缺损的大脑常由变性的囊样神经组织替代。

一、脊柱裂

脊柱裂为椎管的不完全关闭,是神经管畸形中最常见类型,并与染色体异常(13、18 三体综合征)、基因突变(Meckel 综合征)、致畸原暴露(乙醇、丙戊酸钠、卡马西平)相关。其严重程度视开放程度而定,从无临床表现的隐性脊柱裂到有严重神经功能障碍直至死亡的脊髓完全性开放。

【病理分型】

(1)脊膜膨出:此型最轻。特点是脊髓及其神经根的形态和位置均正常,但脊膜自骨裂缺损处呈囊状膨出,其中含脑脊液。

(2)脊髓脊膜膨出:特点是有的脊髓本身即具有畸形,脊髓和(或)神经根自骨裂缺损处向背后膨出,并与囊壁或(和)其周围结构发生不等的粘连;同时还具备脊膜膨出的特点。脊髓脊膜膨出可以是囊性的,也可类似瘤体样改变,包含脑脊液和脊髓神经末梢或部分马尾丛。80%脊髓脊膜膨出发生在腰区(胸腰、腰、腰骶)。

(3)脊髓膨出:又称脊髓外露、开放性或完全性脊柱裂,此型虽较少见但最严重。特点是除椎管和脊膜均开敞外,还有一段脊髓平板似的暴露于外界。病区表面因富于血管而呈紫红色,酷似一片肉芽组织。因为有的脊髓中央管也随脊柱裂开而开敞,所以常有脑脊液从裂隙或脊髓四周漏出。患儿出生时局部尚平坦,随后则随颅内压增高而稍隆起,但不成为囊状物。脊髓末梢位置低而且呈平板样结构异常,称为基板。通常通过皮肤缺损,可以看到基板像一本有脊的书一样放于脊柱中间,有时背侧有神经根翻出皮肤外。

(4)隐性脊柱裂:有脊柱弓融合异常,脊髓、脊膜和软组织均发育正常。脂肪脊膜膨出表面皮肤有缺损,内含脂肪瘤紧贴脊髓由外延伸至椎管内,有时表面皮肤可表现为一血管瘤或潜毛窦。

【临床表现】

(1)局部包块:患儿出生时,在背部中线颈、胸或腰骶部可见一大小不等的囊性包块,呈圆形或椭圆形,多数基底较宽,少数为带状。表面皮肤正常,也有时为瘢痕样,而且菲薄。婴儿哭闹时包块膨大,压迫包块则前囟门膨隆,显示膨出包块与蛛网膜下隙相通。包块透光试验:单纯的脊膜膨出,透光程度高,而内含脊髓与神经根者,可见包块内有阴影。

(2)神经损害症状:单纯的脊膜膨出,可以无神经系统症状。脊髓脊膜膨出可有不同程度的双下肢瘫痪及大小便失禁等。腰骶部病变引起的神经损害症状,远远多于颈、胸部病变。缺陷都发生在骨骼轴线位上,通常脊髓或腰骶神经根膨出,依据神经损伤部位不同产生不同节段水平以下的瘫痪,膝、踝反射消失,肛门失禁,神经损伤平面以下的感觉丧失。由于该类型瘫痪自胎儿期即已形成,故在出生时即可表现出矫形外科疾患,如马蹄足、关节挛缩、髋关节脱位等,瘫痪通常会累及膀胱和直肠功能,而泌尿生殖系统的异常又会导致严重的肾脏损害。

（3）其他症状：少数脊膜膨出向胸腔、腹腔、盆腔内伸长，出现包块及压迫内脏的症状，一部分脊膜膨出患儿合并脑积水和其他畸形，出现相应症状。

85%的脊柱裂是单发，亦可合并唇腭裂、无肛和隐睾等畸形，脊髓脊膜膨出的患儿常有不同程度的 Arnold-Chiari 畸形，Arnold-Chiari 畸形由于后枕部过早融合而没有足够空间容纳大脑、小脑和脑干，脑干和部分小脑可通过枕骨大孔疝入上颈部脊髓腔，引起脑脊液循环梗阻，导致脑积水。

隐性脊柱裂大部分临床上无症状，大多是在 X 线检查中无意发现的，可见脊椎椎板缺损未闭合。仅少数患儿随年龄增长而出现神经牵拉症状，如下肢无力、遗尿或大小便失禁等，缘于神经根与裂孔处有纤维带粘连或压迫所致。部分患儿成年后有慢性腰痛。皮肤外观正常，或在腰骶部等中线处有隐窝、色素斑、毛发增生或合并有脂肪瘤。

【诊断】

产前胎儿超声评估：对胎儿头颅和脊柱仔细超声检查可以得出开放性脊柱裂的精确产前诊断。超声最早可以发现孕期第 12 周的胎儿脊柱裂，并可以对 20 周后的病变进行更精准的检测。胎儿脊柱的纵向检查可以描绘出一些患儿椎弓根间的异常增宽或脊柱后侧凸。然而对每个椎段的连续横向检查可以看到完整的包绕椎管的神经弓，这对排除开放性脊柱裂很有必要。开放性脊柱裂患儿的神经弓的缺陷可以在超声上显示一个特征性的杯状表现。有时对椎管最后部分的冠状位扫描可以发现细微的缺陷。婴儿的脑室扩大也是开放性脊柱裂的另一个征象。对于血清 AFP 升高的妇女，超声可能最终取代侵入性的羊膜穿刺。相反，对于之前没有做 AFP 测试的低危妇女，超声只能发现 40%的患儿。

通常首先 X 线摄片了解脊柱、头颅、髋部形态。若存在畸形，再行下肢检查。患儿出生后应常规超声检查，超声检查可见椎骨缺损及柔软的组织团块影。泌尿系统检查十分重要，包括尿常规、尿培养、尿素和肌酐测定、肾盂静脉造影及超声检查等。进一步的检查则取决于合并畸形的情况，有时尚需作 CT、MRI

和脑脊液检查。腰背部有皮肤覆盖的病变应给予术前 MRI 检查明确解剖结构，Arnold-Chiafi 畸形患儿出生后 1 年内随访头部 MRI。

【治疗方案与原则】

婴儿在产房一出生，合并脑脊液漏的开发性脊柱裂就要马上用盐水纱布覆盖患处，以避免直接损伤和神经板的变干，要避免用含有神经毒性的聚乙烯酮碘的敷料。在患处作细菌拭子并无用处。在背根修复之前，婴儿应在婴儿床上保持俯卧位或侧卧位，并且避免用口进食以维持肠道的无菌，减少粪便污染患处的机会。开发性脊柱裂治疗原则是早期手术治疗。

新生儿脊柱囊性膨出应该应由神经外科医生和新生儿科医生联合进行 3 项评估：①因脊髓受累产生神经功能障碍的范围。②产生脑积水的可能性。③有无其他器官畸形。脑积水时通常损伤平面较高，骶 1 以上病变通常合并神经源性膀胱和排便障碍。20%～25%患儿有惊厥，Arnold-Chiari 畸形和高位病变患儿中更多见。所有手术操作均应在显微镜下完成。

25%脊髓脊膜膨出患儿在出生后不久即有脑积水需要行分流，在神经管缺损修补后再出现脑积水的概率在 25%～60%。最常用的分流方法是脑室—腹腔分流（V-P 分流）。如果出生后有明显脑积水，在修补缺陷时应同时做分流术；未行分流术患儿，术后要密切随访头围和临床有无颅高压症状。

新生儿期常见并发症问题有颅高压、感染、呼吸问题、喂养困难等，髋关节发育不良和先天性足畸形需进一步骨科治疗。

【预后】

严重缺陷将导致死胎和新生儿死亡，随着医学技术的快速发展，绝大多数可修补，但预后取决于缺陷部位的大小、部位、对神经组织的损害等因素。合并感染、多发畸形和脑积水者预后欠佳。

二、脑膨出

脑膨出（encephalocele）系颅骨缺陷导致脑实质和脑膜膨出，70%～80%发生于枕部，少数发生在前面部。脑膨出是神经

357

组织和脑脊膜通过颅骨缺损处向外突出,与脑穹窿不完全关闭有关。脑膨出通常发生在中线部位,可位于额、鼻咽部、颞或顶部,多从枕骨突出或突进鼻腔;在额骨或顶骨处也可以为不对称。发病率占神经管缺陷的 10% ~20% 。

【病理分型】

根据膨出内容物可分为:①脑膜膨出,仅有脑膜膨出,内容物是脑脊液。②脑膜脑膨出:疝出物中有不同数量的脑组织存在。小的脑膨出可以像头皮血肿,但 X 线片显示基底部颅骨缺损。枕部多见,占80%;额部、前面部少见。膨出脑容量可以是全部脑体积的 25% ~80% 。有时在脑膨出组织内有错构瘤存在。

【临床表现】

(1)局部症状:一般多为圆形或椭圆形的囊性膨出包块,如位于鼻根多为扁平状包块,其大小各异,大者近似儿头,小者直径可几厘米,有的出生后即很大,有的逐渐长大。覆盖的软组织厚薄程度相差悬殊,薄者可透明甚至破溃漏脑脊液而发生反复感染,导致化脓性脑膜炎;厚者触之软而有弹性感,有的表面似有瘢痕状而较硬。其基底部可为细的带状或为广阔基底。有的可触及骨缺损的边缘。囊性包块透光试验阳性,在脑膜脑膨可能见到膨出的脑组织阴影。

(2)神经系统症状:轻者无明显神经系统症状,重者与发生的部位及受损的程度有关,可表现智力低下、抽搐和不同程度的上运动神经元瘫痪等。如发生在鼻根部时,可一侧或双侧嗅觉丧失,如膨出突入眶内,可有第Ⅱ、Ⅲ、Ⅳ、Ⅵ对脑神经及第Ⅴ对脑神经的第一支受累。如发生在枕部的脑膜膨出,可有皮质盲及小脑受损症状。

(3)邻近器官的受压表现:膨出位于鼻根部者,常引起颜面畸形,鼻根扁宽,眼距加大,眶腔变小,有时眼睛呈三角形,双眼球被挤向外侧,可累及泪腺致泪囊炎。凸入鼻腔可影响呼吸或侧卧时才呼吸通畅。膨出突入眶内时,可致眼球突出及移位。膨出发生在不同部位,可有头形的不同改变,如枕部巨大膨出,由于长期侧卧导致头的前后径明显加大而成舟状头。

【诊断和鉴别诊断】

1. 多数产前已有诊断,而绝大多数在出生后即可诊断明确。有时小的脑膨出或隐匿型或位于前部的脑膨出容易漏诊,直到发生脑脊液漏或脑膜炎才认识。

2. X线平片可帮助了解有无骨质缺损和估计疝出的脑容积,较大的脑膨出可见局部颅骨缺损和缺损处囊状软组织密度肿物,较小的脑膨出仅见头皮软组织肿物。

3. 超声可帮助诊断有无合并脑积水;相关检查排除可能合并的其他畸形。

4. CT可见颅骨缺损和由此向外膨出具有脑脊液密度的囊性肿物,如合并脑膨出则为软组织密度,脑室受牵、变形并移向病变一侧。

5. 常规MRI可清楚显示脑组织、脑膜、脑脊液进入的状况,是本病的首选检查方法。枕部脑膨出最常见,幕上及幕下受累的比例相似。顶部脑膨出较少见,好发于中线,人字缝—上方靠近矢状缝的中央。大多数顶部脑膨出属于闭锁型,皮肤下面常有边缘锐利的骨缺损,须做薄层CT或MRI扫描以显示小的通道。顶部脑膨出如果矢状缝位于膨出的囊内则修复困难,所以与矢状缝的关系应明确。前部脑膨出少见。

前部脑膨出有时会压迫上呼吸道引起梗阻。体格检查排除其他相关畸形。前部脑膨出需与鼻部息肉、畸胎瘤、皮样囊肿、神经胶质瘤、神经纤维瘤、错构瘤、脑膜瘤等鉴别。

【治疗方案与原则】

手术治疗是解决脑膜膨出的唯一途径。外科手术目的在于除去无功能的脑组织,缝合缺损。现趋向于手术越早越好,理由是:①囊肿随年龄的增大而增大,可使邻近的脑组织受牵拉或嵌顿在颅骨缺损处,也可发展成为脑膜脑膨出而影响手术效果。②囊肿的皮肤随着囊肿的膨大而逐渐变薄,容易发生溃破引起颅内感染,严重威胁患儿的生命。囊肿溃破或引起颅内感染病例,应严格消毒囊肿周围皮肤并盖上保护垫,使溃破处不裸露。术后俯卧位、观察颅内压和有无脑积水。

【预后】

虽然绝大多数脑膨出可修补，但脑膨出患儿病死率仍然高达50%，死亡原因主要为大脑异常、合并其他先天性畸形和急性颅压升高、分流不畅等。脑膨出预后较脑膜膨出预后差，枕部脑膨出预后较前部脑膨出好。

三、无脑畸形

无脑畸形是一种严重的神经管缺陷，为致死性畸形。患儿因颅骨穹窿缺如造成面部特殊外貌，其颅前窝缩短和眼眶变浅，使眼球向前突出，下颌紧贴胸骨，口半张开，耳廓厚，前突出于头的两侧，呈"蛙状脸"。头颅的缺损从顶部开始，可延伸至枕骨大孔处，脑干和脊髓的不同部位均可缺失或畸形。可伴其他部位畸形，如腭裂、颈部脊柱裂、胸腔狭小、上下肢比例失调、胫骨和拇指缺如等。无脑畸形多伴羊水过多，多为死胎，活产者数天到数周内死亡。

【小结】

1. 神经管发育缺陷是儿童常见的神经系统疾病。

2. 临床特征典型。

3. 必须行 CT、MRI 检查了解神经损伤情况。

4. 手术是治疗神经管发育缺陷的主要方法。

参 考 文 献

1. Shokei Yamada. Tethered Cord Syndrome in Children and Adults. 2nd edition. Thieme,2012

2. A. Leland albright,Ian F. Pollack,P. David Adelson. Principles and Practice of Pediatric Neurosurgery. 3rd edition. Berlin：Thieme,2012

3. Prem Puri. Newborn Surgery. (Third edition) Hodder Arnold,2011

4. 周良辅. 现代神经外科学. 第 2 版. 上海：复旦大学出版社,2015

5. 雷霆. 小儿神经外科学. 第 2 版. 北京：人民卫生出版社,2011

（李　昊）

第十一章　泌尿生殖系统疾病

第一节　新生儿尿路感染

【概述】

新生儿是尿路感染特殊的亚群,男性比女性高 2.5 ~ 6 倍,总体上新生儿尿路感染的发病率在 0.1% ~ 1%。早产儿的发病率更高,低体重儿的发病率可达 10%。

【病因】

造成尿路感染的因素很多。大部分致病菌来自肠道菌群。大肠杆菌是造成泌尿道感染最常见的细菌。它的某些菌株可以黏附于泌尿道上皮,其多糖构成的外壳上具有不同的抗原,其中有 K 抗原的菌株更易造成尿路感染。其他造成新生儿尿路感染的非常见细菌包括肺炎克雷伯菌、变形杆菌、假单胞菌和肠道菌群。

【病理】

细菌能否造成泌尿道感染最重要的指标是能否黏附尿道上皮。由蛋白质构成的纤毛可以发生尿道上皮的黏附。在大肠埃希杆菌,1 型纤毛与泌尿道感染有很高的相关性。它与尿道上皮产生的尿溶蛋白(uroplakin)结合。另一种 P 纤毛因它能和血型组抗原 P 抗原结合而得名,它与引起肾盂肾炎的大肠埃希菌株相关性较高。细菌黏附、增值和感染是一个复杂的过程,与细菌毒力和宿主免疫能力之间的平衡相关。很明显,有些肠道菌株比大部分菌群对造成泌尿道感染有更强的毒力,而有些个体更易发生尿路感染。

大肠埃希氏菌的 P 纤毛黏附尿道上皮,造成输尿管蠕动下降。细菌分泌内毒素穿过黏膜造成输尿管平滑肌瘫痪,增加细菌上行感染风险。输尿管两端的尿流缓慢,不能冲走黏附的细菌。

宿主的免疫功能可以保护泌尿道免受感染，免疫功能低下尤其是儿童免疫系统未成熟易造成尿路感染。此外有些儿童的肠道会有毒力较强的细菌定殖。这在肠道蠕动缓慢的儿童更为明显。

【临床表现】

新生儿尿路感染的临床表现与菌血症相似，但胃肠道症状更常见。最常见的症状是食欲缺乏和体温升高。发热、激惹、拒食、呼吸窘迫和黄疸常见，在未成熟儿症状可以更不明确，包括拒食、呼吸急促、心率减慢、乏力和腹胀。一般没有提示尿路感染的症状如血尿、尿异味。因此，尿路感染常常被误诊或延迟诊断。有一部分被当作其他疾病治疗。对新生儿必须有足够的敏感性以诊断尿路感染。

此外，在新生儿严重细菌感染的危险性更高，但判断感染严重程度的临床指标并不可靠，包括一般状况、对父母刺激的反应。65%新生儿出现严重的细菌感染时，在初步检查中表现正常。

【诊断与鉴别诊断】

1. 尿培养阳性可以确诊尿感。

尿液收集有4个途径：

（1）袋装标本，将尿袋粘贴于会阴部，但标本易污染，造成假阳性。

（2）采集中段尿在儿童尤其是女孩不方便，可造成污染，阴性则有意义。

（3）留置导尿管获得尿液可能有损伤，也可能造成污染。

（4）耻骨上穿刺采集尿液，有损伤，但不易污染，目前很少临床应用。

在耻骨上穿刺获得的尿液培养出细菌、在留置导尿管后获得的尿液标本菌落计数大于5万、清洁尿菌落计数大于10万被认为是有意义的菌尿。

2. **尿液分析对诊断有帮助作用但不能确诊**　白细胞酯酶有很高的敏感性但缺乏特异性；硝酸盐试验阳性则相反；与显微

镜观察相结合,如果 3 者均为阳性,则敏感性为 100% ,如果 3 者均为阴性,则特异性为 100% 。革兰染色有细菌,敏感性 93% 而特异性 95% ,优于试纸检测白细胞酯酶和硝酸盐。

3. C 反应蛋白大于 20mg/L,血沉大于 30mm/h,白细胞大于 15 000/μl 是婴儿发热的常见表现。但对于诊断严重细菌感染的价值不确定。

4. 有症状的尿感中 VUR 的比例为 30% ~ 50% ,但在新生儿比例相对略低。检查包括肾输尿管 B 超和排泄性尿路造影(VCUG),其假阴性率为 20% 。核素膀胱造影辐射量为 VCUG 的 1% ,有很好的敏感性但缺乏解剖显像,无法显示输尿管旁憩室,膀胱小梁或后尿道瓣膜等解剖异常。

5. 就诊时行 DMSA 是自上而下的检查方式,50% 的患儿急性期可以有阳性 DMSA 发现。这些患儿中 30% ~40% 有反流。反之,VUR 患儿中 90% DMSA 阳性。在新生儿女婴和未包皮环切的男婴中 DMSA 有助于排除以后出现的肾瘢痕,但对预测有无扩张的反流无帮助,因此,即使 DMSA 正常,也不能排除反流,需要通过排尿造影明确。即使是高级别的新生儿反流也有可能自愈。

6. 放射性检查的目的是发现泌尿生殖道畸形,这些畸形可以造成反复尿路感染。尿感中梗阻性疾病(后尿道瓣膜、肾盂输尿管连接部梗阻、膀胱输尿管连接部梗阻、输尿管囊肿)占 2% ~10% 。

【治疗原则与方案】

治疗新生儿尿感应该考虑到发育过程,肾小球滤过率出生时很低但随年龄增长而升高,这在用药和补液时需要考虑。膀胱感染和肾盂肾炎的诊断决定治疗和检查方法,单纯膀胱炎仅需依据药敏结果口服 3 天抗生素。复杂感染根据临床表现需要更长时间甚至静脉抗生素,肾盂肾炎根据临床症状需要 10 ~ 14 天的静脉用药,然后改为口服用药。

新生儿可用的抗生素较大儿童有限。氨基糖苷类、青霉素类和头孢类可在新生儿期应用,但也有副作用存在。并发症包括腹泻、过敏、肾毒性。呋喃妥英可引起溶血性贫血,不能用于

G6PD缺乏的病人,并且由于组织中药物浓度低,对于治疗肾盂肾炎不适合。对叶酸缺乏造成巨幼红细胞贫血或在失盐性疾病中(后尿道瓣膜或肾功能不全),不能使用磺胺增效剂(甲氧苄胺嘧啶),因为有可能阻断皮质的集合小管中主细胞的钠离子通道造成高钾,它还可能阻断近曲小管分泌肌酐造成血清肌酐升高。复方新诺明在新生儿期间不可应用,其可造成高胆红素血症和核黄疸。服用复方新诺明患儿出现的代谢性酸中毒是由其有乙酰唑胺样作用而造成碳酸氢根丢失所致。

手术指征包括反复发生的尿路感染,伴有放射性核素发现肾功能下降;肾盂输尿管连接部梗阻引起的尿路感染需要考虑手术;对输尿管异位开口、输尿管末端梗阻反复感染也应考虑手术。

脊膜膨出新生儿反复尿路感染应行尿动力检查,使用间歇性导尿、抗胆碱能药物和预防性抗感染治疗。反复感染应考虑手术干预,一般采用膀胱造口,极少需要更高位的尿流改道。后尿道瓣膜切开后反复感染应行尿流改道,包括输尿管造口或肾盂造口。

【小结】

1. 新生儿较易出现尿路感染,新生儿期包皮环切对预防尿路感染作用明确。

2. 新生儿期尿路感染复发也很常见。

3. 诊断包括尿培养和一些影像学检查,但新生儿期放射影像检查是否需要仍需进一步研究,而侵袭性、昂贵的检查的必要性同样受到一定质疑。

参 考 文 献

1. Shaikh N, Morone NE, Lopez J, et al. Does this child have a urinary trct infection? J Am Med Assoc,2007,298:2895-2904

2. Tacy MA. Pediatric genitourinary emergencies in the emergency department. J Emerg Nurs,2009,35:479-490

3. Shaikh N, Morone Ne, Bost JE. Prevalence of urinary tract infection in childhood a meta- analysis. Pediatr Infect Dis J,2008,27:302-308

4. Baker MD, Avner JR. The febrile infant：what's new? Clin Ped Emerg Med,2008,9：213-220

5. Dore-Bergeron M,Gauthier M,Chevalier I,et al. Urinary tract infections in 1-to3-month old infants：ambulatory treatment with intravenous antibiotics. Pedatrics,2009,124：16-21

6. Phol Hg,Rushton HG. Urinary tract infection in boys with posterior urethral valves? J Ped Surg,2009,44：417-421

7. Lopez Sastre JB,Aparicio AR,Coto Cotallo GD,et al. Urinary tract infection in the new born：clinical and radio imaging studies. Pediatr Nephrol,2007,22：1735-1741

8. Mesrobian HO. Urologic problems of the neonate：an update. Clin Perinatal,2007,34：667-679

9. Lin D,Hunag S,Lin C,et al. Urinary tract infection in febrile infants younger than eight weeks of age. Pediatris,2000,105：1-4

（毕允力）

第二节　产前肾积水的管理

【概述】

大多数畸形是在孕 18～20 周时通过常规的胎儿超声发现的。泌尿道畸形是较易发现的,其中肾积水最常见,占到约 50%。肾积水在胎儿中的发病率约为 0.59%～1.4%。

【病理】

约 60% 的新生儿肾积水是暂时性或生理性的,并无临床意义。其他可以引起胎儿泌尿道轻度扩张的可能原因有,胎儿血管跨过输尿管引起的压迫所致的暂时性梗阻,膀胱输尿管反流,发育过程中的输尿管扭曲和折叠,胎儿肾脏的超滤过,代谢和激素因素的影响,母体的孕酮水平也被认为与胎儿轻度肾盂扩张有关。

【产前胎儿肾积水的管理方案】

1. 产前胎儿肾积水的管理目标　认识和处理可能对肾功能造成不利影响或导致泌尿道感染或败血症的先天疾病。怀疑胎儿泌尿道发育异常时,需先明确诊断和鉴别诊断,评估相关或合并异常,确定这些异常在胎儿期及出生后的风险。

2. 肾积水的特征表现 肾盂和肾盏扩张,输尿管和膀胱也可能扩张。有泌尿系异常的可能性大小与肾积水的严重度成正相关。目前的标准,在孕 33 周前,肾盂直径≥4mm,孕 33 周后肾盂直径≥7mm,被认为有意义。泌尿系异常胎儿,常伴有其他异常,常见伴有先天性心脏病和神经系统畸形。

3. 胎儿的管理主要需要关注整体情况、胎龄、肾积水是单侧还是双侧和羊水量。对于多久检查一次胎儿和是否需要特殊的干预措施,目前并没有指南。如果肾积水是单侧的,通常不需要任何胎内治疗。即便是双侧的 UPJ 梗阻(表现为双侧肾积水,膀胱正常),羊水量和肺发育通常也是正常的。因此,特殊的干预措施,如经皮的胎儿肾脏引流,或提前出生立即行泌尿科手术是没有理由的。这个原理也适用于原发性梗阻性巨输尿管。

4. 表面上看来,将泌尿道梗阻性畸形胎儿的尿液引流到羊膜腔内,可使肾脏正常发育,保持羊水量,刺激肺发育。事实上,实验性治疗已经开展,包括经皮穿刺置入胎儿膀胱-羊膜腔引流管,胎儿膀胱造口术或肾盂造口术,甚至经皮穿刺微型内镜尿道瓣膜消融术。不幸的是,这些手术的并发症率高,包括引流管移位、尿腹、早产、绒毛膜羊膜炎。此外,在多数病例中,不可逆的肾脏发育不良已经发生,尽管手术在技术上是成功的,还是经常会有死胎、死于肺发育不良或伴有终末期肾病的生存情况出现。

【产前肾积水的新生儿管理方案】

1. **出生后的一般管理** 出生后,检查腹部有无包块,这通常继发于多囊性发育不良肾或者 UPJ 梗阻。后尿道瓣膜的男性新生儿,常有胡桃样腹块,耻骨联合上方可触及膀胱。新生儿还需检查其他系统有无畸形。序贯的血清肌酐水平评估肾功能情况,尤其是在双侧肾积水的婴儿。出生时血清肌酐水平取决于母亲,1 周时,肌酐应降至 0.4mg/dl。未成熟儿例外,肌酐要到纠正胎龄 34~35 周时才会下降,因为在此之前肾脏功能还未成熟。

有尿路感染危险的肾积水新生儿需预防性应用抗生素,阿莫西林 50mg/d,或头孢氨苄 50mg/d。有证据表明,对于有膀胱输尿管反流、异位输尿管伴积水、后尿道瓣膜的患儿,预防性应用抗生素是有好处的。但是对于 UPJO 或 UVJO 所致的肾积水患儿,则并不会减少(感染)风险。出生 2 个月后,预防用抗生素通常改为甲氧苄氨嘧啶-磺胺甲基异噁唑(trimethoprim- sulfa-methoxazole)。此外,在男性新生儿,还需考虑行包皮环切,以尽可能减少尿路感染的风险。

2. 初始的放射学评估 出院前,可以通过放射学检查以明确是什么畸形导致了产前超声的发现。尽管许多患儿、很多检查并非必需,但是序贯的肾脏超声检查,排泄性膀胱尿道造影(VCUG)和利尿肾图通常可以提供诊断信息,以帮助管理与随访。

3. 肾脏超声 首先需要做肾脏和膀胱的超声检查。通常在出生后不久或第二天做。然而由于新生儿有暂时性少尿,在刚生出 24~48 小时内,扩张或者梗阻的集合系统可能表现为正常。产前发现单侧的肾积水,要在生后 72 小时以后再做超声检查,以提高其敏感性。

肾盂肾盏积水的级别与病情严重度是相关的。生后超声检查需要检测膀胱,以发现扩张的后尿道(尿道瓣膜)、膀胱壁厚度、输尿管扩张情况、膀胱排空不足或输尿管囊肿。会阴部超声检查可发现扩张的前列腺部尿道,这与后尿道瓣膜相一致。

4. 排泄性膀胱尿道造影(VCUG) VCUG 可检查出 VUR、PUV 或膀胱憩室。放射学膀胱造影比放射性核素膀胱造影更适合,因为后者不能充分的显示膀胱和尿道解剖图形,如果有 VUR 也不能分级。

5. 利尿肾图 利尿肾图用于确定上尿路是否有梗阻,并评估分肾功能和肾排空效率。3~4 级和一些 2 级肾积水的婴儿应该做这项检查。

6. 磁共振泌尿系成像(MRU) 最新的用于评估可疑的上尿路病变影像检查方法是 MRU,可以很好地显示病变,方法学的发展也使其可以评估分肾功能和排泄。没有放射性暴露,但较小的儿童需要较强的镇静或麻醉。MRU 主要用于肾脏超声和核素显像不能显示的复杂病变,也是复杂性泌尿生殖系统畸形病变的可选检查之一。

7. 其他检查 在大多数病例中,肾脏超声、VCUG 和利尿肾图可以为诊断和建立一个管理计划提供足够的信息。然而,在一些特殊的复杂病例中,膀胱镜下逆行肾盂造影、CT、顺行肾盂造影或者 Whitaker 顺行灌注试验是必需的。

【小结】

约有 1% ~2% 的新生儿有产前诊断的肾积水或显著肾盂扩张。肾积水常是非梗阻性的。有明显尿路病变的可能性与胎儿肾盂扩张的大小直接相关,90% 肾盂前后径 >2cm 者需手术治疗或长期泌尿科随访。出生后需抗生素预防性治疗和行肾脏超声、VCUG 检查。如果有 3 ~4 级肾积水,建议行利尿肾图检查。肾积水的产前识别让出生后泌尿科疾病得到诊断和治疗,防止肾盂肾炎和梗阻的并发症。过去 10 年间,在微创技术治疗方面取得了显著的进步。

参 考 文 献

1. Herndon CD. Antenatal hydronephrosis: differential diagnosis, evaluation, and treatment options. Sci World J, 2006, 6:2345-2365

2. Cendron M, Elder JS. Prenatal urology//Gillenwater JY, Grayhack JT, Howards SS, et al. Adult and pediatric urology. 4th ed. London: Lippincott Williams & Wilkins, 2002:2041-2127

3. Corteville JE, Gray DL, Crane JP. Congenital hydronephrosis: correlation of fetal ultrasonographic findings with infant outcome. Am J Obst Gynecol, 1991, 165:284-288

4. Belarmino JM, Kogan BA. Management of neonatal hydronephrosis. Early Human Development, 2006, 82:9-14

5. Lee RS, Cendron M, Kinnamon DD, et al. Antenatal hydronephrosis as a predictor of postnatal outcome: a mata-analysis. Pediatrics, 2006, 118: 586-593

6. Sidhu G, Beyene J, Rosenblum ND, et al. Outcome of isolated antenatal hydronephrosis: a systematic review and mata-analysis. Pediatr Nephrol,

2006,21:218-224

7. Elder JS,Stansbrey R,Dahms BB,et al. Renal histologic changes secondary to ureteropelvic junction obstruction. J Urol,1995,154:719-722

8. Narchi H. Risk of Wilm's tumor with multicystic kidney disease:a systematic revierw. Arch Dis Child,2005,90:147-149

9. Narchi H. Risk of hypertention with multicystic kidney disease:a systematic revierw. Arch Dis Child,2005,90:921-924

10. Shukla AR,Cooper J,Patel RP,et al. Prenatal detected primary megaureter:a role for extended follow up. J Urol,2005,173:1353-1356

11. Chertin B,Pollack A,Koulikov D,et al. Long-term follow up of antenatal diagnosed magaureter. J Pediatr Urol,2008,3:188-191

（毕允力）

第三节　新生儿上尿路梗阻

【概述】

随着孕期超声检查的普及,肾积水的发病率显著升高。肾盂输尿管连接处(PUJ)梗阻是引起产前肾积水最常见的原因,其次是膀胱输尿管连接部(UVJ)梗阻。目前,越来越认识到胎儿和新生儿的上尿路扩张的自愈趋势,因此,仅对显著梗阻才考虑治疗,以防止不可逆性的肾脏损害的发生。

一、肾盂输尿管连接处梗阻

【病因】

新生儿的肾盂输尿管连接处梗阻的总体发病率约在1/1500,男女比为2:1,60%为左侧,单侧更常见。PUJ梗阻分为内源性的,外源性的和继发性的。

内源性梗阻是由于蠕动波不能通过 PUJ 所致,尿液从肾盂推进入输尿管受阻,从而导致多个无效的蠕动波,最终由于肾盂内容物不能排空而致肾积水。外源性机械性因素包括异位肾血管、带状物、外膜组织和粘连等导致 PUJ 成角、扭结或受压。外源性梗阻可单独出现,但通常伴随内源性梗阻性病变一同出现。

继发性 PUJ 梗阻可由严重膀胱输尿管反流(VUR)导致输尿管扭曲近似于扭结样。

【产前诊断】

膀胱在孕 14 周可见,充盈的膀胱是肾功能良好的证据。如果远端没有梗阻或分流,输尿管通常是不显示的。胎儿肾脏与膀胱可在同一时期可见。否则应在孕 16 周前可见。但是在孕 20~24 周,肾脏才会被脂肪包裹,肾脏内部结构才可辨认,肾脏生长才较易测量。20 周以后,胎尿的产生是羊水的主要来源。所以泌尿道严重的畸形可致羊水过少。

因为肾脏-组织界面易辨认,所以肾积水可早在孕 16 周被探及。梗阻性畸形以扩张的肾盂和肾盏为表现。根据胎儿泌尿外科协会(SFU)的标准,根据肾脏长轴肾皮质和肾盂肾盏系统的超声表现,将肾积水按照严重程度可以分为 1~4 级(表 11-1)。大多数需要手术处理或者泌尿科长期随访的泌尿系畸形表现为 3~4 级肾积水。

表 11-1　胎儿泌尿外科协会(SFU)先天性肾积水分级系统

级别	超声表现	肾实质厚度
0	肾盂完好	正常
1	肾盂轻度分离	正常
2	肾盂肾盏中度分离	正常
3	肾盂肾盏重度分离	正常
4	肾盂肾盏极重度分离	变薄

注:超声检查是在显示肾脏长轴的基础是来测定集合系统分离程度和肾实质厚度的

【临床表现】

在有常规胎儿超声检查之前,肾积水最常见的症状是腹块。50%的新生儿腹块是肾源性的,其中40%是由 PUJ 梗阻所致。也有一些表现为泌尿道感染,其他的临床表现有易激惹、呕吐和生长受限。10%~35%的 PUJ 梗阻是双侧的,其中30%伴有相关的泌尿道畸形。PUJ 的问题经常与其他的先天性畸形相关联,包括肛门闭锁、对侧肾发育不良、先天性心脏病、VETER(脊柱、肛门、气管、食道和肾脏)综合征和食道闭锁。

【诊断与鉴别诊断】

产前肾积水被越来越多地诊断出,严重的梗阻性尿路病变对肾功能是有损害的。另外一方面,肾积水不伴有输尿管或下尿路畸形是常见的。重要的一点是,出生后的检查是为了明确患儿该归类于需要早期干预还是密切随访。

1. **超声** 对于产前诊断的肾积水,产后超声随访是必需的。对于宫内诊断为双侧肾积水的男婴,应在生后 24 小时内评估,主要是因为有后尿道瓣膜的可能。如果对于单侧或双侧肾积水的婴儿在生后 24 ~ 48 小时内超声筛查是阴性的,则应在 5 ~ 10 天后复查。如果出生后筛查确定了肾积水,对于男孩来说,肾脏、输尿管、膀胱和后尿道的进一步仔细的检查是必需的。为了对产前肾积水的产后评估进行标准化,需要应用前面所述的产后肾积水 SFU 分级系统。

2. **放射性核素扫描** 使用呋塞米利尿的 ^{99m}Tc-DTPA 利尿肾图长期以来对于尿路梗阻的诊断是有帮助的。利尿肾图是通过上尿路高尿流量来检测是否有梗阻性肾积水的激发试验。梗阻通常定义为利尿剂激发后示踪剂没有清除。如果明确,则无需做进一步检查,如果有疑问,即在注射放射性核素示踪剂后 15 分钟给予呋塞米,能更好地评估上尿路的排泄。新生儿的肾小球滤过率和肾小球血流是很低的,放射性核素检查是难以预知并且可能导致错误解读的。

在使用 DTPA 作为放射性核素作为检查时,应在生后 6 ~ 8 周进行,那时有功能的肾小球的数量增加了。而在使用 MAG-3 用做诊断梗阻时,最早要在 2 周龄做。

3. **磁共振尿路造影**(MRU) MRU 在诊断上尿路梗阻中的价值备受肯定。这项相对较新的检查的优势不仅在于其没有电离辐射,而且在于其能提供高对比度的任何平面的立体图像。一些病理改变如新生物、感染、肾实质缺血、出血、梗阻和畸形都能精确地显示出来。加入新的有高瞬时分辨率的快速磁共振技术,使皮髓质灌注和肾脏的排泄功能一起可以被量化。

【治疗原则与方案】

大多数 PUJ 梗阻的肾积水患儿在生后是不必急于手术的，而需定期随访观察解剖学和功能上的变化。肾功能进行性恶化者需手术干预。出生后 SFU 3 ~ 4 级的肾积水和分肾功能低于40% 提示可能需要手术干预。手术为肾盂成形术，腹腔镜Anderson-Hynes 离断式肾盂成形术技术近年来在小儿泌尿外科被广为应用。因为新生儿肾脏有很强的恢复潜力，故除了严重的囊性发育不良外，均应尽可能地保留肾脏。

术后并发症包括：感染、粘连性梗阻（经腹入路）、吻合口暂时性梗阻。早期的报道再手术率相对较高，随着双 J 管和肾造瘘管的应用，再手术率可以忽略不计。

【预后】

术后 3 ~ 6 个月随访超声，此时改善最为明显。放射性核素扫描可以监测肾功能和排泄情况。新生儿期行肾盂成形术，预后良好。

二、巨输尿管

【病因】

最常见的原发性梗阻性巨输尿管是远端失动力输尿管节段所致。末端输尿管狭窄是蠕动波不能传递，输尿管扩张到一定程度后才使尿液能通过，这是导致输尿管扩张的原因，其反复感染可致肾实质损害。

【临床表现】

目前，有将近半数的患儿是产前超声发现，没有症状。最常见的临床表现是尿路感染。镜下血尿也较常见，这可能是继发于输尿管扩张所致的黏膜血管破裂。原发性梗阻性巨输尿管男性较女性多见，左侧较右侧更多见，17% ~ 34% 是双侧的，10%的病例有对侧肾发育不全。

【诊断与鉴别诊断】

1. **产前诊断**　通常情况下，输尿管在产前检查是不能探及的。可探及的输尿管扩张至膀胱输尿管连接部水平，没有膀胱异常，提示有梗阻或反流。但这可能是暂时现象。正常小儿的输尿管直径很少有超过 5mm 的,输尿管直径大于 7mm 可以考虑为巨输尿管。美国小儿泌尿外科协会(Pediatric Urology Society)将巨输尿管分为以下 3 类:

(1)反流性输尿管:原发性或继发于远端梗阻或病变。

(2)梗阻性输尿管:原发性,包括内在梗阻或继发于远端梗阻或外在因素。

(3)非反流非梗阻性输尿管:原发性、特发性或继发于糖尿病尿崩症或感染。

后来又有人修正分出第四种类型,即既有梗阻又有反流性。

2. 超声 在产前诊断的病例中,应在生后 3～5 天复查超声。如果没有输尿管扩张,应在数周后复查,因为新生儿期的少尿可能会掩盖病情;如果复查输尿管扩张持续存在,则可在数周后进行进一步检查,除非是双侧病变或有严重畸形,如孤立肾有梗阻或怀疑有尿道瓣膜。这样可以避免新生儿期因为肾功能未成熟而所做的检查结果不准确。超声的典型表现为输尿管积水和不同程度的肾积水,下段输尿管蠕动亢进,紧贴膀胱上方有一狭窄、失动力的节段。远端狭窄段不是总能看到,所以需行排尿造影以排除膀胱输尿管反流。

3. 肾脏显像 需要行放射性核素扫描在评估尿流的同时测算分肾功能和肾小球滤过率。评估新生儿肾积水和输尿管积水,MAG-3 最为常用。

4. 与诊断 PUJ 梗阻中一样,MRU 在诊断 UVJ 梗阻中也越来越受青睐。

【治疗原则与方案】

人们越来越认识到,很多产前和新生儿期的输尿管扩张可以随着时间改善。扩张加重或输尿管进行性恶化者需要输尿管再植手术。最常用的膀胱内的手术方法是 Cohen 再植术和 Politano-Leadbetter 手术。可在腹腔镜下输尿管再植术。并发症主要有伤口感染、膀胱输尿管反流及输尿管梗阻。

【小结】

1. 目前还没有一个金标准的诊断方法,完全科学地衡量梗阻。

2. 增强磁共振是一个有希望的新的诊断手段可以同时提供解剖结构和功能信息,但还需要进一步和 B 超及放射性核素肾图的比较。同时对于婴儿需要镇静甚至麻醉。

3. ^{99m}Tc MAG3 或 DTPA 放射性核素肾图是目前诊断梗阻相对最理想的方法,但对于功能较差的肾脏^{99m}Tc DMSA 可提供更为可靠的分肾功能信息,对于手术后功能也有更好的预测。

参 考 文 献

1. Chertin B,Pollack A,Koulikov D,et al. Conservative treatment of uretero-pelvic junction obstruction in children with antenatal diagnosis of hydro-nephrosis:lessions learned after 16 years of follow up. Eur Urol,2006,49:734-739

2. Kim YS,Do SH,Hong CH,et al. Does every patient with ureteropelvic junction obstruction need voiding cystourethrography. J Urol,2011,165:2305-2307

3. Fernloach SK,Maizels M,Conway JJ. Ultrasound grading of hydronephro-sis:introduction to the system used by the society for fetal urology. Pedi-atric Radiol,1993,23:278-280

4. Motola JA,Badlani GH,Smith AD. Results in 212 consecutive endopy-elotomies:an 8-years followup. J Urol,1993,149:453-456

5. Yeung CK,Tam YH,Sihoe JD,et al. Retroperitoneoscopic dismembered pyeloplasty for pelvi-ureteric junction obsttution in infants and chil-dren. BJU Int,2001,87:509-513

(毕允力)

第四节 后尿道瓣膜

【概述】

尿道瓣膜是男童下尿路梗阻中最为常见的原因,根据瓣膜的发生部位,尿道瓣膜可分为前尿道瓣膜和后尿道瓣膜,而后尿道瓣膜较为常见且相对并发症较多。后尿道瓣膜也是新生儿期即需紧急处理的泌尿系统先天性疾患之一。国外报告后尿道瓣膜的发病率在 1/25 000～1/8000,占全部胎儿尿路梗阻性疾病的 10%。

【病因】

后尿道瓣膜形成于胚胎第 8～12 周,病因尚不明确,家族倾向不明显但有同卵双胞胎均发病的报告。

【病理】

后尿道瓣膜在形态上为后尿道的单向活瓣。胎儿及其出生后均持续尿液排泄不畅,引起一系列继发的病理生理变化。主要表现在膀胱功能损害、膀胱输尿管反流、上尿路及腹腔压力增加。胎儿期继发腹腔压力增高、肺扩张受限、羊水吞咽过少可能致肺发育不良。尿路压力过高致尿外渗、尿性腹水、肾发育不良;在出生后尿路感染、肾盂肾炎、膀胱功能异常、排尿障碍、膀胱输尿管反流或肾后性梗阻致肾功能不全常见。

【临床表现】

产前超声筛查中双侧的明显肾积水,并常可见输尿管的扭曲、扩张和膀胱的增大及膀胱壁增厚,羊水过少均是尿道瓣膜的重要线索。超声下有时也可见扩张的后尿道,但是需要首先确认为男性胎儿。胎儿磁共振更能清楚显示扩张的肾盂输尿管,充盈的膀胱,甚至局部扩张的近端后尿道,并同时了解胎肺发育情况。

绝大部分尿道瓣膜患儿首要表现为出生后排尿不畅,有排尿哭吵、尿量少、排尿中断、排尿滴沥或不成线。有时耻骨上可及充盈的膀胱,腰腹部可及重度积水后扩张的肾脏输尿管。前尿道瓣膜患儿常可以在阴茎根部扪及扩张的尿道近端。

合并情况如膀胱憩室、肾包膜下积液和盆腔积液。也有患儿会因肾包膜下积液或者盆腔积液而首诊。虽然临床上在此种病例中不能确切地找到膀胱破裂或者集合系统破裂的依据,然而这种尿液外渗应当归结于瓣膜梗阻引起的尿路或集合系统高压。通过保留导尿或者膀胱引流,这些继发改变通常能获得缓解。

由于肾功能受损,肾小球滤过率下降,很多患儿会出现没有临床症状的肾功能不全或者血清肌酐值异常,如果梗阻程度较重、肾功能损害明显或就医较晚,水、电解质紊乱也可出现。

【诊断与鉴别诊断】

1. 出生后尽快行超声检查能进一步确认胎内发现的上尿路异常,在膀胱透声良好时,能观察前列腺部扩张的后尿道,推测瓣膜位置。

2. 排泄性尿路造影能进一步了解尿道形态,确定瓣膜位置,更重要的是能显示膀胱形态,膀胱壁的情况和小梁小室的形成程度,膀胱输尿管反流的存在及其程度,可作为膀胱及上尿路继发性受损的依据。

3. 磁共振扫描及水成像能很好地显示积水的肾脏输尿管的形态,并了解输尿管膀胱开口的状况,偶然还能见到扩张的后尿道,更提示尿道瓣膜的诊断。根据膀胱及上尿路的情况,必要时需要及时对上尿路做出干预。

4. 放射性核素肾图通过测定肾小球滤过率,能进一步了解两侧分肾功能损害情况及上尿路排泄通畅程度。

注意鉴别非尿道瓣膜性双侧肾积水如双侧肾盂输尿管连接处狭窄、双侧膀胱输尿管反流、双侧输尿管末端狭窄、神经源性膀胱等。在评估新生儿尿道瓣膜情况时需要同时重视心肺发育情况、合并畸形、总体肾功能损害程度。

【治疗原则与方案】

出生后即开始积极治疗仍然是目前标准的做法。解除梗阻是尿道瓣膜治疗的首要原则,但同时需要注意全身性感染、肺发育不良、肾功能不全等带来的内科问题需要一并积极处理。尿道瓣膜病例一般可以顺利放入导尿管进入膀胱,先行引流减轻上尿路压力,再考虑采取进一步检查和手术干预。但部分患儿由于后尿道明显扩张,放入的导尿管常卷曲或停留在后尿道,导致引流不畅,应引起重视。

目前,内镜设备和技术的发展允许在新生儿期即行腔内手术干预瓣膜,一期的瓣膜切开能早期改善瓣膜梗阻,有利于尿液的引流。目前能适应新生儿腔内手术的膀胱尿道镜和冷刀设备、电切设备已经广泛应用于临床。施行瓣膜的切开术的同时,需要综合评价肾脏、输尿管和膀胱的损害。如膀胱明显增厚,合并重度输尿管反流,或者存在明显的术前感染,应在行瓣膜切开的同时行膀胱造口术。膀胱造口比膀胱造瘘更方便护理,可以充分为上尿路减压,减轻肾脏损害,并期待膀胱功能的好转,为二期输尿管再植术创造条件。输尿管造口是否应当一期施行尚有争议,输尿管造口不利于膀胱功能的保护,极易形成膀胱萎缩、将来不得不进行膀胱扩大术及尿流改道的局面,影响生活质量。

尿道瓣膜内镜下切开或者行膀胱造口术后,膀胱输尿管反流一般都有减轻或者好转的趋势,但是仍然有相当的患儿因膀胱输尿管反流或输尿管末端梗阻需要进行输尿管再植手术。

【预后】

尿道瓣膜的内镜下切开有利于保护膀胱功能,降低或减少膀胱输尿管反流,但是,经过积极治疗,仍然有超过半数的儿童持续存在膀胱功能障碍,20%左右的患儿持续控制排尿能力异常。长期随访中30%的后尿道瓣膜患儿将最终进入各种肾功能不全阶段及终末期肾病。而多因素分析显示,仅有患儿首诊时的血清肌酐值能提示预后。因此应给予尿道瓣膜患儿双肾功能的密切随访,并在肾功能下降的早期介绍给肾内科医师,可在必要时进行透析替代治疗或评估下尿路情况后考虑肾移植。

【小结】

1. 尽管瓣膜梗阻常常一期解除,不能忽视膀胱功能异常的随访治疗。

2. 排尿障碍的后尿道瓣膜患儿中,排尿困难和失禁均占一定比例。

3. 重视瓣膜膀胱综合征的存在,对后尿道瓣膜患儿需要长期随访临床症状,必要时复查尿流动力学和排泄性尿路造影,并对持续性膀胱功能无改善者进行及时的干预。

参 考 文 献

1. Casale AJ. Posterior Urethral Valves, in Campbell-Walsh Urology. 10th

ed. Saunders：Philadelphia，2011

2. Hennus PM，et al. A systematic review on renal and bladder dysfunction after endoscopic treatment of infravesical obstruction in boys. PLoS One，2012，7（9）：e44663

3. Nasir AA，et al. Posterior urethral valve. World J Pediatr，2011，7（3）：205-216

4. Kibar Y，et al. Timing of posterior urethral valve diagnosis and its impact on clinical outcome. J Pediatr Urol，2011，7（5）：538-542

5. Salam MA. Posterior urethral valve：Outcome of antenatal intervention. Int J Urol，2006，13（10）：1317-1322

6. Gurgoze MK，et al. A rare cause of ascites in a newborn：posterior urethral valve. Pediatr Int，2010，52（1）：154-155

7. Sarhan OM，et al. Posterior urethral valves：multivariate analysis of factors affecting the final renal outcome. J Urol，2011，185（6 Suppl）：2491-2495

8. Sarhan O，et al. Surgical complications of posterior urethral valve ablation：20 years experience. J Pediatr Surg，2010，45（11）：2222-2226

9. Oktar T，et al. Residual valve and stricture after posterior urethral valve ablation：How to evaluate？ J Pediatr Urol，2013，9（2）184-187

10. Youssif M，et al. Early valve ablation can decrease the incidence of bladder dysfunction in boys with posterior urethral valves. J Urol，2009，182（4 Suppl）：1765-1768

11. Sarhan O，et al. Long-term outcome of prenatally detected posterior urethral valves：single center study of 65 cases managed by primary valve ablation. J Urol，2008，179（1）：307-312

12. Wen JG. Y Li，Wang QW. Urodynamic investigation of valve bladder syndrome in children. J Pediatr Urol，2007，3（2）：118-121

13. Warde N. Urinary tract obstruction：Renal function reserve predicts long-term renal deterioration in children with posterior urethral valve. Nat Rev Urol，2011，8（7）：356

（毕允力）

第五节　新生儿子宫、阴道积液

【概述】

子宫阴道积水是指子宫阴道显著积液而扩张,通常伴有阴道远端出口梗阻。据报道,子宫阴道积水活产婴儿的发病率是1/30 000～1/10 000。随着超声及胎儿 MRI 的应用,产前诊断率有所提高。子宫阴道积水近亲族群里发病率较高。此类畸形导致一定的死亡率,可能的原因与积液引发的感染和严重伴发畸形有关。

【病因】

阴道远端梗阻的常见原因是处女膜闭锁、阴道横膈、阴道闭锁伴或不伴尿生殖窦或泄殖腔畸形。处女膜闭锁可见阴唇之间膨出的、薄半透明膜,占阴道远端梗阻的 60%～70%,最常见。

【病理】

子宫阴道积水根据分泌液体性质分为两类:

1. **分泌型**　最常见的类型,主要是胎儿期在母体激素刺激下由宫颈腺体黏膜分泌产生。这种液体通常是灰色黏稠的,有时分泌量甚至可以达到 1000ml。潴留的液体通常呈酸性浆液或黏液伴有大量立方上皮和白细胞。

2. **含尿型**　在尿性子宫阴道积液患儿,排尿时尿液逆流集中在阴道中,尽管阴道远端没有机械性梗阻。这种类型通常和尿生殖窦、泄殖腔畸形有关。通道大小各异,通常为瓣膜性质,仅允许尿液向一个方向流入阴道。

当血液或脓液出现时成为血性子宫阴道积液和脓性子宫阴道积液,阴道积液很容易感染,导致子宫阴道积脓、输卵管积脓甚至腹膜炎。

根据梗阻程度和与尿生殖窦或泄殖腔的关系,分为 5 种类型:

(1) Ⅰ型:低位处女膜梗阻;

(2) Ⅱ型:阴道下 1/3 和上 2/3 水平横膈或膜;

(3) Ⅲ型:Ⅲa 高位梗阻伴阴道闭锁,在上 1/3 和下 2/3 阴道水平；

　　Ⅲb 高位梗阻伴阴道闭锁伴臀部膨出；

　　(4)Ⅳ型：阴道闭锁伴尿生殖窦畸形；

　　(5)Ⅴ型：阴道闭锁伴泄殖腔畸形。

　　大约50%的子宫阴道积液新生儿伴有相关畸形。绝大多数此类患儿多死产。罕见的变异情况包括阴唇融合或阴道子宫纵隔伴同侧子宫阴道积液。可伴有先天性心脏病、尿生殖道、消化道畸形。伴有多种先天性畸形的患儿预后差。

【临床表现】

　　新生儿典型临床表现类似外科急症下腹部中线肿块伴下腹膨隆。严重的腹胀使女婴不适。上段阴道巨大扩张，产生可以在腹部触及从盆腔升起的肿块。子宫由于肌层厚扩张不明显，但比正常子宫要大。腹部检查显示为一个高张力的球形肿块，从盆腔上升，有时甚至可以达到肋骨边缘。肿块有时呈分叶状主要是因为前方膨胀的膀胱以及轻度扩张的子宫使肿块变形。输卵管通常是正常的，尽管有时候扩张，甚至液体流入腹腔。通常液体感染伴随威胁生命的全身性脓毒症。

　　压迫邻近器官可以导致急性呼吸窘迫危及生命。患儿可以有呼吸道感染、新生儿败血症和发热。弥漫性鳞状细胞腹膜炎可能来自阴道闭锁，子宫阴道积水导致鳞状细胞反流进入生殖系统。

　　伴随症状包括尿路梗阻导致的尿潴留使排尿减少。阴道的扩张拉长尿道并使其成角，造成排尿困难和急性尿潴留。扩张阴道压迫盆腔边缘的输尿管造成肾、输尿管积水，而且通常是双侧的。甚至轻度的病变也能表现为尿潴留和双侧肾积水。然而双侧输卵管积水在新生儿期罕见。

　　除了腹胀和脓毒症，肾功能不全也是子宫阴道积水的一个常见临床表现，可以表现为腹水。腔静脉和髂静脉的压迫可以造成会阴、下肢和腹壁的发绀、水肿、淤血。

　　截石位仔细检查会阴部可以发现膨出鼓胀的处女膜。肛指可以发现盆腔肿块。处女膜闭锁时膨出的半透膜在婴儿哭吵或压迫腹部肿块时可以看到变大。在阴道闭锁患儿，扩张上移的阴道可以将下端阴道拉入盆腔内使检查变得非常困难。很大一部分阴道缺如的患儿,外阴看起来没什么两样,除非特意去寻找阴道开口。

阴道闭锁和处女膜闭锁在外阴形态上差异明显。后者阴唇有膜状突出的肿物伴有突起的外阴,而阴道闭锁在正常阴道开口的地方被回缩到盆腔内,这是扩张的阴道逃离小骨盆腔进入腹腔的结果。有时肿块巨大伴有臀部肿胀以及腹部麻痹性肠梗阻。

【诊断与鉴别诊断】

(一)产前诊断

近年来,子宫阴道积液通过产前超声可以获得产前诊断。产前子宫阴道积液伴有羊水过少。最初近端阴道的扩张可能被误诊为巨大膀胱。超声上显示为胎儿腹腔内膀胱直肠之间分隔的液性肿块。女性胎儿泌尿生殖系统畸形通常用超声评估困难,尤其在孕晚期。然而当超声发现不明确时,MRI 是一种有用的补充工具来评估胎儿泌尿生殖系统畸形。

(二)除常规检查外,特殊的术前检查可以区分鉴别子宫阴道积液和其他新生儿盆腔肿块,同时诊断明确分型,制定手术方案。

1. **腹部 X 线平片** 正位和侧位片明确肿块位置和大小。小肠被下腹部均质圆形肿块推向上腹部。在处女膜闭锁不伴有消化道梗阻的新生儿也可以出现腹膜钙化同时伴有腹水。

2. **腹部超声** 鉴别扩张的阴道和上尿路畸形尤其是同侧肾发育不全。在阴道闭锁患儿经会阴超声可以检测尾骨横膈指导外科重建手术。导尿排空膀胱可以帮助诊断子宫阴道积液。

3. **逆行泌尿生殖道造影** 检测尿生殖窦畸形及其和阴道的关系。结合子宫阴道 X 线可以描绘出阴道梗阻的位置。当处女膜膨出明显时,可以穿刺吸引一些液体,注入水溶性造影剂可以很好地显示扩张的子宫阴道轮廓。

4. **内镜评估** 对放射学检查做补充使诊断更加明确。内镜在尿生殖窦畸形可以明确尿道、阴道开口位置,在泄殖腔畸形中可以明确尿道、阴道、直肠的位置关系,还可以帮助检查有无直肠阴道瘘的存在。

5. 脊柱平片 帮助评估椎体畸形。

6. 心超筛查心脏畸形。

7. 染色体检查 在罕见的外生殖器性别模糊的患儿需要检查核型。

8. 静脉尿路造影和 CT 描绘评估畸形解剖细节,帮助制定正确手术方案。

9. 肾图 计算分肾功能及清除率。

（三）鉴别诊断

包括先天性、炎症性或肿瘤性囊肿。肿块容易和骶前肿块（如骶尾部畸胎瘤、直肠乙状结肠重复畸形）或腹部肿块（如卵巢囊肿或畸胎瘤）等相互混淆。当诊断不明确时,剖腹探查可以明确诊断。

【治疗原则与方案】

手术是处理子宫阴道积液的唯一方法。手术方式和手术时机取决于疾病的严重程度和发病时的年龄。在液体感染急性期,新生儿需要复苏和稳定,临时性措施包括穿刺抽取感染液体或者阴道造口术可以帮助患儿顺利渡过危险期,并通过适当检查,明确诊断为将来制定正确手术方案。新生儿期巨大子宫阴道积液或伴发并发症提示早期手术干预。治疗高位阴道梗阻、腹部并发症或相关畸形提示剖腹手术。

对阴唇融合或粘连的患儿,分离粘连同时行阴道引流是恰当的。手术方法包括处女膜切开术/处女膜切除术、阴道造口术、结肠造口术。Ⅲ、Ⅳ、Ⅴ型患儿最初的阴道造口后需要最终的手术治疗。

【预后】

最主要的死亡原因是伴发畸形和脓毒症。由于伴发的严重畸形,50% 死产。其他包括不充分的引流、尿路感染、自发性破裂、弥漫性腹膜炎以及盆腔巨大肿块导致的尿路梗阻。假如皮瓣、皮肤移植用于阴道替代手术,由于较高的术后狭窄机会,需要定期扩张,尤其是早期手术者。随访 1~15 年（平均 7 年）,超过 60% 患儿出现月经不规则、子宫内膜异位症、不育。很大一部分患者阴道重建手术后会出现性交困难,必须采取综合性措施来保护生育功能。

【小结】

1. 处女膜闭锁、阴道横膈、阴道闭锁伴或不伴尿生殖窦或泄殖腔畸形等阴道远端梗阻是造成子宫积液的主要原因,其中处女膜闭锁最常见,占阴道远端梗阻的60%~70%。

2. 子宫阴道积水根据分泌液体性质分为两类:分泌型或含尿型;根据梗阻程度和与尿生殖窦或泄殖腔的关系,分为5种类型;临床表现主要为腹胀和脓毒症,肾功能不全或腹水。

3. 手术是处理子宫阴道积液的唯一方法。手术方式和手术时机取决于疾病的严重程度和发病时的年龄。

参 考 文 献

1. Gupta DK,Sharma S. Hydrometrocolpos//Puri P,Hoellworth M. Pediatric surgery- diagnosis and management. Berlin:Springer,2009:961-970

2. Hahn- Pedersen J,Kvist N,Nielsen OH. Hydrometrocolpos:current views on pathogenesis and management. J Urol,1984,132:537-540

3. Drut R. Squamous cell peritonitis associated with hydrometrocolpos in a multimalformed newborn. Fetal Pediatr Pathol,2005,24:161-168

4. Banu T,Huq AU,Rahman MM. Hydrometrocolpos:an uncommon problem for pediatric surgeons. J Ind Assoc Ped Surg,2000,5:156-159

5. Spencer R,Levy DM. Hydrometrocolpos. Ann Surg,1962,155:558

(毕允力)

第六节　新生儿睾丸扭转

【概述】

睾丸扭转是指睾丸自身或精索血管的扭转导致睾丸缺血甚至坏死。睾丸扭转发病率约为1:4000。新生儿期是一个发病高峰,大约占10%。

【病因】

胎儿期和新生儿期的睾丸扭转绝大多数是鞘膜囊外的精索

发生扭转。通常情况下,腹膜的一些延伸部分将睾丸引带固定在阴囊壁上,这可防止睾丸的扭转。而在胎儿期直至新生儿期,这些腹膜延伸组织非常薄弱,甚至缺失。因此,睾丸、附睾和鞘膜囊作为一个整体较为游离,从而容易发生扭转。

【病理】

精索血管的扭转引起睾丸扭转导致睾丸缺血,最终缺血性梗死。睾丸缺血或梗死的程度与精索扭转的时间和角度有关。有文献表明,精索扭转小于360°的睾丸得以保留的机会大于精索扭转大于540°的睾丸。随着扭转时间的延长,睾丸在大体病理上的改变从早期的出血发展到晚期的出血性梗死。接近半数的病人存在患侧阴囊鞘膜内积液。

【临床表现】

睾丸扭转以左侧多见,仅2%为双侧。隐睾症的睾丸扭转也以左侧多见。胎儿期的睾丸扭转可能发生在32周左右,通常表现为出生时的睾丸已扭转坏死。新生儿期的睾丸扭转发生往往很隐蔽,有的是在出生前即已发生。多表现为出生后阴囊肿胀和阴囊内肿块。可以无明显触痛。当肿块质地较硬时,与睾丸畸胎瘤也需要鉴别。特别是曾有新生儿睾丸畸胎瘤合并发生睾丸扭转的报道。因此,新生儿期的睾丸一旦发生扭转,往往确诊较晚,绝大多数难以挽救。

【诊断与鉴别诊断】

多普勒超声检查已在怀疑睾丸扭转的病例中得到普遍应用。多普勒超声的表现与睾丸扭转的时间有关。一般来说,睾丸扭转时超声表现为睾丸明显增大,有时附睾也会增大。彩色多普勒超声主要评价睾丸血流情况,如睾丸血供减少明显或几乎没有,则有睾丸扭转的可能。而在睾丸炎或附睾炎时,睾丸或附睾的血供是明显增加的。

其他影像学检查比如⁹⁹Tc放射性核素显像可以通过评价睾丸内部的血供情况帮助鉴别诊断,敏感性可达95%。近来,磁共振成像(MRI)也被用于诊断睾丸扭转,敏感性93%,特异性100%。

对于新生儿期睾丸扭转,则需要与睾丸肿瘤,肾上腺出血,阴囊血肿,鞘膜积液,腹股沟疝或胎粪性腹膜炎鉴别。

【治疗原则与方案】

任何患儿若被怀疑存在睾丸扭转,均需要及时手术探查是公认的原则。新生儿睾丸扭转时,睾丸挽救率非常低。因此,此期睾丸扭转探查手术的目的主要是明确诊断,切除坏死睾丸,排除其他情况,比如睾丸肿瘤。

目前,多数动物实验显示保留扭转坏死的睾丸,会产生自体免疫反应,从而影响对侧的正常睾丸及精子活力。所以,大多数专家认为扭转所致完全坏死的睾丸应该被切除。

【预后】

6～12 小时以内复位的睾丸80%以上都能挽救,超过 12 小时仅有 20%,超过 24 小时,几乎为零,据报道,术后 3 个月有13.5%的患者睾丸出现萎缩。大多数睾丸扭转病人的生精功能受损,36%的病人精子计数小于 $2\times10^6/ml$。一侧睾丸扭转导致睾丸血供障碍而出现睾丸急性梗死时,另侧睾丸是否受到损害,其后是否影响生育能力均是医生和患者非常关注的问题。

【小结】

1. 大部分新生儿睾丸扭转其实发生在胎内,诊断时往往睾丸已坏死。

2. 新生儿睾丸扭转有保守治疗的报道,但睾丸肿瘤及对侧睾丸扭转的可能使得积极探查仍有必要。

3. 阴囊急诊除非可以明确诊断为其他情况,否则都需要急诊探查。

4. 不论患侧睾丸能否保存,对侧睾丸都必须行睾丸固定术。

5. 对侧睾丸固定术的方法为:用不可吸收线将睾丸白膜与阴囊肉膜缝合,多选用3点固定法。

参 考 文 献

1. Baglaj M, Carachi R. Neonatal bilateral testicular torsion：a plea for emergency exploration. J Urol,2007,177(6)：2296-2299

2. Bartsch G,Frank S,Marbeger J,et al. Testicular torsion：late results with

special regard to fertility and endocrine function. J Urol,1980,124:375-
378

3. Ben-Chaim J,Pinthus JH. Testicular torsion. European Board of Urology
Update Series,1998,7:39-44

4. Ben-Chaim J,Leibovitch I,Ramon J,et al. Etiology of acute scrotum at
surgical exploration in children,adolescents and adults. Eur Urol,1992,
21:45-47

5. Burge DM. Neonatal testicular torsion and infarction:aetiology and man-
agement. Br J Urol,1987,59:70-73

6. Nour S,MacKinnon AE. Acute scrotal swelling in children. J Roy Coll
Surg Edin,1991,36:392-394

7. Puri P,Barton D,O'Donnell B. Prepubertal testicular torsion:subsequent
fertility. J Pediatr Surg,1985,20:598-601

（毕允力）